中等职业教育国家规划教材
全国中等职业教育教材审定委员会审定
烹饪专业核心课程系列教材

U0391103

丁连翠 李孔心 主编

各淑波 主审

烹饪营养与卫生

PENGREN YINGYANG YU WEISHENG

（第四版）

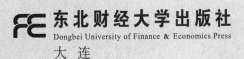

东北财经大学出版社

Dongbei University of Finance & Economics Press

大 连

图书在版编目（CIP）数据

烹饪营养与卫生/丁连翠，李孔心主编.—4版.—大连：东北财经大学
出版社，2021.9
（烹饪专业核心课程系列教材）
ISBN 978－7－5654－4263－6

Ⅰ．烹…　Ⅱ．①丁…②李…　Ⅲ．①烹饪－营养卫生－中等专业学校－
教材②食品卫生－中等专业学校－教材　Ⅳ．①R154②R155.5

中国版本图书馆CIP数据核字（2021）第140988号

东北财经大学出版社出版
（大连市黑石礁尖山街217号　邮政编码　116025）
网　　址：http://www.dufep.cn
读者信箱：dufep@dufe.edu.cn
大连雪莲彩印有限公司印刷　东北财经大学出版社发行
幅面尺寸：185mm×260mm　字数：341千字　印张：15.25
2021年9月第4版　　　　　　2021年9月第1次印刷
责任编辑：郭海雷　曲以欢　　　　责任校对：京　玮
封面设计：张智波　　　　　　　　版式设计：钟福建
定价：32.00元

教学支持　售后服务　　联系电话：(0411) 84710309
版权所有　侵权必究　　举报电话：(0411) 84710523
如有印装质量问题，请联系营销部：(0411) 84710711

第四版前言

本教材自2003年出版以来，经过全国部分中等职业学校10多年来的使用，得到了广大师生的肯定。2019年国务院印发的《国家职业教育改革实施方案》（职教20条）中提到"提高中等职业教育发展水平"及"开展高质量职业培训"，2019年教育部印发的《职业院校教材管理办法》中提出"要坚持正确导向，面向需求、各有侧重、有机衔接，处理好落实共性要求与促进特色发展的关系，适应新时代技术技能人才培养的新要求，服务经济社会发展、产业转型升级、技术技能积累和文化传承创新"等教材规划要求。为此，本次修订时我们在第三版的基础上又根据最新的《烹饪专业教学标准》做了适当改进，对理论知识和实践内容的比例做了一些调整，对实践内容的呈现形式做了进一步完善，以便满足"符合技术技能人才成长规律和学生认知特点，对接国际先进职业教育理念，适应人才培养模式创新和优化课程体系的需要，专业课程教材突出理论和实践相统一，强调实践性。适应项目学习、案例学习、模块化学习等不同学习方式要求，注重以真实生产项目、典型工作任务、案例等为载体组织教学单元"等具体要求。2016年5月13日《中国居民膳食指南（2016）》由国家卫生计生委（现名为"中华人民共和国国家卫生健康委员会"）在北京发布。该指南是我国健康教育和公共政策的基础性文件，是国家实施和推动食物合理消费及改善人群健康目标的一个重要组成部分，其科学性强，为全体营养和健康教育工作者、健康传播者提供了很好的科学依据和指导。为了保证食品安全，保障公众的身体健康和生命安全，2015年4月24日中华人民共和国第十二届全国人民代表大会常务委员会第十四次会议修订通过了《中华人民共和国食品安全法》，修订后的《中华人民共和国食品安全法》自2015年10月1日起施行，根据2018年12月29日第十三届全国人民代表大会常务委员会第七次会议《关于修改〈中华人民共和国产品质量法〉等五部法律的决定》再次对其进行修正，在中华人民共和国境内从事食品生产和加工、食品销售和餐饮服务等活动，应当遵守《中华人民共和国食品安全法》。本书从提高学生综合素质入手，汲取国内外饮食营养卫生的最新知识和技术，注重知识的应用性和可操作性，尽量使教材突出科学性、实用性、先进性、规范性等特点，使培养的学生成为既具有较强的烹饪技术，又掌握科学配膳、合理营养、讲究卫生和合理烹饪等知识的合格的中等烹饪专业技术人才。

在修订过程中，编写人员既尊重本课程中知识结构的传统特点，又尽量把国际、国内最新的研究成果和实践中出现的新问题、新知识、新技术和最新的资料反映出来，故采用了适用于当前教学的"项目-任务式"教材编写模式，以便使学生从被动学习向主动学习进行转变，激发学生的学习兴趣，从而增强实践能力。

本教材共分为九个项目，具体包括：食品营养与卫生概述、营养学基础知识、烹饪原料的营养价值、平衡膳食、合理烹饪、食品卫生学基础知识、烹饪原料的卫生、食物中毒及其他食源性疾病、饮食卫生。

为方便教学，本书配备了PPT电子教学课件，以及项目配套习题参考答案与提示、案例题分析提示、实践训练教学建议。使用本教材的任课教师可登录东北财经大学出版社网站（www.dufep.cn）查询或下载这些辅助教学资源。

本教材由丁连翠、李孔心任主编，骆淑波任主审。编写分工如下：项目一由李孔心（青岛酒店管理职业技术学院）编写，项目二由任传生（青岛酒店管理职业技术学院）编写，项目三由鞠美玲（苏州旅游与财经高等职业技术学校）编写，项目四、五、六由丁连翠（青岛酒店管理职业技术学院）编写，项目七由王东（常州旅游商贸高等职业技术学校）编写，项目八由王庆泉（青岛酒店管理职业技术学院）编写，项目九由吴迪（青岛酒店管理职业技术学院）编写。本书所有附录的编写与整理，以及全书的统稿工作等均由丁连翠完成。在此真挚感谢申永奇（大连市烹饪中等职业技术专业学校）、李伟（山东省聊城高级财经职业学校）等老师在本书以往版次编写过程中做出的贡献。本教材在编写过程中，参阅了很多专著和论文，得到了有关领导和专家的大力支持，在此一并致谢！

由于编写时间和编写水平有限，书中难免有不妥之处，敬请各校同仁及广大读者批评指正。

编　者

2021年3月

目　录

项目一
烹饪营养与卫生概述

【学习目标】

知识目标：掌握食品、无公害食品、绿色食品、有机食品、转基因食品、营养学、食品卫生学、烹饪营养学、烹饪卫生学、营养、营养素、平均需要量的含义；了解烹饪营养与卫生的发展概况。

能力目标：能根据工作任务的需要，正确认识食品、食品卫生和食品安全的重要意义，科学合理地运用这些知识。

素质目标：热爱为消费者提供合理营养与卫生安全食品的烹饪工作；具有高尚的职业道德和科学严谨的工作态度；具有求真务实的工作作风；具有一定的人文科学素养；具有较强的团队合作意识、沟通意识和管理意识。

【情境导入】

我国居民营养不足与过剩并存　方便营养食品成重点

2019年8月29日，《中国食物与营养发展纲要（2021—2035年）》研究编制启动会在京召开。会议强调，编制出台新时代的食物营养纲要，是贯彻落实习近平总书记重要指示精神和中央决策部署的重要举措，是推进农业高质量发展、保障重要农产品有效供给的重要内容，也是优化居民膳食结构、推进实施健康中国战略的重要抓手，要充分认识编制食物与营养发展纲要的重要意义，切实增强责任感、紧迫感、荣誉感、使命感，编制一份指导、引领未来15年我国食物与营养事业高质量发展的好纲要。纲要的编制由农业农村部和国家卫生健康委员会牵头组织。会议指出，保障食物有效供给、提升居民营养水平，是治国安邦的第一要务。进入新时代，人民群众对美好生活的向往更加迫切，对食物营养提出了更高的新要求。面向新形势、新需求，当前食物与营养发展还存在食物供给体系质量效率亟待提高，居民膳食结构还不合理，食品消费市场不尽规范，科技支撑能力有待加强等问题。要解决这些问题，需要抓紧出台新时代的食物营养纲要，促进供给升级、消费转变和市场规范。

会议强调，纲要的编制，必须牢牢坚持以人民健康为中心，适应居民食物消费升级和农业及食品行业高质量发展的新要求，坚持目标导向和问题导向相结合，政策继承和理念创新相结合，国内和国际视野相结合，定性分析与定量分析相结合，紧紧围绕基本实现社会主义现代化这一奋斗目标，贯彻落实"健康中国2030"规划纲要和国民营养计划确立的重点任务，研究提出供给体系提档升级的阶段性目标，同时针对薄弱环节和滞后领域，解决好生产消费不协调、品质营养不平衡、标准与需求不衔接等瓶颈难题。注重总结吸收以往纲要编制、实施的有效做法和经验，同时着力在政策创设和理念创新上求突破，推动现代食物与营养健康产业、社区康养服务、生鲜电商＋冷链宅配等新产业、新业态协调发展，引导食物结构调整优化和食物供应链、价值链建设。立足我国国情农情，适应国人体质特征和消费习惯，进一步健全完善具有中国特色、中国风格的食物供给体系和东方膳食结构，同时拓展国际视野，吸收借鉴国际先进经验、科研成果和典型政策，立足全球布局食物供给体系。借鉴发达国家的发展历程，科学预判未来我国食物消费与营养需求的变化趋势，为制定阶段性目标任务提供支撑，同时根据趋势分析和调查数据科学测算，实化、细化相关指标体系。

资料来源　佚名.《中国食物与营养发展纲要（2021—2035年）》研究编制工作在京启动［EB/OL］.［2021-07-05］.http://www.moa.gov.cn/xw/zwdt/201908/t20190829_6326893.htm.

【课堂讨论】

（1）营养学和食品卫生学的概念有哪些？

（2）烹饪、营养与卫生的关系如何？

任务一　营养学和食品卫生学的基本概念

在正式进入"烹饪营养与卫生"课程的学习之前，我们应明确一些基本概念，以便打下良好基础。

一、食品

食品是指各种供人食用或饮用的成品和原料以及按照传统观点，既是食品又是药品的物品，但不包括以治疗为目的的物品。食品根据生产方式的不同又分为无公害食品、绿色食品、有机食品、转基因食品等。

无公害食品是指应用无公害的技术进行生产，经专门机构的监测认定，使用无公害食品标志的未经加工或者初步加工的食品。广义的无公害食品包括有机食品、绿色食品、无污染食品等。在我国，无公害食品是指经无公害食品管理机构审定并许可使用无公害食品标志的安全、优质、面向大众的食品及其加工产品。

绿色食品并非"绿颜色的食品"，而是对"无污染食品"的一种形象表述，是指遵循可持续发展原则，按照特定生产方式生产的，由专门机构认定的，允许使用绿色食品标志的无污染、安全、优质、营养的食品。其分为A级和AA级。A级是指限制使用农药、化肥等化学合成物质的可持续农业产品；AA级是指生产及加工过程中，不使用任何化学合成的物质，如农药、化肥、兽药、饲料添加剂、化学合成食品添加剂及其他有害于环境和身体健康的物质。转基因食品不在此列。

有机食品是指按照国际有机食品生产要求并通过独立认证机构认证的环保型安全食品。有机食品的生产及加工过程中，不使用任何化学合成的物质，如农药、化肥、兽药、饲料添加剂、化学合成食品添加剂及其他有害环境和身体健康的物质。转基因食品不在此列（与 AA 级绿色食品的要求相当，但还是有区别的：有机食品生产环境有严格的"有机转换期"要求，一般为 2~3 年；有机食品认证证书有效期为 1 年，而绿色食品为 3 年）。

无公害食品、绿色食品、有机食品都属于安全食品范畴，都是食品质量安全认证体系的组成部分：

①无公害食品可保证人们对食品质量安全最基本的需要，是最基本的市场准入条件，也是我国今后所有食品都要达到的市场质量标准要求；

②我国的绿色食品达到了发达国家的先进标准，可满足人们对食品质量安全的更高要求；

③有机食品则处于最高层次，是目前我国食品质量安全档次最高的食品。

转基因食品是以基因工程技术所提供的农副产品为原料，经加工而得到的食品。按功能可分为：增产型、控热型、营养型、保健型、新品种型、加工型。按原料来源可分为：微生物发酵食品、植物性食品、动物性食品、其他特殊食品（如用转基因植物或动物生产基因工程疫苗或抗体——食品疫苗，如含有禽流感疫苗的转基因稻米等）。转基因食品在增加食品种类、提高食品的营养价值、缓解人口与粮食的矛盾等方面有着积极的意义，但也存在许多争议，因此，在包装上应注明"转基因食品"标志，以便使消费者知情。

二、营养学与食品卫生学

营养学是研究食物营养与人体健康的关系的一门学科。该学科研究的主要内容有：各种营养素对人体的生理功能，营养素的来源及供给量，营养素过量或缺乏时对人体的影响，以及食物中营养素含量的分析等方面的知识。

根据研究对象侧重点的不同，营养学又分为基础营养学、实验营养学、临床营养学、儿童营养学、老人营养学、运动营养学及烹饪营养学等。营养学研究的内容涉及很多学科，如分析化学、生物学、生物化学、生理学、医药学等基础学科，同时因为营养学与食物和人群有着密切的关系，所以还涉及农业、食品加工业、经济、地理等应用科学和社会科学。

食品卫生学是研究食品卫生质量、防止食品中可能出现有害因素、从而维护人体健康的一门学科。该学科研究的主要内容有：食品污染与食品腐败变质的有关知识，食物中毒及其他食源性疾病的有关知识，食品卫生质量分析，以及食品安全法和饮食卫生管理等方面的知识。

三、烹饪营养学与烹饪卫生学

烹饪营养学是运用营养学的基础理论和基本原理来研究烹饪工艺过程中营养素的变化，从而指导人们科学配膳、合理烹饪、以达到合理营养目的的一门学科。该学科研究的主要内容是，除介绍营养学基础理论外，重点研究烹饪工艺过程中营养素的变化，并指导人们如何合理选择食物，科学加工烹调食物，以及合理编制食谱等方面的知识。

烹饪卫生学是从烹饪角度研究保障食品的安全性、制定卫生要求、卫生标准和防护措施，从而保护人体健康的一门学科。该学科研究的范围涉及食品卫生学、环境卫生学、卫生防疫学、烹饪原料学及烹饪工艺学等学科，但以烹饪卫生为主体，着重研究以下内容：

①食品卫生学的基础理论；

②烹饪原料的卫生；

③烹饪工艺的卫生；

④烹饪环境的卫生；

⑤烹饪卫生管理等。

四、烹饪营养与卫生课

　　烹饪营养与卫生课是运用现代营养学与食品卫生学的基础理论与基本原则，来探讨烹饪原料的合理选择、科学加工、合理烹饪、科学配膳等合理营养的方法以及预防食物中毒和常见食源性疾病等知识的一门综合性应用知识课。该课程研究的内容包括食品卫生学、烹饪营养学和烹饪卫生学等各学科中与中等职业教育相适应的有关知识，主要有营养学基础知识、食品卫生学基础知识、烹饪原料的营养与卫生分析、平衡膳食、合理烹饪及饮食卫生等知识。

小知识1-1

学生营养日

　　自1990年开始，每年的5月20日被确定为中国学生营养日。我国约有3.7亿名大中小学生，由于缺乏合理营养的知识，学生中的"大胖墩儿"和"豆芽菜"并不少见，所以说营养状况是影响人口素质的重要因素，并直接影响青少年的体能与智力发育，关系到国家的经济发展以及人力、财力和智力资源。因此，倡导合理营养、平衡膳食对预防营养不良和营养过剩有着非常重要的意义。2020年"5.20"中国学生营养日的主题是"合理膳食倡三减、良好习惯促三健"。

五、营养与营养素

　　人体摄取和利用食物以满足自身生理需要的生物学过程叫**营养**。生理过程包括人体整个生命过程中的一切环节，如人由小到大的生长发育过程，身体各组织器官不断进行的新陈代谢过程，以及与自然界不利因素进行抗争的免疫和修补过程等等。"营养"通常也可作为名词使用，一般用以表示食物中营养素含量的多少和质量的好坏，即以"营养"代替了"营养价值"。

　　我们把对人体具有供给热能、促进生长发育、构成身体组织、调节生理机能等作用的物质称为**营养素**。或者说食物中含有的能供给人体营养的有效成分叫营养素。营养素一般来源于食物，但某些情况下，人体还可通过多种途径获得由生物法或其他人工方法制成的营养素制剂。营养素包括糖类、脂类、蛋白质、水、维生素、无机盐和膳食纤维等。每类营养素一般又包括许多种，每一种营养素对人体又具有多种生理功能，但是从宏观角度分析，我们可把营养素的生理功能概括为：构成身体组织、供给热能和调节生理机能等几方面。

　　下面简单分析一下营养与人体的关系，在其他因素（包括遗传因素、生存环境、饮食卫生等）一定的情况下，营养与人体的关系可从良好和失调两方面进行探讨。

当营养状况良好时，营养对人体的影响主要概括为以下几方面：

（1）促进生长发育。良好的营养状况会使儿童的身高、体重、智力、视力等各方面的发育向着良好的方向发展，而良好的生长发育又将为人一生的健康奠定坚实的基础。

（2）维护身体健康。良好的营养状况会使人体的免疫力增强，对自然界中的不利因素有很强的抵抗能力，并且由于具有体格健壮、精神饱满等良好的健康状态，因此能够很好地适应不断变化的自然环境和社会环境，其生存能力也就很强。

（3）提高学习和工作效率。有了健康的身体，则学习和工作的热情就高涨，耐劳能力和抗干扰能力就强，学习和工作效率也会提高。

（4）延年益寿。良好的营养状况可使人生中的青壮年时期延长，使人体各器官保持良好的结构和功能状态，从而健康长寿。

补充阅读资料 1-1

学生饮用奶计划

　　为了改善我国中小学生的营养与健康状况，经国务院批准，由农业部（现中华人民共和国农业农村部）、教育部等七部委局于 2000 年联合推广的中国学生饮用奶计划正式启动，该项国家营养干预计划旨在通过在课间向在校中小学生提供一份优质牛奶以提高他们的身体素质并培养他们合理的膳食习惯。"学生奶"是专供在校学生饮用的牛奶，是国家提供给学生的一项福利。"学生奶"不同于其他普通牛奶，只有得到国家严格审核并认证的定点生产企业才能生产"学生奶"，在奶源选用上也十分严格，必须选用指定牧场的优质奶源。目前按照国家的规定，"学生奶"生产企业必须经过"国家学生饮用奶计划"部际协调小组办公室组织的专家论证和批准，为保证质量和安全，"学生奶"必须用超高温瞬时灭菌法生产，并以无菌复合纸进行包装。在识别标志上，"学生奶"在包装盒上印有"国家学生饮用奶计划"部际协调小组办公室授权使用的"学"字标志。作为专供在校生饮用的牛奶，"学生奶"不在市面上销售。

　　国家食物与营养咨询专家委员会主任陈萌山在 2020 年 12 月由中国奶业协会主办的"砥砺二十载 同心护未来""国家学生饮用奶计划"实施 20 年暨现代奶业评价体系建设推进会上指出，当前我国居民营养状况存在膳食能量供给总体过剩，而优质蛋白摄入不足的现象，人均乳制品消费量与中国居民膳食指南推荐量（300 克/天）还存在较大差距。这需要各有关部门多措并举、扎实推进，积极倡导科学饮奶、合理膳食、营养平衡，改善居民身体素质，提高全民健康水平。在谈及"国家学生饮用奶计划"时，陈主任肯定道："国家学生饮用奶计划"不但让越来越多的孩子喝上了优质的牛奶，改善和提高了我国中小学生的营养健康水平和身体素质，而且让他们养成了健康的饮奶习惯，受益一生。

当营养失调（不足或过剩）时，则表现出两种不同的现象：

（1）营养不足时的表现。对儿童来说，除不利于其生长发育，造成身体矮小、瘦弱、器官发育不良外，在精神上其也会和成年人一样萎靡不振，并且易疲劳、免疫力差、学习和工作效率低等。当营养严重不足即长期缺乏某一种或多种营养素时，人体将患病，如夜盲症、干眼病、坏血病、脚气病、佝偻病、贫血、甲状腺肿大等，严重时会危及生命。

（2）营养过剩时的表现。如果长期营养过剩则会引起肥胖症，从而使动脉硬化、高血压、冠心病、糖尿病等疾病的发病率大大提高。如果某些维生素或微量元素较长时间过量还会使人体出现一些中毒性症状，如恶心、呕吐、头晕、头疼、厌食、烦躁、休克，甚至危及生命。

小知识 1-2

什么是健康？

健康是指一个人在身体、精神和社会等方面都处于良好的状态。传统的健康观是"无病即健康"，现代人的健康观是整体健康，根据世界卫生组织给出的解释：健康不仅指一个人身体有没有出现疾病或虚弱现象，还是指一个人生理上、心理上和社会适应上的完好状态。世界公认的健康标准有以下几方面：

(1) 生气勃勃，富有进取心；

(2) 性格开朗，充满活力；

(3) 正常身高与体重；

(4) 保持正常的体温、脉搏和呼吸（体温：37℃；新生儿呼吸 40~45 次/分钟，心跳 120~140 次/分钟；小于 1 岁呼吸 30~40 次/分钟，心跳 110~130 次/分钟；1~3 岁呼吸 25~30 次/分钟、心跳 100~120 次/分钟；4~7 岁呼吸 20~25 次/分钟，心跳 80~100 次/分钟；8~14 岁呼吸 18~20 次/分钟，心跳 70~90 次/分钟；15~25 岁呼吸为 18 次/分钟，心跳 60~100 次/分钟；年龄稍大会有所增加）；

(5) 食欲旺盛；

(6) 明亮的眼睛和粉红的眼膜；

(7) 不易得病，对流行病有足够的耐受力；

(8) 正常的大小便；

(9) 淡红色的舌头，无厚的舌苔；

(10) 健康的牙龈和口腔黏膜；

(11) 光滑的皮肤，柔韧而富有弹性，肤色健康；

(12) 光滑带光泽的头发；

(13) 指甲坚固而带微红色。

补充阅读资料 1-2

合理营养与长寿

古今中外，公认的延年益寿的办法有很多，其中有一种我们叫作"低热量膳食"。美国科学家用猴子做过这样的实验：100 只随它吃饱，另外 100 只限制食量只喂七八分饱。10 年后，随便敞开吃的这组胖猴多、脂肪肝多、冠心病多、高血压多、死的多（100 只死了 50 只）。而只吃七八分饱的那组，苗条、健康、精神好、生病少、死的少（100 只死了 12 只）。最后，那些长寿的猴子全都是吃七八分饱的。这种动物实验的结果说明营养过剩也会缩短自然寿命，对人类有一定的参考价值。中医有"若要身体安，三分饥和寒"和"过食伤身"等说法，表明摄入的营养素既不能太多也不能太少。

人体的生长发育、智力、免疫力、寿命等与人体摄取的营养素都有关系，营养素摄入过多或过少对人体都是不利的。所以，为了保证人体的合理营养，使人类健康长寿，我国和世界上许多国家都制定了每日营养素的供给标准。中国营养学会的专家委员会参考先进国家的经验并根据我国居民的膳食构成特点于 2000 年制定了《中国居民膳食营养素参考摄入量》（DRI）。参考摄入量是在以前供给量的基础上发展起来的一组每日平均膳食营养素摄入量的参考值，其中共包括 4 项内容：平均需要量（EAR）、推荐摄入量（RNI）、适宜摄入量（AI）、可耐受最高摄入量（UL）。

平均需要量是某一特定性别、年龄及生理状况群体对某营养素需要量的平均值。摄入量达到平均需要量水平时，可以满足群体中半数个体对该营养素的需要，而不能满足另外半数个体对该营养素的需要。针对人群，平均需要量可以用于评估群体中摄入不足的发生率。针对个体，可以检查其摄入不足的可能性。

推荐摄入量相当于传统使用的推荐供给量（RDA），是满足某一特定群体中绝大多数（97%～98%）个体的需要量。长期摄入量达推荐摄入量水平，可以保证身体组织中有适当的储备。推荐摄入量是健康个体的膳食营养素摄入量目标，个体摄入量低于推荐摄入量时并不一定表明该个体未达到适宜营养状态。如果某个体的平均摄入量达到或超过了推荐摄入量，可以认为该个体没有摄入不足的危险。

适宜摄入量是通过观察或实验获得的健康人群某种营养素的摄入量。适宜摄入量能满足目标人群中几乎所有个体的需要。适宜摄入量的准确性远不如推荐摄入量，可能显著高于推荐摄入量。适宜摄入量可用作个体的营养素摄入目标，也可用作限制过多摄入的标准。当健康个体摄入量达到适宜摄入量时，出现营养缺乏的危险很小。如长期摄入量超过适宜摄入量，则有可能产生毒副作用。

可耐受最高摄入量是平均每日可以摄入该营养素的最高量。这个量对一般人群中的几乎所有个体不至于损害健康。其主要用途是检查个体摄入量过高的可能性，避免发生中毒。当摄入量超过可耐受最高摄入量时，发生毒副作用的危险性会增加。在大多数情况下，可耐受最高摄入量包括膳食、强化食品和添加剂等各种来源的营养素之和。

以上这些参考摄入量的具体数字和运用方法将在项目二中进行分析和探讨。

六、食品卫生与食品安全

卫生是指预防疾病，保护人体健康，即保卫生命。食品卫生的概念则以世界卫生组织（WHO）的定义来理解，即"从食品的生产、制造到最后消费之间的各个环节，都能确保食品处于安全、完整和美好的状态"。在理解这一概念时，"生产"可以被认为是各种动植物原料的生产过程；"制造"则是各种食品的烹饪与加工过程；"消费"应包括食品贮存、销售、食用等各个环节；"安全"是指食品无毒无害；"完整"是指食品中应含有本类食品的完整的营养价值（2004年出现的劣质奶粉造成"大头娃娃"事件中的"劣质"即为不完整）；"美好"即良好的色、香、味、形等感官美好。

食品安全可解释为：对食品按其原定用途进行制作和食用时不会使消费者受害的一种担保，可分为食品的绝对安全性和相对安全性。绝对安全性是指食品对人体绝对没有危害的一种承诺；而相对安全性是指食品在合理食用方式和正常消费的情况下不会损害健康的一种确定性。实际上，人类的任何一种饮食消费总是存在着某些风险的，绝对安全或零风险是很难达到的。

小知识1-3

什么是亚健康?

亚健康是处于一种健康的透支状态,是身体存在种种不适但无身体器质性病变的状态。一般认为人群中45%的人处于亚健状态,特别是中年知识分子、现代企业管理者(高达85%),而且亚健康与疾病的关系是:亚健康—患病前兆—疾病或衰老。造成亚健康的原因主要有以下几方面:

(1)过度疲劳造成的脑力、体力透支。由于生活节奏的加快和工作中激烈的竞争,使身体主要器官长期处于入不敷出的超负荷状态。其表现为疲劳困乏、精力不足、注意力分散、记忆力减退、睡眠障碍、腰酸背痛、性机能减退等。

(2)人体自然衰老。人体生理的变化表现为:体力不支、精力不足、社会适应能力降低、更年期综合征、内分失调等。

(3)心脑血管及其他慢性疾病的前期或病后恢复期。其表现为多种不适感,如胸闷、气短、心悸、头晕目眩、失眠健忘、抑郁惊恐、无名疼痛、浮肿、脱发等。

(4)人体生物周期中的低谷期。其多表现为情绪低落、精力不足、困倦乏力、注意力不集中、反应迟、适应力差等。

任务二　烹饪、营养与卫生的关系

在理解了与本课程相关学科的一些概念性知识后,我们应对这些学科的发展概况有一些大致的了解。

一、烹饪、营养与卫生的关系概述

食物的卫生、营养和感官是食物必须具备的三种要素。卫生即食物的卫生标准和卫生要求的优劣程度。营养即食物的营养价值,是指食物中所含营养素的种类、数量、质量、比值以及被人体消化吸收和利用的程度。感官即食物的感官性状,包括食物的颜色、香气、滋味、温度、质地、形状等指标的好坏。因此,评价食物质量的标准至少应从卫生、营养和感官这三个方面来衡量。

俗话说:"国以民为本,民以食为天。"尽管我们早已解决了温饱问题,但如何提高膳食质量是摆在烹饪工作者面前的一个重要课题。食物的质量包含的内容很多,首先是应保证食物的安全性即食物的卫生,人们食用食物后,一般不会对人体产生不良影响,比如不会引起食物中毒和传染病等食源性疾病。其次是要求食物具有一定的营养价值即食物中所含营养素的种类、数量和质量等都能满足不同食用者的生理需要,以发挥食物的最大效益。以上两方面是食物具有的内在质量,而外部质量即感官也是很重要的,因为食物的色、香、味、形等感官性状是最直观的,良好的感官可使使用餐者在进食过程中获得精神享受。然而,要实现良好感官性状,必须通过烹饪工作者精湛的烹饪技术。因此,我们可以这样认为,衡量膳食质量的标准应是:卫生是前提,营养是目的,感官是条件,烹饪是保障。这些关系互为条件,缺一不可,相互促进,共同提高。比如,一种营养价值很高的食物，但感官性状很差，人们往往不愿进食，或勉强进食，又可能因不良的滋味和气味的刺激而导致出现恶心、呕吐等损害身体健康的现象，这样就达不到满意的营养目的，甚至还可能造成类似于食品不卫生而给人体带来伤害等问题。所以，一份外观赏心悦目的、既卫生洁净又营养合理的膳食对人体的作用将会是非常好的，这也是我们烹饪工作者所希望实现的。

二、烹饪、营养与卫生的发展状况

1.我国古代人民对烹饪、营养与卫生的认识与贡献

人类对烹饪、营养与卫生的认识几乎与原始烹饪的出现和社会文明同步发展。我国古代关于饮食与养生、烹饪与卫生等方面的论著有很多，早在先秦巨著《黄帝内经》中就提出了"五谷为养，五果为助，五畜为益，五菜为充"的观点，这很符合现代营养学的平衡膳食原则。隋代的巢元方首先在《诸病源候论》中提出"食物中毒"，即"凡人因饮食，忽然困闷，少时致甚，乃致死者，名为饮食中毒"。这说明了饮食卫生与烹饪之间的关系。唐代孙思邈有多部关于饮食养生和疾病与食物关系的著作，其在《千金要方》中指出："原霍乱之为病也，皆因饮食，非关鬼神。"他还在《千金食治》中指出："安生之本，必资于食……不知食宜者，不足以生存也。"这些都充分表明了食物与人体的关系。元代太医忽思慧在《饮膳正要》中对人体养生、药品补益、饮食卫生、食物中毒等均有较深入的研究，并提倡人们要养成食后漱口，早晚刷牙，夜卧洗足和薄滋味、戒暴怒等习惯。明代李时珍在《本草纲目》中指出"河豚有大毒，虽肉味珍美，修治失法，食之杀人"和"白果食满千个者死"等实践性观点。该书不但是我国古代最完备的中草药专著，而且也是世界上最早的植物分类学著作，对烹饪原料和营养卫生都有重要的指导作用。清代袁枚在《随园食单》中单列"洁净须知"一篇来强调饮食卫生，如"切葱之刀不可以切笋，捣椒之臼不可以捣粉。闻菜有抹布气者，由其布之不洁也；闻菜有砧板气者，由其板之不洁也。工欲善其事，必先利其器。良厨先多磨刀、多换布、多刮板、多洗手，然后治菜"。这些宝贵文化遗产对引导我们学习饮食营养、食品卫生及烹饪技术等都有很重要的现实意义。

2.我国近代营养与卫生的发展简介

在20世纪50年代初，我国建立了各级卫生防疫站并设立了食品卫生科，具体对食品、食品企业和饮食行业等与食品有关的各个方面进行严格的卫生管理。在20世纪60年代初制定了《食品加工、销售、饮食业卫生五四制》，使从业人员明确了具体的卫生工作方法。在1978年和1979年先后制定了《中华人民共和国国家标准食品卫生标准》和《中华人民共和国食品卫生管理条例》等，特别是1982年第五届全国人民代表大会通过的，并且经过近13年的试行后于1995年第八届全国人民代表大会确定的第一部《中华人民共和国食品卫生法》的诞生，使饮食企业、食品加工业等与食品有关的行业的卫生工作有了法律的依据，同时又维护了广大消费者的切身利益。《中华人民共和国食品安全法》（以下简称《食品安全法》）经第十一届全国人民代表大会常务委员会第七次会议于2009年2月28日通过，自2009年6月1日起施行。2015年4月24日，新修订的《食品安全法》经第十

二届全国人大常委会第十四次会议审议通过，于2015年10月1日起施行。

在营养方面，为了指导人们合理摄入各种营养素，以满足人体的生理需要，20世纪初营养学家就开始制定营养素的最低需要量及推荐供给量（RDA）标准。我国于1938年制定了"中国人民最低营养需要量"，于1955年制定了"每日膳食中营养素供给量"，并分别在1962年、1967年、1981年、1988年先后作了多次修订。随着强化食品与营养补充剂的发展，欧美各国对营养素的功能有了新的认识，提出"膳食营养素参考摄入量（DRI）"这一新概念以替代推荐供给量（RDA）。1997年，中国营养学会根据当时我国居民的营养状况制定了中国居民膳食指南及平衡膳食宝塔，1998年中国营养学会成立了制定中国居民膳食营养素参考摄入量的专家委员会，经过两年多的努力，于2000年5月制定了《中国居民膳食营养素参考摄入量》（DRI）。2014年6月12日，在上海青松城大酒店举办的"中国老龄化与健康高峰论坛"上，中国营养学会隆重发布《中国居民膳食营养素参考摄入量（2013版）》。

以上这些工作对指导我国居民改善膳食结构具有重要意义，对提高我国人民的健康水平作出了重要贡献。

三、学习本课程的目的

学习烹饪营养与卫生，一方面，是让我们在掌握了烹饪营养学和食品卫生学的基本知识的前提下，针对我国大多数居民的膳食结构特点，寻求最妥善、最合理和最有效的方法，使人们的饮食能够符合卫生、营养和感官的要求，达到合理营养的目的，从而为提高我国居民的健康水平服务。另一方面，为了使中国烹饪更好地被世界各国人民所接受，使中国餐饮业的发展空间日益扩大，我们必须具备能够熟练烹制出既有传统特色又符合营养卫生要求的菜肴和面点的高素质。世界烹饪大赛设立的标准包括卫生、营养、实际操作、厨师风度、厨房管理等几个方面，其中营养和卫生占有很大比重。所以，学好营养卫生课也是使中国烹饪与国际烹饪接轨的一个重要方面。然而，在我国的某些烹饪实践中，只注重食物的色、香、味、形等感官性状，忽略营养和卫生标准的现象仍然较普遍，要使中国烹饪科学化，我们必须清醒地认识到我们的差距，认真地学习营养学和食品卫生学的有关知识，使基础理论与专业实践有机地结合起来，把自己训练成为一名合格的烹饪工作者。

能力迁移

1.营养素的摄入量与人体健康

有人认为，为了不增加体重，每日摄入的营养素只要达到平均需要量就可以了，你认为这种观点正确吗？请予以分析。

[分析提示]

第一，要明确平均需要量的含义是什么，即这种摄入量只能满足群体中半数个体的需要；第二，应懂得适当的体重也是健康的一个重要指标；第三，应知道不增加体重（基本维持现有体重）和减肥是两个不同的概念；第四，一般认为每日摄入的营养素应达到推荐摄入量。

2.烹饪与营养卫生

在日常饮食中，许多从事烹饪工作的人员（包括家庭主妇）并没有学过营养卫生知识，但他（她）

们照样能制作出各种各样的菜肴和面点来，而且养育了一代又一代人，所以有人认为学不学营养卫生课都没有什么关系，甚至有些烹饪专业的同学也持这种观点，你认为对吗？

[分析提示]

第一，我们应明确衡量食物质量的标准是卫生、营养和感官；第二，以我们邻国日本自上而下重视饮食营养卫生所收到的效果（身高、智力、工作效率、寿命等都在不断提高）来分析；第三，从我们身边寻找那些不注意营养卫生而使自己的身体或他人（与其有关的就餐人员）由于营养不平衡（不足或过量）或饮食不卫生受到危害来说明。

知识掌握

△ 填空题

1.食品质量的三要素是_____、_____、_____。

2.营养素的种类有_____、_____、_____、_____、_____、_____和_____等。

△ 选择题

1.在下列4项指标中，可满足某一特定群体中绝大多数个体需要的是（　　）。

A.平均需要量　　　　　　B.推荐摄入量　　　　　　C.适宜摄入量　　　　　　D.可耐受最高摄入量

2."饮食中毒"一词最早是由（　　）提出的。

A.孙思邈　　　　　　　　B.忽思慧　　　　　　　　C.李时珍　　　　　　　　D.巢元方

△ 简答题

1.什么叫食品？

2.什么叫绿色食品？

3.什么叫营养素？

4."养、助、益、充"的具体内容是什么？出自哪本书？

5.在《随园食单》中要求良厨应做到的"四多"是指什么？

6.简述我国近代营养与卫生的发展概况。

△ 案例题

有一位病人，是个亿万富翁，他身高约170cm，体重约98kg，腰围约1.15m，才38岁就是8家公司的董事长，拥有1.5亿元资产，但患了心肌梗塞，而且是广泛性的，虽然被救活了，但心脏的功能已经很弱了，体质很差，走路必须依靠拐杖而且还要小心谨慎。他不明白"为什么人家78岁好好的，而我才38岁就得了这么个要命的病"。他的日常生活习惯大致是这样的：近几年几乎天天山珍海味、生猛海鲜、大吃大喝；出门就坐车；上下楼乘电梯；一天两包烟；赚了钱就激动，赔了钱就着急。请你分析一下此人的身体状况与他的日常生活习惯是否有必然关系。

实践训练

写一篇调查报告，其内容可以是一位有经验的厨师对学习《烹饪营养与卫生》的看法，也可以是你在考察大、中、小型饭店后对三种类型饭店的营养卫生状况的评价，或者是其他人群对营养卫生的看法等。

（1）实训项目：请别人谈谈学习《烹饪营养与卫生》的意义。

（2）实训地点：校内或校外。

（3）实训要求：认真请教。

（4）实训内容：调查有经验的厨师对学习《烹饪营养与卫生》的看法。

（5）完成实训报告。

项目二
营养学基础知识

【学习目标】

知识目标：通过本章的学习，了解人体所需要的营养素的消化吸收；营养素对人体的生理功能；膳食营养不平衡产生的原因和对人体健康的影响；掌握各种营养素的食物来源和分布规律，以及膳食营养素的参考摄入量。

能力目标：能根据工作任务的需要，正确认识食物消化和吸收的过程，不良反应对人体健康的影响，营养素缺乏症与过多症的产生原因及预防措施。应在掌握以上知识的基础上，结合本地区食物来源以及烹调方法的特点，分析和发现当地易出现的不合理烹调、不合理膳食的问题，并提出切实可行的解决方法。

素质目标：具有高尚的职业道德和科学严谨的工作态度；具有求真务实的工作作风；具有一定的人文科学素质；具有较强的团队合作意识、沟通意识和管理意识。

【情境导入】

改善营养状况是增强免疫力的基础和保障

2020年9月8日，以"健康中国　营养先行"为主题的中国食品辟谣联盟升级仪式暨新华网大型科普节目《营养翻译官》上线发布会在京举行。会上，中国疾控中心营养与健康所所长丁钢强发表了以《新形势下营养问题和干预对策——合理膳食 免疫基石》为题的演讲。

丁钢强深入分析了疫情发生以来国民的营养问题，包括食物选择受限，营养不良风险增加；需要关注的慢性病发病风险增加；静态生活时间延长，身体活动量大幅降低；活动受限导致情绪波动大；老年人、学生群体缺乏营养相关疾病危险因素管控的知识和必要技能。

丁钢强介绍，影响人体免疫力的主要因素为：遗传和年龄；疾病和健康状况；精神心理压力、人际关系；生活方式（睡眠、运动）；膳食和营养状况等。

2020年6月1日实施的《基本医疗卫生与健康促进法》第七十四条规定，国家建立营养状况监测制度，实施经济欠发达地区、重点人群营养干预计划，开展未成年人和老年人营养改善行动，倡导健康饮食习惯，减少不健康饮食引起的疾病风险。

"能量和蛋白质是免疫物质形成的基础。"丁钢强进一步表示，能量和蛋白质营养不良会影响所有形式的免疫功能；在能量平衡的基础上，应强调保证蛋白质，尤其是优质蛋白质的供给。

资料来源　李楠.中国疾控中心营养与健康所丁钢强：改善营养状况是增强免疫力的基础和保障〔EB/OL〕.〔2021-03-21〕.http://www.xinhuanet.com/food/2020-09/08/c_1126468391.htm.

【课堂讨论】

（1）食物是怎样被消化吸收的？

（2）你了解蛋白质、脂肪、碳水化合物、能量、微量元素、维生素和水吗？

（3）你知道各种营养素之间的关系吗？

任务一　食物的消化与吸收

食物是人体所需要的营养素的载体，人体每天必须通过摄食来获得各种营养素。但食物体积往往是大块的，食物中的营养素也是一些大分子的物质，人体要获得这些营养素，首先要进行消化。也就是说，要将大分子的营养素分解为小分子的物质，然后再将这些小分子物质从肠道通过血液循环转运到人体的各个组织和细胞中，供人体利用。将食物中的大分子营养素分解为小分子物质的过程，称为**消化**。将分解后的小分子营养素转运到血液中的过程，称为**吸收**。

食物中营养素的消化和吸收过程在人体的消化系统中完成。图2-1是人体消化系统简图。

消化系统由消化道和消化道的附属器官两部分组成。消化道包括口腔、食道、胃、小肠、大肠和肛门等组成部分，是一条7.5～9m的长管；消化道的附属器官主要指消化腺，包括唾液腺、肝脏、胆囊和胰腺，它们为消化食物的过程提供必需的酶和其他物质，与消化道一起，共同完成食物的消化、吸收过程。

下面，我们简单地了解一下各个消化器官在食物营养素消化、吸收中的作用。

一、口腔

口腔在食物消化过程中的作用，主要是接受食物，并将食物咀嚼成小块，这是一种机械性的消化过程。在食物进入口腔被咀嚼的过程中，会刺激唾液腺分泌唾液。唾液对食物具有润滑作用，便于食物的咀嚼和吞咽；食物中的呈味物质也溶解在唾液中，从而使我们能感觉到各种食物的美味；唾液中还含有一定量的消化淀粉的淀粉酶，将米饭、馒头中的大分子的淀粉分解为小分子的麦芽糖，完成简单的消化过程。食物在口腔中咀嚼和停留的时间虽然有限，但对食物的消化过程也会产生一定的影响，因此，细嚼慢咽有利于食物的消化。

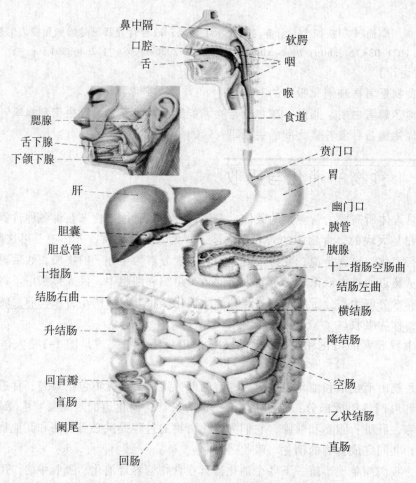

鼻中隔
口腔
舌
软腭
咽
喉
食道
腮腺
舌下腺
下颌下腺
贲门口
胃
肝
幽门口
胆囊
胰管
胆总管
胰腺
十指肠
十二指肠空肠曲
结肠右曲
结肠左曲
升结肠
横结肠
降结肠
回盲瓣
空肠
盲肠
乙状结肠
阑尾
直肠
回肠

图2-1　人体消化系统简图

小知识2-1

9月20日是全国爱牙日

1989年由卫生部、国家教委等部委联合签署，确定每年的9月20日为全国爱牙日。其宗旨是通过爱牙日活动，广泛动员社会的力量，在群众中进行牙病防治知识的普及教育，增强口腔健康观念和自我口腔保健的意识，建立口腔保健行为，从而提高全民族的口腔健康水平。

利于牙齿的食物有牛奶、鱼、肉、蛋、烤面包、粗粮（如玉米等），还有蔬菜、水果等；不利于牙齿的食物有甜食、酸味食物、太软的食物等。

二、食道

食道是一条长约25cm的肌肉管，它是一个通道，将口腔咀嚼后的食物输送到胃。

三、胃

胃是膨胀能力最强的器官之一，它像一个大的中转站，首先将一餐中的食物贮存进来，然后再缓慢、有节律地输送到小肠进行消化吸收。当胃中充满食物时，就产生了饱腹感；相反，则会产生饥饿感。

正常情况下，胃在不停地有节律地、转变方向地运动，这种运动称为蠕动。胃的蠕动像磨子一样，让食物的体积被磨得更小，同时，将它们逐步地运送到小肠中。

食物经胃运送到小肠的时间称为胃排空时间。胃排空时间与食物的性状和组成有关。淀粉含量高的食物在胃中停留的时间比较短；脂肪和蛋白质含量高的食物在胃中停留的时间比较长；水几乎不在胃中停留而直接进入小肠，故食物中水含量越高，排空越快。我们中国人吃的混合膳食，在胃中需要 4~6 小时才能排空，因此，一天进餐 2~3 次。

> **小知识2-2**
>
> **胃的其他功能**
>
> 胃除了具有贮存的功能外，对食物也有一定的消化作用。例如，胃的分泌细胞每天分泌大量的胃液。其中壁细胞分泌酸性很强的胃酸，它能使食物中的蛋白质变性，而有利于蛋白质进入小肠后的消化，还能杀灭一些随着食物进入胃的微生物，预防疾病的产生。

四、小肠

小肠是人体消化、吸收食物最重要的器官，由十二指肠、空肠、回肠三部分组成。其中又以十二指肠的功能最为突出。食物中 90%~95% 的营养素的消化吸收都在十二指肠中进行。

小肠在食物消化吸收中的作用，首先与小肠的组织结构有关。在显微镜下观察可以发现，小肠黏膜细胞的排列呈反复折叠状，并且在黏膜细胞的顶端排列着一层绒毛，在绒毛上又有一层微绒毛，这样，使小肠黏膜的表面积增加了许多倍，从而为食物的消化吸收提供了场所。

小肠在食物消化吸收中的作用，与胰腺、肝脏等消化腺有重要的关系。胰腺所分泌的各种消化酶、肝脏分泌的胆汁，都通过特殊的管道进入小肠，完成将食物中的营养素从大分子物质到小分子物质的分解。这种消化作用，由于改变了营养素的分子结构，因此是一种化学性消化过程。

小肠的运动也称为蠕动，小肠有规律地蠕动，使食物与消化酶充分混合，有利于消化；同时，也增加了消化后的小分子营养素与小肠黏膜细胞充分接触的机会，从而使消化后的小分子营养素尽快地输送到血液中完成吸收过程。

五、大肠

大肠由盲肠、结肠和直肠组成。大肠主要接受小肠消化、吸收后的食物残渣，同时还吸收部分水分和一些维生素。大肠中含有大量的细菌，对在小肠中未被消化吸收的食物残渣可进行分解、发酵，形成粪便。因此，粪便中除了含有食物的残渣外，还含有一定量的细菌。

大肠的运动少而缓慢，对各种刺激的反应也很迟缓，这些特点对于大肠作为粪便的暂时贮存场所和定时排便是合适的。当粪便在大肠中贮存到一定量时，就刺激肠壁，引起便意和排便。如果经常对这种反应进行主动性的抑制，渐渐地，大肠对这种刺激的敏感性就会越来越低，粪便在肠道中的停留时间越来越长，水分被过多地吸收，变得干硬，引起排便困难，造成便秘。这是便秘产生的原因之一。

六、胰腺

胰腺是最重要的消化腺之一。胰腺的腺细胞能产生消化蛋白质、脂肪、碳水化合物的酶类。当进食开始时，胰腺内的消化酶就以无消化能力的酶原的形式分泌，通过胰管进入小肠，在小肠内被激活，成为有活性的消化酶，将食物中的蛋白质、脂肪、碳水化合物消化为氨基酸、脂肪酸和葡萄糖等营养素的小分子形式，并在小肠中被转运到血液。因此，营养素的消化吸收场所主要是小肠，但如果没有胰腺所分泌的消化酶的作用，这一过程是很难完成的。图2-2是胰腺结构图。

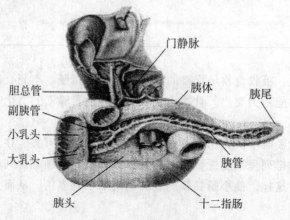

图2-2　胰腺结构图

七、肝脏和胆囊

肝脏能分泌胆汁，并将它贮存在胆囊中。当消化活动开始时，特别是在所吃的食物中脂肪和蛋白质的含量比较高的情况下，胆囊收缩，使胆汁通过胆管进入小肠。胆汁在小肠中的作用，主要是对脂肪产生乳化作用，也就是说使大的脂肪油滴分散成细小的微粒形式，从而增加了脂肪油滴与胰腺分泌的胰脂肪酶的接触面积，而有利于脂肪的消化。胆汁在脂肪消化吸收过程中有着十分重要的作用，胆汁缺乏的人，脂肪不能被消化吸收，易形成脂肪泻。

任务二 蛋白质

蛋白质是人体生命的物质基础。没有蛋白质就没有生命。蛋白质在人体中的分布十分广泛，几乎所有的组织中都含有蛋白质；蛋白质是人体细胞结构和功能不可缺少的有机化合物，对人体有着十分重要的作用。在人体新陈代谢的过程中，每时每刻都有组织、细胞衰老与死亡，造成蛋白质的丢失；同时也不断有组织、细胞新生，需要蛋白质的供给，这就是我们每天必须通过食物获得适量蛋白质的原因。如果食物中的蛋白质不能满足这种代谢的需要，就会产生缺乏症；相反，如果供给的量大大超过人体的需要，不但会造成浪费，对人体的健康也会产生损害。

一、蛋白质对人体的生理功能

1.构成肌体组织

蛋白质是人体所有组织、细胞的主要成分。人体的每一个器官、组织和细胞，包括神经、肌肉、内脏、血液，甚至指甲、头发，没有一处不含蛋白质，因此，蛋白质对人体生理功能的维持起着十分重要的作用。例如，肌体的运动需要肌肉收缩；血液的循环需要心脏的收缩和舒张；生命活动中需要的氧气由血液中红细胞的血红蛋白来运输等，而蛋白质是形成这些组织的基本的和主要的成分。

因此，在人体的生长发育最旺盛的胎儿、婴儿、幼年及青少年时期，以及孕期、哺乳期，由于有大量的组织、细胞的新生，每天需要大量的蛋白质；在成年期，衰老、死亡的组织、细胞需要有新生的组织、细胞进行替补，也需要有一定量的蛋白质；在老年时期，这种新陈代谢的过程有所减缓，但还是在进行着。如果没有适量蛋白质的供给，新生的组织、细胞不能补充衰老、死亡的组织、细胞，就会产生新陈代谢的障碍和疾病。

2.构成酶和激素

酶和激素在人体内的作用是调节各种新陈代谢的过程，在人体的生长、发育、肌肉运动、血液循环、消化吸收、神经传导、遗传繁殖、思维活动等过程中起着十分重要的作用。可以说，没有酶和激素，生命将无法存在。酶和一些激素的本质是蛋白质。从这一点也可以看出，蛋白质对人体生命活动的重要性。

3.参与免疫反应

免疫反应是人体防御疾病和抵抗病原体侵袭的能力。当病原体如细菌、病毒侵入肌体时，体内的免疫细胞就会产生一些特殊的蛋白质，这些蛋白质可以识别并杀灭病原体。这种特殊的蛋白质被我们称为抗体。采用这种原理，医学家将一些细菌和病毒制成疫苗，注射入人体，使人体产生抗体，增加了对某种疾病的免疫力，也就是我们通常所说的"打预防针"预防疾病。抗体的主要成分是蛋白质，如果人体缺乏蛋白质，就不能产生足够的抗体，机体就容易生病，也就是通常所说的"抵抗力差"。

4.供给能量

在正常情况下，蛋白质供给人体的能量只占人体能量需要的很小一部分，为10%～

15%，但是如果人体能量供给不足，肌体就会通过分解组织细胞中的蛋白质来保证能量的需要。在这种情况下，虽然保证了人体能量的需要，但组织细胞的功能就会受到影响，如果这种状况得不到改善，对健康将产生不利的影响。

二、蛋白质的消化和吸收

人体每天从食物中获得需要的蛋白质。而蛋白质是一种分子量很大的高分子有机化合物，不能直接进入人体；同时，从人体本身的结构来说，也必须首先将食物中的蛋白质分解成最基本的单位——氨基酸，再根据自身的需要来合成相应的蛋白质。因此，食物中的蛋白质能不能被人体消化吸收，是蛋白质在人体内发挥其生理功能的前提。

1.蛋白质的组成和结构

自然界中存在的蛋白质，无论是动物性的，还是植物性的，其最基本的组成单位是氨基酸，或者说，蛋白质是由成千上万个氨基酸组成的。这些氨基酸的结构不完全相同，有20多种。因此，不同来源的蛋白质，在氨基酸的数目和种类上存在很大的差异。这些不同数量和结构的氨基酸通过一种特殊的化学键——肽键连接在一起，形成了肽链，这是蛋白质最初级的结构，称为一级结构。

在肽链一级结构的基础上，通过卷曲、折叠、连接等过程，形成了球形、线形等不同立体结构的蛋白质，这就是蛋白质的立体结构。蛋白质的立体结构有二级、三级和四级。这样，虽然组成蛋白质的基本成分氨基酸只有20多种，但由于一个完整的蛋白质的氨基酸组成种类、数量和立体结构存在差异，就产生了各种功能不同的蛋白质。因此，食物中的蛋白质由于氨基酸的种类、数量和结构与人体不同，人体首先必须将它们进行分解，将蛋白质分解为氨基酸，再吸收进入人体，最后由人体自身重新合成所需要的物质，才能发挥它的生理功能。

2.蛋白质的消化和吸收

人体对食物中蛋白质的消化从胃开始。胃液中含有酸性很强的胃酸，可以使食物中蛋白质的立体结构发生一些改变，从而引起蛋白质的变性，蛋白质变性后更加有利于消化酶的消化作用；胃液中还含有胃蛋白酶，它会分解形成蛋白质一级结构的肽键，从而对蛋白质进行消化。当然，由于胃蛋白酶的消化作用有限，因此，只能消化食物中很少的一部分蛋白质，而且也只能将蛋白质肽链分段，产生由三个以上氨基酸组成的多肽，而不是氨基酸。

蛋白质最终分解为氨基酸的消化过程是在小肠。在小肠中，由于胰腺所分泌的胰蛋白酶的作用，以及小肠黏膜细胞分泌的肠肽酶的作用，最终将大分子的蛋白质分解为氨基酸，完成了蛋白质的消化。

在蛋白质被胰蛋白酶和肠肽酶消化成氨基酸的同时，蛋白质的吸收也在同时进行。蛋白质的吸收实际上是氨基酸的吸收。这个吸收过程相当复杂，因为组成蛋白质的氨基酸有20多种，每一种氨基酸或者结构相似的氨基酸都有一个与它相配套的"载体"，将它们从小肠运载到血液。在运输的过程中，还需要消耗一定的能量。由于不同蛋白质的氨基酸组成不同，对运输氨基酸的载体的要求就有一定的差别，而人体肠道氨基酸的载体相对来说是固定的，所以，就导致了不同结构的氨基酸吸收的速度有快有慢。

3.蛋白质的生物转化

氨基酸进入人体血液后，就随着血液循环进入人体的各个组织、细胞中。当人体的组织、细胞需要进行蛋白质的合成时，就将它们作为合成的原料，进行重新的加工，合成它所需要的、具有不同生理功能的蛋白质。因此，作为人体组织蛋白质合成原料的食物蛋白质，它的氨基酸的种类组成很重要，如果其与人体的需要不符合，人体蛋白质的合成就会受到影响。

4.食物烹调加工对人体蛋白质消化吸收的影响

烹饪原料一般要经过适当的烹调加工才能成为我们的食物。在烹调的过程中，由于加热、加盐、加酸等，引起食物蛋白质所处环境的温度、渗透压和pH值的变化，就会造成食物蛋白质的变性。一般情况下，只要温度不是过高，蛋白质的这种结构变化是有利于人体的消化吸收的。但如果烹调加工时采用油炸、烧烤等方式，加热的温度超过我们平时的烹调温度，会使蛋白质的结构变化过大，人体的消化酶对它的分解作用就会受到影响，这样就不利于人体的消化吸收了。因此，选择合理的烹调加工方法，增加食物蛋白质的消化吸收率，也是营养学研究的课题之一。

三、食物蛋白质的营养价值评价

食物中蛋白质被人体消化、吸收以及转化为人体组织蛋白质的程度，决定了食物蛋白质营养价值的高低。因此，我们通常要选择营养价值高的蛋白质作为食物蛋白质的来源，这样才能保证人体对蛋白质的需求。

在对食物蛋白质进行营养价值评价时，主要就是观察它能够被人体消化、吸收和生物转化的程度，对影响食物蛋白质营养价值因素的分析和食物蛋白质营养价值评价指标的确立，都紧紧围绕这一点。

1.影响食物蛋白质营养价值高低的因素

影响食物蛋白质营养价值高低的因素有很多，其中最重要的是两个：一是食物蛋白质中必需氨基酸的组成和含量，二是其他食物成分对蛋白质消化吸收的影响。

（1）必需氨基酸。前面我们介绍过，食物中氨基酸根据结构可以分为20多种，这20多种氨基酸作为人体蛋白质合成的原料，其重要性有一定的差异。因为大多数的氨基酸并不一定要从食物中获得，它们可以由人体自己合成，但有8种氨基酸却不同，人体完全不能合成，或者合成的速度不能满足人体的需要而必须从食物中摄取。我们将这些人体不能合成而必须从食物中获得的氨基酸，称为必需氨基酸。这8种氨基酸分别是：苏氨酸、色氨酸、蛋氨酸、赖氨酸、亮氨酸、异亮氨酸、苯丙氨酸、缬氨酸。对于婴儿来说，组氨酸也不能合成，因此婴儿有9种必需氨基酸。

由于食物蛋白质被人体消化吸收后的最终功能是合成人体需要的蛋白质，因此，必需氨基酸在食物中含量的多少，以及各种必需氨基酸含量的比例，对人体蛋白质合成的速度有很大的影响。所以影响食物蛋白质营养价值的第一个也是最关键的因素，就是必需氨基酸的组成和含量。

（2）膳食纤维。膳食纤维是存在于植物性食物中的一种营养素。这种营养素与其他营养素相比有些特殊，因为它不能被吸收进入人体血液，它对人体的生理功能发挥作用的场所在肠道。它能增加肠道的蠕动，减少胆固醇的吸收，但同时，特别是当它在食物或肠道中含量比较高的情况下，也会减少蛋白质的吸收。所以当食物中膳食纤维的含量过高时，就会影响到蛋白质的消化吸收过程。

膳食纤维主要存在于植物性食物中。所以，大豆的蛋白质含量虽然很高，但它的消化吸收率却很低，就是因为在大豆的外表，包裹着一层厚厚的膳食纤维。如果对大豆进行加工，去掉这层膳食纤维，豆制品的蛋白质消化吸收率就会比大豆本身增加许多。

还有其他一些因素会影响食物蛋白质的营养价值，如食物的烹调加工方法不同，也会影响到其营养价值，我们将在有关的章节中再作详细介绍。

2.评价食物蛋白质营养价值的指标

评价食物蛋白质营养价值的指标有很多，我们只介绍其中常用的几种。

（1）食物中蛋白质的含量。食物中蛋白质的含量是评价食物蛋白质营养价值的基础。只有将蛋白质含量比较高的食物作为人体食物蛋白质的来源才有意义。一般情况下，动物性食物的蛋白质含量高于植物性食物；植物性食物中，大豆的蛋白质含量相对较高。食物中蛋白质的含量并不能够直接测定，但由于蛋白质是食物中唯一的含氮物质，因此，我们只要能测定食物中的含氮量，就可以知道其蛋白质的含量。

一般情况下，每100克蛋白质含有16克氮，因此，当我们测定出1个食物样品的含氮量以后，将测定值乘以100/16或6.25，就可以得到这个食物样品中蛋白质的含量。因此，我们也将6.25称为蛋白质系数。

（2）蛋白质的消化率。蛋白质的消化率指食物中的蛋白质能够被人体消化酶分解的程度。蛋白质的消化率越高，则被人体吸收的可能性就越大，营养价值就越高。由于食物中蛋白质的含量并不能直接测定出来，但是可以通过氮的测定间接计算出蛋白质的含量，因此，对蛋白质的消化率进行检测时，我们就用食物中被人体消化吸收的氮的数量与食物中的含氮总量之比来表示：

消化率=食物中被消化吸收的氮的数量÷食物中的含氮总量×100%

= （食物中的含氮总量-粪便中的含氮量）÷食物中的含氮总量×100%　　　（2.1）

许多因素可以影响食物中蛋白质的消化率，特别是食物中存在的膳食纤维，可降低蛋白质的消化率，因此，植物性食物蛋白质的消化率一般都低于动物性食物蛋白质的消化率。但如果在加工过程中，去除植物性食物中的部分膳食纤维，食物蛋白质的消化率就会明显提高。大豆整粒食用时，消化率仅为60%，而加工成豆腐后，消化率可以提高到90%以上。烹饪加工对食物蛋白质的消化率也有一定的改善。常见食物蛋白质的消化率为：奶类97%～98%、蛋类98%、米饭82%、面包79%、土豆74%。

（3）蛋白质的生物价。蛋白质的生物价是指食物蛋白质被人体吸收后，被人体利用的程度。它用氮在体内的储存量与氮在体内的吸收量的比例表示：

生物价=氮在体内的储存量÷氮在体内的吸收量×100%　　　（2.2）

氮在体内的储存量在测定时，用氮的吸收量减尿液中氮的排泄量表示。

蛋白质的生物价是食物蛋白质营养价值评价的最常用方法，生物价越高，表示食物蛋白质被人体吸收后利用的程度越高，或者说，被用于肌体蛋白质合成的量越高，因此，其营养价值就越高。表2-1是几种常食食物蛋白质的生物价。

表2-1   几种常食食物蛋白质的生物价

食物名称	生物价	食物名称	生物价	食物名称	生物价
大米	77	马铃薯	67	小麦	67
玉米	60	大豆	64	花生	59
甘薯	72	鸡蛋	94	牛奶	85
牛肉	76	白鱼	76	虾	77

（4）蛋白质的净利用率。蛋白质的净利用率是指摄入的蛋白质在人体内的利用情况，即在一定的条件下，在体内储存的蛋白质在摄入的食物蛋白质中所占的比例。因此，蛋白质的净利用率是将蛋白质的消化率与生物价结合起来评定蛋白质的营养价值：

蛋白质的净利用率=食物氮在体内的储存量÷食物氮的摄入量×100%   (2.3)

可简化为：

蛋白质的净利用率=生物价×消化率   (2.4)

（5）氨基酸的化学分。不同的食物蛋白质有不同的生物价。产生这种差异的原因，则在于食物蛋白质中必需氨基酸的含量和相互之间的比例与人体需要之间符合的程度。符合的程度越大，生物价就越高。为了便于反映这种差异，通常将人奶或鸡蛋蛋白质中各种必需氨基酸的含量和组成比例作为标准或参考，用来比较其他食物蛋白质中必需氨基酸的含量和比例。因此，我们将人奶或鸡蛋蛋白质称为标准蛋白质，或参考蛋白质。选择人奶和鸡蛋蛋白质作为标准蛋白质，是因为它们的蛋白质生物价接近100%，也就是说，它们的蛋白质中必需氨基酸的含量和比例最符合人体的需要。在进行评价时，用待评的蛋白质中某种必需氨基酸与人奶或鸡蛋的同种必需氨基酸进行比较，其数值就是氨基酸的化学分。在实际工作中，由于鸡蛋来源广泛，我们更多地用鸡蛋蛋白质作为标准蛋白质。

$$蛋白质氨基酸的化学分 = \frac{每克待评蛋白质中某种必需氨基酸的量(mg)}{每克标准蛋白质中某种必需氨基酸的量(mg)} \times 100\% \quad (2.5)$$

理论上，氨基酸的化学分要用8种必需氨基酸逐一比较、计算，再综合评价，其过程比较复杂。所以我们利用前人已做的工作，查阅有关文献资料即可。表2-2是几种食物蛋白质氨基酸的化学分。

表2-2   几种食物蛋白质氨基酸化学分

食物名称	化学分	食物名称	化学分	食物名称	化学分
全蛋	100	人奶	100	牛奶	95
大豆	74	芝麻	50	花生	65
玉米	49	小米	63	大米	53

以上是评价食物蛋白质营养价值的常用方法和指标。但是，在日常生活中，我们可以根据食物中蛋白质的含量、消化率、生物价和必需氨基酸的组成等因素综合评估，将常见食物中的蛋白质根据营养价值的高低，分为完全性、半完全性和不完全性三类：

完全性蛋白质：这类蛋白质所含必需氨基酸的种类齐全，数量最充足，其组成比例也与人体相符，不但能保证人体的日常需要，也能促进儿童的生长发育。大多数动物性食物的蛋白质都属于此类，如奶类、蛋类、鱼类、家禽家畜的肌肉部分的蛋白质；植物性食物中，大豆的蛋白质也属于完全性蛋白质。

半完全性蛋白质：这类蛋白质所含的必需氨基酸种类还比较齐全，但组成比例不能完全符合人体需要，如果将它们作为膳食中唯一的蛋白质来源，只能维持生命，不能满足儿童生长发育的需要。小麦和大麦的蛋白质就属于这一类。

不完全性蛋白质：这类蛋白质所含的必需氨基酸种类不全，如果将它们作为膳食中唯一的蛋白质来源，既不能促进儿童良好的生长发育，也不能维持生命。例如，动物结缔组织中的蛋白质，像鱼翅、肉皮中的蛋白质，还有大多数蔬菜中的蛋白质都属于此类。

将食物蛋白质分为完全性、半完全性和不完全性三类，可以帮助我们正确地选择作为蛋白质来源的食物种类。如果我们的膳食长期处于缺乏完全蛋白质的状态，那将出现严重的蛋白质缺乏症。

四、蛋白质营养不良对人体健康的影响

膳食中蛋白质的供给量不足或过多时，都会对人体健康产生不良影响。

1.膳食蛋白质供给不足

膳食蛋白质供给不足时，对婴幼儿、儿童、青少年的影响最大，也最明显。因为这类人群处于生长发育旺盛的时期，对蛋白质的需求，不但量要高，质也要好，也就是说需要营养价值高的蛋白质。如果不能满足这个需要，他们的生长发育就会受到影响，其身高、体重都将明显低于同龄人；严重时，还会引起智力发育不良，对疾病的抵抗力下降，易感染各种疾病。

成年人膳食中长期蛋白质供给不足，同样会给肌体带来不良影响。这种影响最早出现在新陈代谢旺盛的组织，如肠道、肝脏、血液等，出现腹泻、贫血，甚至水肿等，抵抗力也会下降。

因此，蛋白质供给不足，对人体的健康和生长发育有严重的影响。目前，世界上仍然有许多国家和地区的人民，由于粮食的供给得不到保障，对蛋白质的需要也不能得到满足，因而出现严重的蛋白质缺乏症。

2.蛋白质过多症

与蛋白质缺乏症相反，也有一些人膳食蛋白质的供给量远远超过了需要量。蛋白质虽然对人体有重要的作用，但也并不是说越多越好。当膳食中蛋白质的供给量长期超过人体需要量时，它们并不能贮存在体内，而只能排泄出去。但在排泄前，首先要通过肝脏的转化，再由肾脏从尿液中排出体外，造成浪费。同时，还增加了人体肝脏、肾脏的负担。

小知识2-3

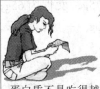

蛋白质不是吃得越多越好

过多的蛋白质会给人体的肝脏和肾脏带来过重的负担，特别是对于肝、肾发育不全的婴幼儿，以及肝、肾功能逐渐退化的老年人会产生尤其不利的影响。因此，蛋白质不是吃得越多越好。

五、蛋白质的食物来源和推荐摄入量

1.蛋白质的食物来源

蛋白质的食物来源可分为两类：一类是动物性食物，如畜肉、禽肉、鱼虾肉、乳类、蛋类等，这类食物蛋白质的含量比较高，可达到15%以上；同时质量也好，属于完全蛋白质。另一类是植物性食物，如豆类、谷类和坚果类。大豆中蛋白质的含量高，质量也好，但由于膳食纤维含量也高，所以加工成豆制品后，其营养价值更高；谷类的蛋白质含量虽然不高，质量也比较低，但由于它是我们的主食，摄入量最高，每天通过谷类可以得到我们所需要的蛋白质总量的一半，因此，有特别的意义。

2.蛋白质的推荐摄入量（见表2-3）

表2-3　　　　　　　　　　**中国居民膳食蛋白质推荐摄入量**　　　　　　单位：克/天（g/d）

年龄（岁）/生理状况	男性		女性	
	EAR	RNI	EAR	RNI
0~	—	9[a]	—	9[a]
0.5~	15	20	15	20
1~	20	25	20	25
2~	20	25	20	25
3~	25	30	25	30
4~	25	30	25	30
5~	25	30	25	30
6~	25	35	25	35
7~	30	40	30	40
8~	30	40	30	40
9~	40	45	40	45
10~	40	50	40	50
11~	50	60	45	55
14~	60	75	50	60
18~	60	65	50	55
孕妇（1周~12周）	—	—	50	55
孕妇（13周~27周）	—	—	60	70
孕妇（≥28周）	—	—	75	85
乳母	—	—	70	80
注："—"表示未制定				
[a] AI值				

对于轻体力劳动的成年人来说，每天蛋白质的推荐摄入量男性为75g，女性为65g；如果是中等体力劳动，男性每天蛋白质的推荐摄入量为80g，女性为70g。一般情况下，当膳食中蛋白质有1/3或1/2来源于优质蛋白质时，对人体的健康更有利。

3.提高食物蛋白质营养价值的措施

我国传统膳食中，植物性蛋白质占有比较大的比重。为了提高膳食中蛋白质的营养价值，除增加一定比例的动物性蛋白质外，利用蛋白质的互补作用，提高植物性食物中蛋白质的营养价值也很重要。

蛋白质的互补作用，是指将两种或两种以上的食物混合食用时，必需氨基酸的含量和比例可以相互补充，取长补短，使蛋白质必需氨基酸的含量和组成更符合人体的需要。从表2-4就可以看出，不同食物混合食用后，蛋白质的生物价有明显提高。

表2-4　　　　　混合食物蛋白质的生物价

混合食物蛋白质的比例（%）		混合前生物价	混合后生物价
小麦	40	67	
玉米	40	60	70
大豆	20	64	
大豆	33	64	
小麦	67	67	77
大豆	20	64	
玉米	40	60	73
小米	40	57	

利用蛋白质的互补作用，提高蛋白质营养价值时，要遵循以下原则：

（1）食物的种类越多越好。提倡食物多样化，食物搭配的品种越多，蛋白质互补的效果就越好。

（2）食物的种属越远越好。动植物食物的搭配，比单纯植物性食物间的搭配更有利于提高蛋白质的营养价值。因为种属越远，蛋白质必需氨基酸的互补就越明显。因此，单纯植物性食物混合食用时，蛋白质的营养价值虽然也有提高，但不十分明显。

（3）同时食用。氨基酸在体内储存的时间不长，当它不能用于肌体蛋白质的合成时，就会很快地降解。因此，不同的食物食用的时间相隔不要超过5小时，这样蛋白质互补的效果最佳。

[例2-1]某人一天摄入了约200g大米的米饭和200g面粉的馒头、两个50g左右的鸡蛋、250g牛奶、50g瘦肉、100g豆腐、50g鲅鱼、10g花生及500g左右的蔬菜和200g左右的水果，请计算其摄入蛋白质的数量，并给予评价。

解：①查食物成分表得知大米、面粉、鸡蛋、牛奶、瘦肉、豆腐、鲅鱼、花生的蛋白质含量分别为7.5%、10%、15%、3.3%、15%、7.4%、19.1%、26.5%，蔬菜和水果的蛋白质含量可以忽略。

②将各种食物所含的蛋白质相加：200×7.5%+200×10%+50×2×15%+250×3.3%+50×15%+100×7.4%+50×19.1%+10×26.5%≈85（g）

答：此人一天中通过食物大约可获得85g的蛋白质，基本符合蛋白质互补原则。

任务三 脂类

脂类也是人体需要的营养素，它除了可向肌体提供能量外，还具备其他的生理功能。食物中的脂类，95%是甘油三酯，5%是其他脂类；在人体贮存的脂类中，甘油三酯则达到99%。正常人脂类在体内的含量仅次于蛋白质，但个体间含量的差异比较大。

一、脂类的分类

脂类根据结构及功能，一般分为甘油三酯、磷脂和固醇类。

1.甘油三酯

甘油三酯也称脂肪或中性脂肪。每个甘油三酯由一分子甘油与三分子的脂肪酸结合而成。因此，在一个甘油三酯结构中，甘油的分子结构不会变化，变化的只是与甘油相连的三分子的脂肪酸。根据脂肪酸的结构和其对人体的生理功能，可将它们分为饱和脂肪酸、不饱和脂肪酸和必需脂肪酸。下面我们分别进行讨论。

（1）饱和脂肪酸。饱和脂肪酸是指组成脂肪酸的碳链中不含有双键的脂肪酸。高等陆生动物性脂肪中饱和脂肪酸含量比较高。饱和脂肪酸的熔点比较高，因此，动物性脂肪在室温下往往以固态或半固态形式出现。

（2）不饱和脂肪酸。当组成脂肪酸的碳链中含有双键，就称为不饱和脂肪酸；如果碳链中只含有一个双键，称为单不饱和脂肪酸；若有两个或两个以上的双键，则称为多不饱和脂肪酸。植物性脂肪中不饱和脂肪酸的含量比较高，由于不饱和脂肪酸的熔点低于饱和脂肪酸，因此，大多数植物性脂肪在室温下以液态的形式出现。所以，有时也将动物性脂肪称为脂，而植物性脂肪称为油。

（3）必需脂肪酸。在肌体内，大多数脂肪酸是可以合成的，不一定非要靠食物供给，但是，必需脂肪酸则是人体不可缺少而自身又不能合成的，必须通过食物供给。亚油酸就是人体必需的脂肪酸。植物性脂肪中必需脂肪酸的含量比动物性脂肪高。

2.磷脂

磷脂，是指甘油三酯中一个或两个脂肪酸被含有磷酸的其他基团取代的脂类物质。磷脂是构成细胞膜的成分，缺乏这种物质就会引起细胞膜结构的破坏，使细胞膜对水的通透性增加，从而引起湿疹。

3.固醇类

固醇类是具有环形结构的脂类化合物，它有许多种，最重要的是胆固醇。胆固醇对人体有重要的生理功能，它广泛存在于动物性食物中，而且人体自身也能合成，因此，一般情况下不会缺乏。如果摄入过多，则会对健康产生不利的影响。

二、脂类的消化、吸收及转化

膳食中的脂肪，必须分解为单个的甘油分子和脂肪酸，才能透过消化壁上皮细胞转运到血液和淋巴循环中，供肌体的各种组织细胞利用。

虽然胃内有少量的脂肪酶，但胃对于脂肪的消化作用只限于初步的乳化，并逐步将这些乳化的脂肪排入肠腔。其速度与膳食中脂肪的含量有关。脂肪的含量越高，停留在胃内的时间就越长。脂肪的消化、吸收的主要场所是小肠。

脂肪不溶于水，胆囊中的胆汁首先将脂肪乳化，将大的脂肪油滴乳化为细小的乳胶体，再加上小肠蠕动所起的搅拌作用，使脂肪与胰腺分泌的胰脂酶充分混合，逐渐将甘油三酯分解为甘油和脂肪酸。脂肪分解后的小分子物质，如甘油、脂肪酸等，一部分能被小肠黏膜细胞直接吸收进入血液，另一部分则先在小肠细胞中重新合成甘油三酯，并与胆固醇、蛋白质等结合后，由淋巴系统进入血液循环。

由血液和淋巴系统吸收进入人体的甘油、脂肪酸等脂肪的分解产物，最后进入肝脏，在肝脏中重新合成人体需要的各种脂肪物质，发挥它对人体的生理功能。

当吸收的甘油和脂肪酸大大超出人体的需要量时，则以甘油三酯的形式存在于腹腔、皮下等脂肪细胞中，而且，这种贮存没有量的限制，因此，导致脂肪的不断积累，产生肥胖。所以膳食中脂肪的供给量可直接影响人体内脂肪的含量。

胆固醇可以被直接吸收，如果食物中的胆固醇与其他物质结合，则先被水解酶分解为游离的胆固醇，再被吸收。

胆固醇的吸收受食物中一些因素的影响。首先与胆固醇在食物中的含量有关，含量越高，胆固醇的吸收率越低。注意的是，虽然吸收率有所降低，但被人体吸收的绝对量却仍有所增加，所以在平时的膳食中，应注意胆固醇的含量，特别是血胆固醇较高的病人尤应注意；另外如果膳食中有比较多的膳食纤维时，胆固醇的吸收会有所减少，这是因为膳食纤维能与胆固醇结合，干扰其吸收。

三、脂类的生理功能

脂类对人体有重要的生理功能。甘油三酯对人体的生理功能主要表现在：

1. 氧化供能

甘油三酯是高热能性营养素。每克中性脂肪氧化可供给37.8kJ（9kcal）的热能，比1g糖氧化所提供的能量（16.7kJ，4kcal）高1倍多。

当膳食中能量的摄入超过人体的需要时，其就转变为体脂贮存起来。当肌体需要时，又通过酶的作用分解为甘油三酯，进入血液循环，与食物中的甘油三酯一道，释放出能量供人体利用。体内实验表明，一个人在空腹或休息状态下，60%的能量由体内贮存着的脂肪供给；而在运动状态下，由体脂提供的能量更多；如果绝食1~3天，则能量的85%来自体内贮存的脂肪。所以人体内甘油三酯的含量变化比较大，受膳食中能量供给与消耗的影响，若膳食中能量供给超出人体的需要，则中性脂肪的贮存增加；相反，则由于能量的消耗，会使体内脂肪不断减少，人体逐渐消瘦。由于体内脂肪的变动比较大，故其有可变脂之称。

2.隔热作用

人体脂肪不仅能直接提供能量，皮下脂肪组织还可以起到隔热保温的作用，使体温达到正常和恒定。因此，消瘦的人冬天比较怕冷，因为其体表脂肪比较少，体内的温度容易发散；而肥胖的人因为体表脂肪比较多，其在夏天散热则比较困难。

3.保护作用

人体的脂肪组织分布于皮下、内脏和关节的周围，起着保护垫的作用，可对机械撞击起缓冲作用，从而保护内脏和关节免受损害。

4.帮助肌体更加有效地利用蛋白质

作为能量来源的脂肪充足时，就可以保护体内的蛋白质不被作为能量的来源，而使其有效地发挥蛋白质的生理功能。

5.帮助脂溶性维生素的消化吸收

在膳食中存在脂肪的情况下，一些脂溶性维生素的消化吸收率会有明显的提高，例如维生素 A 和 β-胡萝卜素、维生素 D 等。

6.增加饱腹感

食物中的脂肪可以减慢胃和肠道的蠕动速度，使食物在胃内停留比较长的时间，因此具有增加饱腹感的作用，食物中的脂肪含量越高，饱腹感的时间就越长。

7.增加食物的色、香、味、形

脂肪作为食物烹调加工的重要原料，可以改善食物的色、香、味、形，达到促进食欲的良好作用。

在组成甘油三酯的脂肪酸中，必需脂肪酸对人体的生理功能也很重要。因为它在人体内可转化为许多重要的物质，参与细胞膜的组成、胆固醇的代谢等，所以，膳食中应注意必需脂肪酸的供给。

磷脂对人体的功能也很重要。磷脂的主要功用是作为生物膜结构的基本原料，占膜重量的一半左右或更多，特别是在神经髓鞘的膜、肝细胞的膜中含量更高，膳食对它们在体内的含量影响极小，故其又称为"基本脂"。

胆固醇在体内可转化为维生素 D、胆汁酸、性激素、肾上腺素等，因此，使其含量保持在正常的范围内，对人体的生理功能也是十分重要的。

四、脂类营养不良对人体健康的影响

1.脂肪营养价值的评价

食物中脂肪营养价值的高低，取决于脂肪的消化吸收率、必需脂肪酸含量和脂溶性维生素的含量。

（1）脂肪的消化吸收率越高，脂肪的营养价值也越高。脂肪的消化吸收率主要取决于熔点。熔点越接近于人体体温的脂肪或低于人体体温的脂肪，其消化吸收率就越高。脂肪的熔点与脂肪酸的不饱和程度有关，不饱和度越高，熔点就越低。因此，植物性脂肪中不饱和脂肪酸的含量比较高，它的熔点低于饱和脂肪酸，所以，其消化吸收率也高于动物

27

性脂肪。表2-5是常见食用油脂的熔点和消化吸收率。

表2-5 　　　　　　　　　　　　　**常见食用油脂的熔点和消化吸收率**

脂肪名称	熔点（℃）	消化吸收率（%）	脂肪名称	熔点（℃）	消化吸收率（%）
羊脂	44～45	81	花生油	室温下液态	98
猪脂	36～50	94	豆油	室温下液态	98
牛脂	42～50	89	麻油	室温下液态	98
奶脂	28～36	98	向日葵油	室温下液态	96.5
椰子脂	28～33	98	棉油	室温下液态	98

（2）必需脂肪酸的含量。必需脂肪酸的含量也是评价脂肪营养价值高低的一个重要因素。必需脂肪酸的含量越高，脂肪的营养价值就越高；相反，其营养价值就越低。一般情况下，植物性脂肪中必需脂肪酸的含量高于动物性脂肪，详见表2-6。

表2-6 　　　　　　　　　　　　**常见食用油脂必需脂肪酸的含量（%）**

油脂名称	必需脂肪酸含量	油脂名称	必需脂肪酸含量
大豆油	54.5	猪油	9.0
花生油	29.2	牛油	7.2
葵花籽油	68.9	可可油	3.3
麻油	37.7	奶油	2.4
棉籽油	48.5	羊油	3.2

（3）脂溶性维生素的含量。天然食物中，脂溶性维生素往往存在于脂肪中，因此，脂肪是人体脂溶性维生素的重要来源。食物油脂中，如果脂溶性维生素含量高，则相对具有比较高的营养价值。动物的皮下脂肪中脂溶性维生素的含量比较低，但肝脏脂肪中脂溶性维生素的含量却比较高，特别是维生素A、维生素D等；奶类和蛋黄中维生素A的含量也比较高，植物性脂肪中含有丰富的维生素E，但维生素A和维生素D比较缺乏。

从以上评价脂肪营养价值的指标综合评定，植物性脂肪熔点比较低、必需脂肪酸的含量比较高，同时含有比较多的维生素E，因此具有比较高的营养价值；动物性脂肪中，奶油、肝脏、蛋黄中含有一定量的必需脂肪酸，维生素的含量也比较丰富，营养价值高于猪油、牛油、羊油，而猪油、牛油、羊油这类脂肪中，饱和脂肪酸含量高、熔点高，同时必需脂肪酸的含量低，且也不含有脂溶性维生素，因此是油脂中营养价值最低的脂肪。

2.脂类营养不良对人体健康的影响

膳食中适量的脂肪是保证合理膳食的重要因素。脂肪营养不良包括脂肪摄入不足和摄入过量两种情况。

脂肪摄入过少时，因为缺少必需脂肪酸，维生素的摄入也会不足，会出现皮下脂肪过少、皮肤干燥、湿疹等。

脂肪摄入过多时，超出人体需要，过多的脂肪就会贮存在体内，引起体重超重，同时还会引起高血压、高血脂等疾病。因此，适当控制膳食中脂肪的摄入，保持能量的消耗与摄入的平衡是十分重要的。

五、人体脂肪的摄入量和食物来源

我国成年人脂肪的每日摄取量应占总热量的20%~30%为宜，即每日50~60g左右。中国居民膳食脂肪、脂肪酸参考摄入量和可接受范围见表2-7。

表2-7　　　　　　　　　　**中国居民膳食脂肪、脂肪酸参考摄入量和可接受范围** 单位：能量百分比（%E）

年龄（岁）/ 生理状况	脂肪	饱和脂肪酸	n-6 多不饱和脂肪配 [a]		n-3 多不饱和脂肪配	
	AMDR	U-AMDR	AI	AMDR	AI[b]	AMDR
0~	48[c]	—	7.3	—	0.87	—
0.5~	40[c]	—	6.0	—	0.66	—
1~	35[c]	—	4.0	—	0.60	—
4~	20~30	<8	4.0	—	0.60	—
7~	20~30	<8	4.0	—	0.60	—
18~	20~30	<10	4.0	2.5~9.0	0.60	0.5~2.0
60~	20~30	<10	4.0	2.5~9.0	0.60	0.5~2.0
孕妇和乳母	20~30	<10	4.0	2.5~9.0	0.60	0.5~2.0

[a] 亚油酸的数值
[b] 亚麻酸的数值
[c] AI 值

膳食中的脂肪，除了以动物脂肪或植物油的直接形式出现外，还广泛地存在于各种食物中，特别是动物性食物和植物的种子。如各类家畜、家禽和鱼类、蛋类、奶类等，大豆、花生、瓜子、核桃、松子等，脂肪的含量都很高，经常食用，其就构成了膳食中脂肪的一部分。

另外，市场销售的一些食物成品或半成品，在加工的过程中往往使食物中脂肪的含量增高。如火腿肠、午餐肉等各类肉制品，油条、酥点等，都含有大量的脂肪，它们也构成了膳食中脂肪的一部分。

烹调用油的量则应以总的脂肪需要量扣除以上两项脂肪摄入量后为准。随着生活水平的提高，膳食中动物性制品的比例逐步提高，脂肪的摄入量也不断增加，这是一个值得注意的倾向。因为脂肪摄入过多，会造成热能过剩，以致过多的脂肪在体内堆积，并有增加心血管系统疾病的可能，所以必须控制脂肪的摄入量。

小知识2-4

脂肪酸的理想比例

脂肪的种类与人体的健康也有关系，特别是饱和脂肪酸与不饱和脂肪酸在脂肪中的比例与人体多种疾病的发生与发展有一定的关系。科学研究表明，当饱和脂肪酸、单不饱和脂肪酸、多不饱和脂肪酸的比例在1：1：1时最为合适。若动物性食物占有一定的比例，那么烹调用油选择植物油，基本上可达到这一比例。

[例2-2]某人一天摄入了约200g大米的米饭和200g面粉的馒头、两个50g左右的鸡蛋、250g牛奶、50g瘦肉、100g豆腐、50g鲅鱼、10g花生及500g左右的蔬菜和200g左右的水果，请计算其摄入脂肪的数量。

解：①查食物成分表得知大米、面粉、鸡蛋、牛奶、瘦肉、豆腐、鲅鱼、花生的脂肪含量分别为2.5%、1.8%、11.6%、4%、12%、3.5%、2.5%、40%，蔬菜和水果的脂肪含量可以忽略。

②将各种食物所含的脂肪相加：$200×2.5\%+200×1.8\%+50×2×11.6\%+250×4\%+50×12\%+100×3.5\%+50×2.5\%+10×40\%≈45$（g）。

答：此人一天中通过食物大约可获得45g的脂肪（其中含不饱和脂肪酸的脂肪约31.5g，含饱和脂肪酸的脂肪约13.5g），再加上25g的烹调用油，一天的总脂肪量约为70g。为了使每天摄入的脂肪中的不同类脂肪酸基本符合1：1：1的比例，烹调用油中可适当添加10g左右的动物脂肪。

任务四 碳水化合物

碳水化合物也称糖类，是人类最主要和最经济的热能来源。碳水化合物含量高的食物如米、面及其制品等是我国人民传统的主食。

一、碳水化合物的分类

根据碳水化合物在食物中的存在形式和它们的化学结构，可将其分为以下几种：

1.单糖

食物中最重要的单糖是葡萄糖、果糖、半乳糖和核糖。

（1）葡萄糖。葡萄糖是构成食物中各种糖类的基本单位。淀粉就是由成千上万个葡萄糖分子连接而成的大分子糖类；有些糖类则是由葡萄糖和其他糖类化合而成，如蔗糖。天然食物中葡萄糖的含量并不高，其只出现在一些水果中。

（2）果糖。果糖主要存在于水果和蜂蜜中，它的甜度比葡萄糖高，因此是水果和蜂蜜甜味的主要来源。

（3）半乳糖。半乳糖是乳糖的分解产物。

（4）核糖。核糖可以由肌体合成，而不一定要从食物中获得，是人体遗传物质DNA的成分之一。

2.双糖

双糖是由两个单糖分子结合而成的。天然存在于食物中的双糖主要有：

（1）蔗糖。蔗糖由1分子葡萄糖和1分子果糖脱水连结而成。蔗糖广泛存在于植物的根、茎、叶、花、果实和种子中，尤以甘蔗和甜菜中含量最高。蔗糖广泛应用于食物的烹饪加工中，具有调味增鲜的作用。

（2）麦芽糖。麦芽糖由两个葡萄糖分子脱水连接而成。麦粒在发芽时可产生淀粉酶，将淀粉水解，并形成中间产物麦芽糖。麦芽糖在烹饪行业和食品工业中被经常运用。

（3）乳糖。乳糖是由1分子葡萄糖和1分子半乳糖脱水连接而成，主要存在于乳类以及乳制品中。

小知识2-5

乳糖不耐是怎么回事

很多人喝了牛奶之后感觉肚子不舒服，发生腹胀、肠气、腹泻甚至绞痛，这种情况通常是乳糖不耐引起的。人体婴儿时期极善于消化乳糖，但如果断奶后不再经常食用乳制品，小肠中乳糖酶的活性从儿童期开始快速下降，可低至出生时的10%以下。肠道感染、服用某些药物或蛋白质营养不良也会导致乳糖酶减少。乳糖在大肠中被微生物发酵可导致腹胀和多气。未消化的乳糖数量较大时会刺激肠道，引起肠蠕动加快甚至腹泻。

3.寡糖

寡糖是指由3～10个单糖组成的一类小分子多糖。例如，麦芽糊精就是一种由淀粉水解的中间产物，是寡糖的一种。其他寡糖有棉子糖、水苏糖、低聚果糖。

4.多糖

多糖是由10个以上单糖脱水结合而形成的大分子化合物。营养学上具有重要作用的多糖主要有三种：糖原、淀粉和纤维。

（1）糖原。糖原也称为动物淀粉，在肝脏和肌肉中合成并贮存，分别称为肝糖原和肌糖原。肝糖原对于维持人体血糖浓度的稳定具有重要作用；而肌糖原的主要作用是在高强度和持续运动时供给肌肉能量。但由于它们的贮存量都很有限，因此，不能作为人体能量的主要来源。

（2）淀粉。淀粉由许多葡萄糖组成，是人体能量的主要来源，淀粉是膳食中，特别是谷类和根茎类原料中的主要营养成分，也是我国和其他亚洲地区居民的主要能量来源，也是最丰富和最廉价的能量来源。

糖原和淀粉都能被人体消化吸收和利用，因此，其也称为可消化吸收的多糖。

（3）纤维。纤维是指存在于植物性食物中的，不能被人体消化吸收的多糖。但它对人体具有特殊的生理功能，因此营养学上仍将它作为重要的营养素。存在于膳食中的各类纤维统称为膳食纤维，重要的有纤维素、半纤维素、果胶等。

二、碳水化合物的消化和吸收

碳水化合物的消化过程从口腔开始。食物进入口腔后，咀嚼等过程会促进唾液的分泌。唾液中含有少量的唾液淀粉酶，能将一部分淀粉分解为麦芽糖。因此，我们在细细咀嚼米饭、馒头等碳水化合物含量高的食物时，能感觉到淡淡的甜味。但由于食物在口腔中停留的时间有限，所以口腔对碳水化合物的消化也很有限。

食物进入胃中，胃酸使得淀粉酶失活，但胃酸对淀粉有一定的降解作用，尽管如此，小肠才是碳水化合物消化、吸收的主要场所。

小肠中含有胰腺分泌的胰淀粉酶，将长链的碳水化合物分解为双糖；在小肠黏膜细胞上又有分解双糖的酶，将蔗糖、麦芽糖及乳糖等双糖分解为单糖。单糖就可以被小肠的黏膜细胞吸收进入血液循环。

进入血液的葡萄糖，一部分进入肝脏合成糖原贮存，成为肝糖原，另一部分则进入血液循环，称为血糖，供肌体各组织细胞利用，有时也成为肌肉组织肌糖原的合成原料，成为肌肉能量的贮存形式。人体内这些糖基本上都来源于食物中的碳水化合物。一般人的饮食习惯是一日三餐，摄食过程是间断的，而能量的消耗却是不断的，那么怎样才能保持血糖水平的恒定呢？肝糖原这种对糖的贮存形式，对于维持血糖的恒定起到了重要的作用。

由于人体缺乏消化膳食纤维的酶类，因此，膳食纤维一般都不能被人体消化吸收。其中小部分在大肠中可被微生物发酵，产生的短链脂肪酸又被人体利用，可以产生少量能量。

三、碳水化合物对人体的生理功能

可消化吸收的碳水化合物与不可消化吸收的碳水化合物在对人体生理功能的作用机理上有一定的差别，因此，我们分别做介绍。

1.可消化的碳水化合物对人体的生理功能

可消化吸收的碳水化合物主要包括天然食物中存在的淀粉、蔗糖、乳糖等，其对人体的生理功能主要表现在以下几个方面：

（1）供给能量。膳食中的碳水化合物是世界上来源最广、使用最多、价格最低的产能营养素。碳水化合物作为人体热能的主要来源，具有以下几个特点：

①经济实惠。碳水化合物是供给能量营养素中最经济的一种。因为碳水化合物的经济价值比蛋白质低，但产生的能量却与蛋白质相同，因此，对解决贫困国家能量来源不足特别重要。

②快速有效。碳水化合物易被人体消化吸收，特别是单糖和双糖，在较短的时间内能全部被人体吸收、利用，并产生能量，对于在一些特殊情况下，急需能量的个体来说，特别重要。

③大脑的能量来源。葡萄糖、脂肪酸等都可以被人体利用，产生能量。但对于大脑来说，它的能量来源主要是葡萄糖。因此，当血糖的浓度下降时，就会影响大脑的能量供给，产生注意力不集中、头晕，甚至昏迷。所以葡萄糖作为大脑的能量来源是它参与人体生理功能的一个特点。

（2）构成人体的组织结构。碳水化合物是肌体重要物质的组成成分，参与许多生命过程。糖蛋白是细胞膜的重要成分；黏蛋白是结缔组织的重要成分；对遗传信息起传递作用的核糖核酸和脱氧核糖核酸，是由核糖和脱氧核糖组成的；神经纤维中的糖脂等都与糖有关。

（3）帮助肝脏解毒。肝糖原作为肌体内碳水化合物的贮存形式，对肝脏本身也具有一定的保护作用，特别是对一些有毒物质，如四氯化碳、砷等，在肝糖原充足时，肝脏的解毒功能才能正常发挥。因此，碳水化合物具有帮助肝脏解毒的作用。

（4）对蛋白质的节约作用。碳水化合物发挥对蛋白质的节约作用，是在它保证肌体能量充足的基础上。若能量供给不足，蛋白质将氧化分解产生能量以供肌体能量的急需，从而削弱蛋白质对人体其他的生理功能。要维持蛋白质生理功能的正常，就必须增加蛋白质的供给量，以保证人体能量的需要。而碳水化合物作为人体能量的主要来源供给充足时，就可避免这种现象的发生，从而发挥它的"节约作用"。

（5）改善食物的色、香、味、形。利用碳水化合物的各种性质，可以加工出各种美味的食物，同时碳水化合物还具有改善食物色、香、味、形的作用，如蔗糖的增加甜味和鲜味的作用被广泛运用于烹饪过程中。将麦芽糖的稀释液涂在食物的表面进行烤制，会使食物表面的颜色逐渐出现淡黄、黄色、橙黄的变化，并使食物的表皮变脆，可制成具有特殊风味的烤鸭、烤鸡等。

2.不可消化吸收的碳水化合物对人体的生理功能

膳食纤维虽然不能被人体消化吸收，但因为它对人体具有重要的生理功能，其逐渐受到营养学界的重视。它对人体的生理功能主要表现在以下几个方面：

（1）增强肠道的功能，有利于粪便的排出。大多数膳食纤维具有促进肠道蠕动、吸水膨胀的特点。这一方面可保持肠道肌肉的健康；另一方面，也因为粪便中含水量较多而使其体积增加、变软，这样有利于粪便的排出。如果食物中缺乏膳食纤维，肠道的蠕动就会变得很慢，水分被充分吸收，粪便干、少、硬，造成便秘。

长期便秘对人体的健康会产生不良的影响。直接的影响是痔疮发病率增加。同时，由于粪便在肠道停留的时间比较长，粪便中有毒的物质会长时间对肠道产生毒性作用，可能引起肠道细胞发生癌变，因此，膳食纤维对肠道肿瘤具有预防作用。

（2）控制体重和减肥。膳食纤维含量高的食物，往往体积比较大，而其所含有的能量并不高，因此，同样重量和体积的食物，其能量比较少；同时，膳食纤维增加了肠道的蠕动，减少了食物在肠道停留的时间，也使脂肪酸、葡萄糖等产生能量的营养素吸收不十分完全，无形中减少了人体能量的摄入，达到了控制和减轻体重的作用。

（3）降低血糖和血胆固醇。膳食纤维减少了小肠对葡萄糖的吸收，使血糖的浓度不会因为摄食而增加得很快，对维持人体血糖的稳定具有重要的作用；同时，膳食纤维也会吸附在胆固醇、脂肪酸的表面，影响它们的吸收，达到降低血脂、血胆固醇的作用。

四、碳水化合物摄入量对人体健康的影响

碳水化合物的摄入不足在一些贫困地区比较常见。另外，也有一些减肥者和控制体重的人群，因严格控制碳水化合物的摄入量，也可能会造成碳水化合物的供给不足。

碳水化合物摄入不足时，肌体的能量来源受到影响，但为了保证组织、细胞新陈代谢所需要的能量，肌体就不得不通过分解体内的蛋白质来获得能量。因此，长期膳食中碳水化合物供给不足，会造成人体蛋白质营养不良，所以被称为"热能-蛋白质营养不良"。

膳食纤维供给不足在经济发达地区人群中比较常见。这与过多地摄入动物性的食物，而植物性食物的摄入不足有关。膳食中膳食纤维不足，易导致便秘、痔疮、高血脂，肠道肿瘤的发病率也高于一般人群。

碳水化合物的摄入过多，同样会对人体的健康造成不利的影响。

因为碳水化合物与脂肪一样可以供给人体能量，因此，当碳水化合物摄入过多时，肌体获得的能量超过了消耗，那么，这部分过多的能量将转化为脂肪贮存在人体的皮下和内脏的周围，形成肥胖。在我国，许多人肥胖的原因就是过多地摄入了碳水化合物。

随着食品工业的发展，精制糖的消费会有明显的增加。例如蔗糖用于糕点、糖果、饮料等的制作，人们在消费这些食物时，无形中就增加了精制糖的摄入。由于精制糖都是由双糖或单糖组成的，其消化吸收的速度更快，消化吸收率更高，所以当精制糖占总的碳水化合物供给比例增加时，高血糖、高血脂的发病率就会有很大的提高。

此外，儿童摄入过多的精制糖，同时又不注意口腔卫生时，就会引起龋齿发病率的增加。所以精制糖的摄入不宜过多。

膳食纤维摄入过多主要出现在以植物性食物为主的人群中。例如贫困地区的人群，膳食中缺乏动物性食物，以粮食和蔬菜为主食，而且粮食的加工很粗糙，粮食表面的膳食纤维含量很高；有些人总吃素食，也会出现同样的问题，但程度会轻一些，因为这些粮食加工的精制程度会高一些。膳食纤维摄入过多，会影响其他营养素的消化吸收，特别是蛋白质、无机盐的消化吸收，因此膳食纤维的摄入也应该适量。

五、碳水化合物的食物来源和推荐摄入量

膳食中碳水化合物的主要来源首先是谷类和根茎类食物，例如大米、面粉、玉米、小米、甘薯、土豆等，这些食物中，含有大量的淀粉和少量的单糖、双糖，同时含有丰富的膳食纤维。

除粮食和根茎类食物外，蔬菜和水果以及精制糖也是人体碳水化合物的重要来源。有些水果中含有的双糖和单糖高于粮食，同时膳食纤维的含量也比较高。精制糖中以蔗糖为主，其可作为调味品而少量使用。

乳糖只存在于乳类及其制品中，因此，是婴儿的碳水化合物的重要来源。人乳乳糖含量高于其他乳类，在7%左右，牛乳和羊乳的乳糖含量都在5%左右。

膳食中碳水化合物的推荐摄入量为总能量供给的55%~65%，折算成碳水化合物的量为350g左右，或粮食约400g；膳食纤维的推荐摄入量为25~35g。

中国居民膳食碳水化合物参考摄入量和可接受范围见表2-8。

表2-8　　　　　　　　　中国居民膳食碳水化合物参考摄入量和可接受范围

年龄（岁）/ 生理状况	碳水化合物		添加糖
	EAR g/d	AMDR %E	AMDR %E
0~	—	60[a]	—
0.5~	—	85[a]	—
1~	120	50~65	—
4~	120	50~65	<10
7~	120	50~65	<10
11~	150	50~65	<10
14~	150	50~65	<10
18~65	120	50~65	<10
孕妇	130	50~65	<10
乳母	160	50~65	<10

[a] AI值，单位为克（g）

35

[例2-3]　某人一天摄入了约200g大米的米饭和200g面粉的馒头、两个50g左右的鸡蛋、250g牛奶、50g瘦肉、100g豆腐、50g鲅鱼、10g花生及500g左右的蔬菜和200g左右的水果，请计算其摄入碳水化合物的数量。

解：①查食物成分表得知大米、面粉、鸡蛋、牛奶、瘦肉、豆腐、鲅鱼、花生的碳水化合物含量分别为75%、75%、1.6%、5%、0.9%、2.7%、0.2%、23%，蔬菜和水果的碳水化合物含量可分别粗略估计为5%、10%。

②将各种食物所含的碳水化合物相加：200×75%+200×75%+50×2×1.6%+250×5%+50×0.9%+100×2.7%+50×0.2%+10×23%+500×5%+200×10%≈365（g）

答：此人一天中通过食物大约摄入碳水化合物365g。

任务五　能量

人体在生命中所进行的一切生理活动都需要消耗能量。这些能量来源于食物的碳水化合物、脂肪和蛋白质，组织细胞在利用能量的同时也释放出热量来维持体温。

一、能量单位和生热系数

能量的单位，国际上通用的是焦耳（J），营养学以1 000倍焦耳为单位，即千焦（kJ），有时也用兆焦（MJ）表示，兆焦是千焦的1 000倍。过去通用的能量单位是千卡

（kcal），现在在有些书籍中仍可见到这种能量的表示法，它们之间的换算关系是：

1 kcal=4.186 kJ

1 kJ=0.239 kcal

食物及其产生能量的营养素所产生能量的多少，可以通过仪器进行测定。经过测定，每1g碳水化合物、脂肪和蛋白质分别能产生 16.7kJ（4kcal）、37.6kJ（9kcal）、16.7kJ（4kcal）的能量。<u>我们将1g产生能量的营养素在体内完全氧化所产生的能量称为生热系数，也称为**产热系数**</u>。所以碳水化合物、脂肪和蛋白质的生热系数分别为：16.7kJ（4kcal）、37.6kJ（9kcal）、16.7kJ（4kcal）。主要产能营养素折算系数见表2-9。

表2-9 **主要产能营养素折算系数**

成分	折算系数 kJ/g（kcal/g）	成分	折算系数 kJ/g（kcal/g）
蛋白质	16.7（4）	碳水化合物	16.7（4）
脂肪	37.6（9）	膳食纤维	8（2）

当我们知道生热系数，同时也知道食物中产生能量的营养素的含量时，我们就可以计算这些食物能供给人体多少能量，这是进行食谱制定的基本要求。

二、人体能量的消耗

人体每时每刻都需要能量，这些消耗了的能量用于哪些生命活动？或者说人体为什么需要这些能量的消耗？

对于成年人来说，人体能量的消耗主要用于基础代谢、体力劳动和食物特殊动力作用；对于生长发育期的婴幼儿、儿童及青少年来说，能量的消耗还用于身高、体重的增长。因此，人体能量的消耗主要有以下几个方面：

1.基础代谢

基础代谢是维持人体最基本的生命活动所需的代谢。基础代谢消耗的能量称为**基础代谢率**，<u>主要是维持体温、心跳、呼吸等最基本的生命活动和全身细胞的功能及完整性，保持体温等基本需求所消耗的能量</u>。

基础代谢率受年龄、性别、体表面积及所处气候条件的影响。

年龄越小，基础代谢率越高。因为儿童、青少年处于生长发育期，新陈代谢旺盛，消耗的能量也相对较多，中年以后，基础代谢率逐渐下降，能量的消耗也逐渐减少，所以不同年龄的基础代谢率有较大的差异。

男性的基础代谢率高于女性，这与男性肌肉组织占全身重量的比例较高有关。

气候对基础代谢率的影响稍复杂。当环境温度为20℃～30℃时，最为稳定；当温度逐渐降低，低于20℃时，基础代谢率开始增加，在10℃以下时，基础代谢率会明显增加；而当环境温度超过30℃时，基础代谢率也会增加。所以基础代谢率在不同的地区、不同的人群中会有较大的差异。

通过测定，正常成年男性每kg体重、每小时基础代谢率为4.18kJ（1kcal）；正常成年女性每 kg 体重、每小时基础代谢率为 3.97kJ（0.95 kcal）。因此，成年男女一天基础代谢率的能量消耗可以用下面简单的公式进行计算：

男性=4.18×24×体重

女性=3.97×24×体重

一般情况下，基础代谢所消耗的能量占人体一天能量总消耗的 50% 左右，因为人体的生理功能在一段时间内不会有很大的波动，所以基础代谢所消耗的能量相对稳定，变化的幅度不大。

2.体力活动

人除了睡眠以外，都在进行各种体力活动。体力活动所消耗的能量，与活动的强度、活动熟练的程度以及活动持续的时间有关。活动的强度越大，熟练的程度越低，持续的时间越长，消耗的能量就越多。因此，不同的人，或者同一个人在不同的时间里，由于活动而消耗的能量会有很大的变化。

小知识2-6

劳动强度的划分

人类体力活动的种类很多，营养学上，根据能量消耗的多少，将活动的强度分为轻、中、重三个等级。

轻体力活动：一天中有 75% 的时间坐着或站立，25% 的时间站着工作，如办公室工作、修理电器或钟表、售货员、酒店服务员、化学实验室操作、讲课等。

中体力活动：25% 的时间坐着或站立工作，75% 的时间特殊职业活动，如学生日常活动、机动车驾驶、电工安装、车床操作、金属切割等。

重体力活动：40% 的时间坐着或站立工作，60% 的时间特殊职业活动，如非机械农业劳动、炼钢、舞蹈、体育运动、装卸、采矿等。

37

3.食物特殊动力作用

食物特殊动力作用，又称食物的热效应。人体在摄食过程中，由于要对食物中的营养素进行消化、吸收、代谢转化等，需要额外消耗能量，同时引起体温升高、散热量增加。这种因为摄食而引起的能量的额外消耗称为食物特殊动力作用。由于各种营养素消化、吸收和代谢转化的过程不同，它们的食物特殊动力作用所消耗的能量也不一样。脂肪的食物特殊动力作用消耗的能量占本身产生能量的 4%～5%；碳水化合物占 5%～6%；蛋白质特别高，可达 30%。

对于中国人来说，普通混合膳食的食物特殊动力作用约占总能量的 10%。膳食中动物性食物越多，蛋白质和脂肪的含量越高，食物特殊动力作用消耗的能量也越多。进食的速度也会影响食物特殊动力作用，进食的速度越快，能量的消耗就越多；相反，则越少。

4.生长发育

对于婴幼儿、青少年来说，生长发育需要一定的能量。经过测定，婴幼儿、青少年每增加 1g 体重，就需要 20.9kJ（5kcal）的能量。

除婴幼儿、青少年外，孕妇、哺乳期妇女以及疾病恢复期病人，也会由于新生组织的增加而引起能量的额外消耗。

三、人体一日能量需要的计算

一日能量需要的计算，是制定食谱时首先要做的工作。可以用两种方法进行：

1.通过计算能量消耗确定能量需要

这是一种简便易行但相对粗糙的方法，对于个体或一个群体能量需要的确定都可行，因此被广泛运用。

使用这种方法时，首先应详细记录一天内各项活动的名称和时间，或者根据工作性质确定活动强度，再根据表2-10计算一天能量的消耗。

表2-10 　　　　　　　　　**成年人各种强度体力活动及能量的消耗**

活动强度	能量需要量（kcal）	
基础代谢率（kcal）	男（4.18×体重）	女（3.97×体重）
睡眠、休息	基础代谢率×时间×1	基础代谢率×时间×1
轻体力活动	基础代谢率×时间×1.55	基础代谢率×时间×1.56
中体力活动	基础代谢率×时间×1.78	基础代谢率×时间×1.64
重体力活动	基础代谢率×时间×2.10	基础代谢率×时间×1.82

2.膳食调查

健康的人，在食物供给充足、体重在一段时间内没有发生明显变化时，能量的摄入量基本上可以反映出能量的需要量。因此，可以详细记录一段时间内各种食物摄入的种类和数量，计算出平均每日食物能量含量，其就可以被认为是一日能量的需要量。不过，这种膳食调查一般要进行5~7天，这样才具有代表性。

四、能量推荐摄入量与食物来源

中国居民膳食能量需要量（EER）见表2-11。

食物中的能量来源主要是碳水化合物、脂肪和蛋白质，其中以碳水化合物和脂肪为主，蛋白质占次要地位。根据中国营养学会制定的《中国居民膳食营养素参考摄入量》，结合我国人民的生活习惯和食物生产来源，碳水化合物所提供的能量占总能量需要量的55%~65%，脂肪占20%~30%，蛋白质占10%~15%。

能量摄入与消耗能不能达到平衡，关系到人体健康。

由于各种原因造成能量的摄入达不到消耗的需求时，可能造成体力下降、工作效率降低，身体对环境的适应能力和抵抗力也会下降；特别是儿童和青少年，会影响到其生长发育，造成身高、体重低于正常标准；年老时，能量的摄入不足也会造成其他营养素的缺乏。

表2-11 　　　　　　　　　　　　　中国居民膳食能量需要量（EER）

年龄(岁)/生理状况	男性 PAL						10.67 女性 PAL					
	轻（Ⅰ）		中（Ⅱ）		重中（Ⅲ）		轻（Ⅰ）		中（Ⅱ）		重中（Ⅲ）	
	MJ/d	Kcal/d	MJ/d	Kcal/d	MJ/d	Kcal/d	MJ/d	Kcal/d	MJ/d	Kcal/d	MJ/d	Kcal/d
0~	—	—	0.38[a]	90[b]	—	—	—	—	0.38[a]	90[b]	—	—
0.5~	—	—	0.33[a]	80[b]	—	—	—	—	0.33[a]	80[b]	—	—
1~	—	—	3.77	900	—	—	—	—	3.35	800	—	—
2~	—	—	4.60	1 100	—	—	—	—	4.18	100	—	—
3~	—	—	5.23	1 250	—	—	—	—	5.02	1 200	—	—
4~	—	—	5.44	1 300	—	—	—	—	5.23	1 250	—	—
5~	—	—	5.86	1 400	—	—	—	—	5.44	1 300	—	—
6~	5.86	1 400	6.69	1 600	7.53	1 800	5.23	1 250	6.07	1 450	6.90	1 650
7~	6.28	1 500	7.11	1 700	7.95	1 900	5.65	1 350	6.49	1 550	7.32	1 750
8~	6.90	1 650	7.74	1 850	8.79	2 100	6.07	1 450	7.11	1 700	7.95	1 900
9~	7.32	1 750	8.37	2 000	9.41	2 250	6.49	1 550	7.53	1 800	8.37	2 000
10~	7.53	1 800	8.58	2 050	9.62	2 300	6.90	1 650	7.95	1 900	9.00	2 150
11~	8.58	2 050	9.83	2 350	10.88	2 600	7.53	1 800	8.58	2 050	9.62	2 300
14~	10.46	2 500	11.92	2 850	13.39	3 200	8.37	2 000	9.62	2 300	10.67	2 550
18~	9.41	2 250	10.88	2 600	12.55	3 000	7.53	1 800	8.79	2 100	10.04	2 400
50~	8.79	2 100	10.25	2 450	11.72	2 800	7.32	1 750	8.58	2 050	9.83	2 350
65~	8.58	2 050	9.83	2 350	—	—	7.11	1 700	8.16	1 950	—	—
80~	7.95	1 900	9.20	2 200	—	—	6.28	1 500	7.32	1 750	—	—
孕妇（1~12 周）	—	—	—	—	—	—	7.53	1 800	8.79	2 100	10.04	2 400
孕妇（13~27 周）	—	—	—	—	—	—	8.79	2 100	10.04	2 400	11.29	2 700
孕妇（≥28 周）	—	—	—	—	—	—	9.41	2 250	10.67	2 550	11.92	2 850
乳母	—	—	—	—	—	—	9.62	2 300	10.88	2 600	12.13	2 900

注："-"表示未制定

[a] 单位为兆焦每天每公斤体重（MJ/（kg·d））

[b] 单位为千卡每天每公斤体重（kcal/（kg·d））

能量的摄入高于人体的消耗时，同样会造成严重的健康问题，其与肥胖、高血压、冠心病、糖尿病等都有关。在我国这种现象也比较普遍，特别是经济发达的城市和地区，这应引起我们的重视。

[例2-4] 某人一天摄入了约200g大米的米饭和200g面粉的馒头、两个50g左右的鸡蛋、250g牛奶、50g瘦肉、100g豆腐、50g鲅鱼、10g花生及500g左右的蔬菜和200g左右的水果，请计算其摄入的能量，并给予评价。

解：由例2-1、例2-2、例2-3计算的各值分别与相应的产热系数相乘再相加即可得出：

85×4+70×9+365×4=2 430（kcal）

答：此人一天中通过食物大约可获得2 430 kcal的能量，适合于从事轻体力劳动的男性工作者。

任务六　常量元素与微量元素

存在于人体的化学元素有二十多种，除去碳、氢、氧、氮等元素主要以有机化合物的形式存在外，其余各种元素统称为无机盐或矿物质。有些无机盐在体内含量较高，在人体中的总量高于体重的万分之一，像钙、镁、钾、钠、磷、氯、硫等，称为**常量元素**。常量元素约占人体无机盐总量的60%～80%。其他一些无机盐在体内含量极少，在组织中的总量不超过体重的万分之一，称为**微量元素**，例如铁、锌、碘、铜、氟等14种。

常量元素和微量元素在组成人体基本结构、调节人体的生理功能等方面起着十分重要的作用，主要表现在：

①构成肌体的组织，例如人体骨骼、牙齿的主要成分为钙、磷组成的羟磷灰石，使骨骼具有一定的硬度和强度，因而可支撑身体，保护器官，便于运动和咀嚼。

②无机盐在细胞内液和细胞外液中的正常浓度维持水渗透压，与蛋白质形成的胶体渗透压一起共同维持细胞内、外水的正常代谢，并使酸碱平衡。

③维持神经和肌肉组织的兴奋性。钙、钾、钠、镁元素在体内的含量必须稳定，其中任何一种离子在体液中含量的减少或增加，都会引起神经或肌肉兴奋性的增加或降低，从而出现肌肉抽搐或肌肉麻痹。

④人体内许多具有特殊生理功能的重要物质成分，例如血红蛋白中的铁、甲状腺激素中的碘等通过血红蛋白和甲状腺素发挥对人体的生理功能，具有至关重要的作用。

⑤许多元素还是体内酶的激活剂或组成成分，例如胃酸对于胃蛋白酶、锌对于蛋白合成酶的激活等。

肌体在新陈代谢过程中，随时都有常量元素或微量元素从不同的途径排出体外，例如尿液、粪便、脱落的细胞、汗液及各种分泌液，这部分损失的无机盐就需要通过膳食及时给予补充。一般情况下，无机盐在食物中广泛存在，食用普通的混合膳食就不会引起其缺乏。但在一些地质条件特殊的地区，或者工业污染严重的地区，可造成膳食中元素，特别是微量元素含量缺乏或过多，从而引起肌体常量元素或微量元素缺乏症或过多症，引发地方性疾病。

人体所需的无机盐与微量元素种类很多，我们只重点介绍与膳食密切相关的人体易缺乏的无机盐，其余以表格形式说明。

一、钙

钙是人体内最重要的元素之一，在体内的含量也居各种元素之首，正常成人体内钙总量达 1 200g，约占体重的 1.5% ~ 2%。但人体却非常容易缺钙，成年人由于钙缺乏会引起骨质疏松症，婴幼儿缺钙则容易引起佝偻病，这两种钙的缺乏症在我国居民中的发病率比较高。

1.钙对人体的生理功能

（1）构成骨骼和牙齿。人体内的钙，99%存在于骨骼和牙齿中，骨骼和牙齿是人体钙含量最高的组织。骨骼和牙齿中的钙，使得它们的硬度增加，从而发挥它们的生理功能：骨骼维持体型，保护内脏器官；牙齿咀嚼各种食物。

> 小知识 2-7
>
> **骨细胞与钙平衡**
>
> 骨骼中含有两种细胞：一种是破骨细胞，另一种是成骨细胞。破骨细胞的作用是不断地将骨骼中的钙溶解到血液中，而成骨细胞又不断地将血液中的钙重吸收进入骨骼。破骨细胞和成骨细胞的这些作用，就使得人体的骨骼不断更新。因此，成年人虽然骨骼的外表没有什么变化，但实际上新陈代谢的过程在不断进行着。

（2）维持心脏和肌肉的正常活动。除了骨骼和牙齿中的钙，另外1%的钙存在于血液等其他组织中。这部分的钙虽然量很少，但是对于保持心脏和肌肉的兴奋性，却是十分重要的。当它的含量稍有下降时，就会引起心脏和肌肉兴奋性增加，表现为心跳加快、肌肉发生抽搐，这是钙缺乏时的早期表现。

（3）促进酶的活性。钙在体内还是许多酶的组成部分，或者对酶的活性具有一定的影响作用。当钙含量下降时，就会引起酶的活性的降低，从而使血液的凝固、激素的分泌等功能都受到影响。

2.钙缺乏症及其产生原因

钙缺乏症是一种常见的营养素缺乏病，不同年龄的人有不同的表现。

婴幼儿钙缺乏时，会影响骨骼的生长发育。钙在骨骼中的含量降低，就会影响到骨骼的硬度，使一些承受体重的骨骼形状发生变化，最常见的有：下肢骨变形，称为 X 型腿或 O 型腿；胸骨变形称为鸡胸；有时头颅骨也会变形，称为方颅。婴幼儿因钙的缺乏等原因引起的骨骼变形的这些变化，统称为佝偻病。

成年人特别是妇女以及老人缺钙，则主要表现为骨质疏松症。骨骼中的钙溶解进入血液的量，多于钙重新回到骨骼中的量，也就是说骨骼中钙的溶解与重吸收出现了不平衡，造成骨骼中钙的含量下降，称为骨质疏松症。患有骨质疏松症的病人也同样会遇到骨骼无法承受身体重量的麻烦，但表现的形式稍有不同。出现的症状以腰背酸痛、脚后跟痛为主，同时还容易出现骨折。

人体对钙的消化吸收主要在小肠。我们中国人的传统膳食中，钙的含量不是很丰富，人体对钙的消化吸收率也不高，再加上有很多因素会影响钙的消化与吸收，如果不注意膳食结构的调整，就很容易出现钙的缺乏。

膳食中哪些因素会影响钙的消化吸收呢？

（1）促进钙离子吸收的因素。

维生素D：其是一种脂溶性维生素，它的主要功能就是促进钙的吸收。

乳糖及氨基酸：它们都能与钙结合，形成可溶性钙盐，促进钙的吸收。

食物呈酸性环境：可使钙保持溶解状态，增加了其被吸收的可能性。

（2）干扰钙吸收的因素。

草酸、植酸：当草酸和植酸与食物中的钙结合后，就会形成不溶性钙盐，使食物中钙的吸收率仅有20%～30%。草酸和植酸存在于植物性食物中，特别是某些品种的蔬菜，例如菠菜、苋菜、竹笋等含量尤其高。当这些食物在膳食中占有较大的比例时，不仅会干扰本身钙的吸收，对其他食物中的钙的吸收也有降低的作用。

膳食纤维：食物中的膳食纤维本身不能被人体消化、吸收，若钙离子与之结合，或膳食纤维包裹着钙离子，则钙离子很难与消化液和肠黏膜接触而不能被人体吸收。

脂肪消化吸收不良：脂肪在肠道中的含量增加，易引起脂肪泻；或与钙离子结合形成不溶性钙盐而随粪便排出体外。脂肪泻时，还会引起脂溶性维生素D的损失，更增加了钙离子吸收的难度。

预防钙的缺乏，可以通过以下几个方面，调整膳食结构，以达到增加膳食中钙的供给，提高膳食中钙的消化吸收率的目的。

①选择钙离子含量丰富，并易被人体消化吸收的食物。天然食物中，乳类和乳制品是钙含量最丰富，同时消化吸收率也最高的食物。乳类中钙的含量高，同时又含有丰富的乳糖、维生素D和氨基酸，这些都是可以促进钙消化与吸收的物质。因此，乳类是各类人群，特别是婴幼儿、孕妇和老年人钙的良好来源。

许多动物性食物中钙的含量都比较高，特别是水产品，如鱼类、小虾含钙丰富，各种家禽、家畜的带骨肉也含有较丰富的钙。

此外，大豆含钙也比较丰富，特别是豆制品，在加工的过程中除去了部分植酸和膳食纤维，使钙的吸收率明显提高。

总体说来，乳类及动物性食物中钙的含量丰富，消化吸收率也比较高，是人体所需钙的比较好的来源；而植物性食物钙含量普遍比较低，同时干扰钙离子吸收的物质含量比较高，使钙离子的吸收率普遍较低，具体含量见表2-12。

表2-12　　　　　　　　常用食物中钙的含量（mg/100g）

食物名称	钙含量	食物名称	钙含量	食物名称	钙含量	食物名称	钙含量
人奶	34	猪肉（瘦）	11	大豆	367	大白菜	93
牛奶	120	牛肉（瘦）	6	青豆	240	小白菜	61
奶酪	590	羊肉（瘦）	13	蚕豆	93	油菜	140
蛋黄	134	鸡肉（瘦）	11	豌豆	84	韭菜	105
虾皮	2 000	鳊鱼	80	豆腐	240	竹笋	11

②采用合理的烹调加工方法,增加对食物中钙的吸收。一些烹调加工的方法,可除去部分干扰钙消化吸收的因子,例如菠菜、茭白、冬笋中含有比较多的草酸,在烹调这类蔬菜前,最好先用开水焯一下,一部分草酸就会溶解到水中,这样会减少食物中草酸的含量,对增加膳食中钙的吸收是很有效的。

小虾皮和小鱼的骨骼里含有较多的钙,若将它们炸酥,连皮带骨一起食用,就可获得较多的钙。

骨头中虽然含有丰富的钙,但由于它是结合状态的,不能被人体消化吸收。如果在煮骨头汤或烧鱼汤时加点醋,既可以使食物熟得快些,去除腥膻,改善风味,又可以使钙离子从骨头中游离出一部分,便于人体的吸收,因为骨头中的钙在酸性条件下会溶解到汤液中。采用糖、醋调味的烹调方法,也能起到同样的作用。

如果注意选择钙含量丰富的乳制品和其他动物性食品,同时选择合理的烹调方法,减少食物中存在的不利于消化吸收钙的物质,那么每天就可以从膳食中获得800mg左右的钙。这个量是中国营养学会规定的我国成年男女每日钙的推荐摄入量,对于孕妇和哺乳期妇女来说,所需的量更高。

小知识2-8

钙过量也对健康有害

摄入足够的钙不仅可防治有关营养缺乏病,还有利于减少一些慢性病的发生,但钙过量的不利影响也需要注意和重视。研究表明,钙过量与肾结石患病率增加有关;出现高钙血并伴随代谢性碱中毒和肾功能不全;影响其他一些矿物质(如铁、锌、镁)的吸收而出现一些相应的缺乏病。

二、铁

铁是人体所必需的一种微量元素。它在成人体内的总量为4~5g,但对人体却具有重要的生理功能。

1.铁对人体的生理功能

铁是人体内血液红细胞中血红蛋白、肌肉细胞中肌红蛋白的成分,参与氧气和二氧化碳的转运、交换。铁还与红细胞的成熟有关,在骨髓等造血组织里,铁进入未成熟的红细胞中,形成血红蛋白,成为成熟的红细胞,然后进入血液循环,红细胞才能发挥转运、交换氧气和二氧化碳的功能。如果铁缺乏,红细胞中血红蛋白不足,不但会影响到它的功能,其寿命也会缩短。人体内铁总量的60%~70%存在于红细胞的血红蛋白中。

除此以外,铁还参与维持人体一些酶的活性和免疫机能等,例如铁是一些杀菌酶的成分,因此,其具有一定的抗感染作用。

2.铁缺乏对人体健康的影响

如果人体缺铁,将引起生理功能和代谢功能的紊乱,缺铁性贫血就是最常见的铁缺乏症。

缺铁性贫血的病人由于血液中血红蛋白的含量不足，影响氧气和二氧化碳的运输，会导致工作效率降低、学习能力下降；常有心慌、气短、头晕、眼花、精力不集中等表现；皮肤、黏膜颜色苍白，同时由于免疫机能的下降而容易患病。

缺铁性贫血是亚洲国家常见的营养性疾病之一。我国的营养调查结果也表明，缺铁性贫血的发病率相当高，特别是婴幼儿、学龄前儿童和生育期妇女；农村高于城市，落后、偏远地区高于富裕地区。我国学龄前儿童缺铁性贫血的发病率高达40%。

3.食物中铁的存在形式与影响铁消化、吸收的因素

缺铁性贫血的发病率高的原因，与人体对铁的消化吸收率低有关。影响铁消化吸收率的因素比较多，其中食物中铁的存在形式是一个重要的因素。一般情况下，食物中的铁有两种存在形式：

（1）血红素铁。血红素铁主要存在于动物性食物中，例如红色肌肉、动物血液、肝脏等。这类铁可直接被人体的肠道黏膜消化吸收，很少受其他膳食因素的干扰，因此，消化吸收率比较高，可达到20%～25%，例如肝脏中铁的消化吸收率为22%，血液中铁的消化吸收率可达到25%。

（2）非血红素铁。非血红素铁是存在于植物性食物中的铁，在消化吸收的过程中很容易受到其他膳食因素的影响，消化吸收率比较低。与钙的消化吸收一样，膳食中既存在促进铁消化吸收的因素，也有干扰铁消化吸收的因素。

食物中的草酸、植酸、磷酸等都抑制非血红素铁的吸收，因此，有些植物性食物，从表面上看，铁的含量并不低，可能还会比较高，但由于同时存在草酸、植酸、磷酸，铁的消化吸收率却很低。因此，植物性食物中铁的消化吸收率一般都不超过5%：大米为1%，玉米和黑豆为3%，莴苣为4%，小麦和面粉为5%。

当然，我们也有办法提高非血红素铁的消化吸收，增加食物中的维生素C就是一种很有效的方法。当膳食中铁与维生素C的比例达到1：5或1：10时，非血红素铁的消化吸收率就可以提高3～6倍；如果将非血红素含量高的植物性食物与动物肝脏、鱼肉、禽肉一起食用，非血红素铁的消化吸收率也有明显提高。

同样，如果在植物性食物烹调加工时先焯一下水，除掉部分草酸、植酸、磷酸，对增加非血红素铁的消化吸收也是有利的。

还要注意的一点是，茶水中鞣酸的含量比较高，特别是浓茶中的含量尤其高，这也是一种对非血红素铁消化吸收不利的因素，因此，不宜饮浓茶。

4.铁的食物来源及参考摄入量

膳食中铁的良好来源为动物性食品，特别是动物的肝脏、血液、红色瘦肉、肾脏等，但奶类和奶制品、蛋类和蛋制品，铁含量和利用率都不高。

有些蔬菜中铁的含量也比较高，但利用率比较低，因此，一般情况下，不宜作为人体铁的食物来源。常用食物中铁的含量见表2-13。

铁的推荐摄入量，成年男性每天是15mg，女性为20mg，因为女性每个月有月经的消耗，因此，比男性需要量高。

表2-13　　　　　　　　　常用食物中铁的含量（mg/100g）

食物名称	含铁量	食物名称	含铁量	食物名称	含铁量	食物名称	含铁量
稻米	2.3	黑木耳（干）	97.4	芹菜	0.8	大豆	8.2
标准粉	3.5	猪肉（瘦）	3.0	油菜	7.0	红豆	7.4
小米	5.1	猪肝	22.6	大白菜	4.4	绿豆	6.5
玉米（鲜）	1.1	鸡肝	8.2	菠菜	2.5	芝麻酱	58.0
海带	4.7	虾米	11.0	葡萄干	0.4	核桃仁	3.5

我国是一个传统的以植物性食物为主的国家，虽然近年来膳食结构有了一定的转变，但是动物性食物的供给量仍显不足，缺铁性贫血的发病率仍居高不下，因此，要注意选择铁含量高、消化吸收率也高的食物作为铁的食物来源；采用合理的烹调方法，增加非血红素铁的消化吸收率；同时，注意食物之间、营养素之间的相互作用，也是一个简便、有效的方法。例如每天吃一个重约100mg的柑橘，可提供人体50mg左右的维生素C，就可使食物中非血红素铁的消化吸收率增加3~5倍，这样做比增加动物性食物要容易得多。

三、碘

碘是人体正常代谢不可缺少的微量元素，在人体内的含量虽然仅有25~50mg，但却具有重要的生理功能。

1.碘对人体的生理功能

碘在人体内主要参与甲状腺激素的合成，因此，它对人体的生理功能也是通过甲状腺激素来表现的。甲状腺激素在体内主要是促进和调节代谢及生长发育：它通过促进生物氧化，调节能量的转化，促进蛋白质的合成与分解，促进糖和脂肪的代谢，促进维生素的吸收和利用，促进神经系统的发育等。

由于碘对人体生理功能的调节十分广泛，因此，当碘缺乏时，对人体生理功能的影响不但涉及的面广，同时也很严重。

2.碘缺乏对人体健康的影响

成年人长期处于缺碘状态，会引起大脑中促甲状腺激素的分泌，使甲状腺组织代偿性增生，而出现甲状腺肿大，俗称"大脖子病"。

由于甲状腺激素对人体生长发育和神经系统的生长有重要的调节作用，因此孕妇缺碘对于胎儿则会产生终身性影响：生长发育迟缓，特别是中枢神经系统发育受到影响，出生后表现为体形矮小，智力低下，俗称呆小病，医学上称为克汀病。

与碘缺乏症相反，有的地区会出现碘过多症。碘过多对人体健康也是不利的。

3.碘缺乏与碘过多的原因

水和食物中的碘离子，在进入人体胃肠道后1小时大部分就可以被吸收，3小时就可以被完全吸收。因此，只要食物和水中含碘，人体一般是不会发生碘缺乏的。所以碘缺乏是因为食物或饮用水缺碘。碘过多产生的原因，常常是摄入碘含量过高的食物和饮用水。

45

小知识2-9

碘缺乏与过量的原因

　　食物和饮水中缺碘的原因与土壤中缺碘有关。土壤中缺碘会造成这一地区所生产的粮食、蔬菜及各种可食用动物都缺碘，若交通不发达，不能经常吃到外界含碘丰富的食物，就会产生地区性人群缺碘现象。因此，缺碘往往为地方性，故又称地方性甲状腺肿大。在我国这种病主要集中在西部偏远、闭塞的山区。

　　一些国家的渔民每天吃大量的碘含量高的海产品，就发生过碘过多症；我国也有一些地区土壤中碘含量过高，造成饮用水碘含量高；特别是一些地区的深层地下水碘含量比较高，如果用这种地下水作为饮用水的水源，就可能出现高碘甲状腺肿大。如果在治疗甲状腺的疾病中使用过量的碘剂，也会出现碘过多。

　　4.碘的参考摄入量及食物来源

　　实验表明，如果每天膳食中有150μg的碘，就可以预防碘缺乏所引起的克汀病。因此，中国营养学会将碘的推荐摄入量定为150μg/天。因为过多地摄入碘对人体的健康也不利，因此，制定了可耐受最高摄入量，即每天不超过800μg。

　　碘的食物来源，主要是各种海产品。海洋是我们的天然"碘库"。海水中含有丰富的碘，因此，生活在海洋中的各种动、植物都含有丰富的碘，如海鱼、海虾、海蟹、海贝、海带、紫菜等；海水中的碘还会随海水蒸发进入云层，又随降雨进入沿海地区的土壤和河流中。因此，生活在沿海地区的人们，碘的食物来源比远离海洋的地区更为丰富。

　　在食用盐中加碘是我国实行的预防碘缺乏的一项措施，已取得了十分明显的效果。为了保证加碘盐的效果，食用时要注意，因为碘具有挥发性，所以盐罐要加盖；尽量在菜肴熟前再加盐；一些地区有"炒盐"的习惯，也应改变，否则会影响碘在食盐中的含量。

　　人体需要的其他几种元素见表2-14。

表2-14　　　　　　　　　　**人体需要的其他几种元素**

元素名称	生理功能	缺乏症	过多症	推荐摄入量	食物来源
锌	参与蛋白质、脂肪、糖、核酸等代谢，促进青少年生长发育，增强免疫机能	发育迟缓、性机能减退、伤口不易愈合、味觉功能减退		15.0mg/天（男） 11.5mg/天（女）	牡蛎、鲱鱼、肝脏、肉、蛋
硒	抗氧化作用，保护心血管和心脏肌肉正常	心脏肌肉坏死、心脏衰竭，地方性克山病		50μg/天（男） 50μg/天（女）	土壤含硒量对食物含硒量影响大，海产品、肝脏、肉等
氟	在牙齿表面形成氟磷灰石，具有抗龋齿作用	龋齿	氟牙斑，损害骨骼、肾脏	1.5mg/天（男） 1.5mg/天（女）	饮水中获得
钠	维持神经肌肉兴奋性、细胞内外水平衡等	疲劳无力	头晕、高血压、恶心、食欲不振	2 200mg/天（男） 2 200mg/天（女）	食盐、酱油、腌制品等

任务七 维生素

维生素是维持人体细胞生长与正常代谢所必需的一类有机化合物。它们大多存在于天然食物中，人体不能合成或合成的量很少而不能满足人体需要；维生素既不参与人体的组成，也不能供给人体能量；肌体对于维生素的需要量也相当少，但它却是维持肌体正常生命活动所必需的营养素，与人体的健康有着极大的关系。

人类对维生素的认识是从许多维生素的缺乏症开始的。因此，许多维生素是以它们的缺乏症而命名的，如抗坏血酸、抗脚气病维生素等；随着科学技术的发展，人们通过检测的方法测定出食物中各种维生素的种类、结构和含量，并根据发现的先后次序将它们命名，如维生素A、维生素C、维生素D等；还有一些科学家因为研究的需要，经常根据维生素的结构给维生素命名。因此，维生素的命名方法有三类，即按维生素发现的次序、维生素的化学结构和维生素的缺乏症。最常用的是第一种命名方法，即根据维生素发现的先后次序。

根据维生素的溶解性质，可以将维生素分为溶解于脂肪的脂溶性维生素和溶解于水的水溶性维生素。维生素A、维生素D和维生素E是最常见的脂溶性维生素，而水溶性维生素的种类比较多，如维生素B_1、维生素B_2、维生素B_6、尼克酸、维生素C、叶酸等。由于它们的溶解性质不同，脂溶性维生素与水溶性维生素在食物中的分布存在差异，脂溶性维生素主要分布于动物性食物中，而水溶性维生素则主要分布于植物性食物中。

由于溶解性质的不同，脂溶性维生素与水溶性维生素，对人体的生理功能、在人体中的代谢也有所差别，特别是缺乏症出现的时间、是否容易出现过多症等等。现将脂溶性维生素与水溶性维生素的异同点进行比较，见表2-15。

表2-15 **脂溶性维生素与水溶性维生素的异同点**

项目	脂溶性维生素	水溶性维生素
化学组成	仅含碳、氢、氧	除含碳、氢、氧外，还含有氮、硫、钴等元素
溶解性	溶解于脂肪	溶解于水
化学性质	比较稳定，但易氧化	比较活泼，特别在碱性环境下、加热等都会被破坏
吸收与排泄	随脂肪吸收，少量通过胆汁排泄	从肠道经血液吸收，过量时，通过尿液、汗液等排泄
贮存性	可贮存在人体内，如肝脏等器官	一般在体内很少贮存
缺乏症	出现的时间比较缓慢	出现的时间比较快
过多症	一次性大量摄入或长期少量摄入时会引起过多症	几乎不会出现，除非在极大量摄入的情况下
食物来源	动物性食物，特别是肝脏、瘦肉、肾脏等	各种植物性食物，如蔬菜、水果、谷类等

维生素缺乏症在我国人群中比较常见，产生的主要原因是食物的来源不足。例如每天所吃的食物选择不合理，维生素的含量不足，同时又采用了不合理的烹调加工方法。

从目前的食物供给情况来看，很少会有严重的维生素缺乏。因此，除一些特殊情况外，人群中典型的维生素缺乏症很难被发现，但往往会出现疲劳、对疾病的抵抗力下降、失眠、食欲不振、劳动生产力降低等不典型的症状，而容易被人们忽略，时间长了，就会对人体健康产生严重的影响。现在很多人已意识到这一点，但他们不是通过普通膳食，而是依靠服用维生素丸的方法来解决这一问题。如果每天摄入的剂量高于需要的量，就会产生过多症，对健康同样有害。

人体需要的维生素种类很多，我们不能一一介绍，这里选择几种对人体有重要的生理功能，而又容易缺乏的维生素。

一、维生素A

维生素A是一种脂溶性维生素，又称视黄醇，也称抗干眼病维生素。从它的名称上，我们可以得知，维生素A缺乏时会引起干眼病。其实，维生素A对人体的生理功能远远不止于此。下面，就让我们来看看维生素A对人体有哪些生理功能。

1.生理功能

维生素A对人体的生理功能包括对视觉的作用、对人体上皮组织功能的维持，以及对骨骼和牙齿的作用等。

（1）对视觉的作用。维生素A与人体正常的视觉有关。人体的视觉包括两种：一种是在强光下的视觉；另外一种是在暗光下的视觉。维生素A能维持人体在暗光环境中的视觉功能。我们都有这样的经验，当从强光环境突然进入暗光环境时，刚开始时往往什么也看不见，但慢慢地，就能看到一些物体的轮廓。这种在暗光环境中能看见物体的轮廓，就是暗视觉；从什么也看不见，到慢慢地能看见的这段时间，称为暗适应时间。维持人体的暗视觉就是维生素A的作用。

> **小知识2-10**
>
> **夜盲症**
>
> 维生素A存在于人体眼睛视网膜的一种杆状细胞中，在强光的环境中，它并不发挥作用，但在暗光的环境中，要想看到物体，它就是必不可少的重要物质了。因此，如果人体缺乏维生素A，则在视网膜杆状细胞中根本没有维生素A，那在暗光的环境中就看不见物体，医学上称为"夜盲症"；如果维生素A含量很少，虽然也能勉强看见，但适应的时间就会比较长，这样会给生活带来不便。

（2）维持人体正常的上皮细胞的功能。人体的皮肤组织由多种上皮细胞组成，对人体起着十分重要的生理功能，特别是在鼻、咽、喉、气管、支气管以及消化道、泌尿道等的上皮组织中，存在着一些具有分泌功能的腺细胞，它们分泌的黏液具有抗感染的作用。维生素A对细胞中黏液的合成具有一定的调节作用。因此，如果维生素A不足或缺乏，就会引起黏液分泌量的下降，削弱了防止细菌侵袭的天然屏障作用，从而易于感染。当维生素

A缺乏时，人体体表的皮肤，特别是背部的皮肤会变得比较粗糙。

（3）骨骼和牙齿的发育。维生素A可以促进蛋白质的生物合成、骨骼的生长、骨细胞的正常分裂。当维生素A摄入量不足或缺乏时，就会表现出骨骼生长的异常，出现形状的改变。维生素A还可以促进牙齿的正常发育，特别是在胚胎时期，当母亲缺乏维生素A时，会影响到婴儿的乳牙和恒牙的排列。此外，维生素A还与人体的生长发育有关，特别是近年来的研究发现，维生素A具有延缓或阻止癌前病变的作用，可防止化学致癌物的致癌作用，在一些医院用维生素A作为辅助治疗癌症的药物，也取得了较好的效果。

2.营养状况与疾病

维生素A对人体有着广泛而重要的生理功能，膳食中维生素A不足或过多，都会对人体的健康产生不良影响，甚至引起疾病。

（1）维生素A与夜盲症。维生素A缺乏时，早期的症状是暗适应时间的延长，然后是暗适应功能的减弱，最终会导致在弱光或暗光下视觉完全消失，即夜盲症。

（2）维生素A与干眼病。干眼病是维生素A缺乏的另一种严重的眼部疾病，严重时甚至会导致失明。这是一种流行于全世界婴幼儿的、极为常见的营养不良性疾病，在印度、中东、非洲的发病率很高。由于维生素A的供给不足，在出现夜盲症的同时，还会引起婴幼儿眼部黏膜黏液的分泌减少，从而干燥、发生感染，使眼睛角膜发炎、软化、溃疡等，如果不及时补充，病情会进一步加重，角膜溃疡形成疤痕，就会失明。

（3）维生素A与皮肤角化。维生素A缺乏时，会导致多种皮肤组织的疾病，消化道、呼吸道、泌尿系统的皮肤黏膜都会出现黏液的分泌减少、变硬、变干，保护内脏器官的上皮细胞失去了所应有的湿润性和柔软性，结果是全身上皮组织特别是臂、肩、下腹部的皮肤变得干燥、粗糙；细菌易于侵入黏膜引起感染；导致气管、支气管上皮细胞角化，诱发肺部感染；消化道黏膜损伤，出现消化不良或腹泻；在泌尿系统则可能会引起结石。

维生素A的缺乏主要与从食物中摄取不足有关。从食物中摄取不足，可能是食物的供给太少引起的，例如在许多粮食紧张的国家和地区，基本的温饱都得不到解决，就更谈不上每天吃到一定的动物性食物了。因为维生素A主要存在于动物性食物中，所以维生素A的缺乏症常常发生在落后的国家和地区的人群中。

维生素A的缺乏也是由于食物的选择不合理造成的。特别是在患病期间，有些病人对维生素A的需要量比平时高，但如果这时让病人"忌口"，这个不能吃，那个也不能吃，必然会导致维生素A的不足。

与以上这两种情况相反的是，也有一些人由于一次性大量摄入维生素A含量高的食物，如动物的肝脏，特别是野生动物的肝脏，或长期服用过量的维生素A制剂，就可能引起维生素A的过多症。

（4）维生素A过多症。维生素A过多症主要表现在肝脏、骨骼和皮肤。病人会出现肝肿大、肝区疼痛、恶心、呕吐、食欲不振、黄疸等肝脏疾病的症状，因此容易被误诊为肝炎；会出现骨痛症状；会出现皮肤瘙痒、皮疹、脱发、指甲变脆易断等症状。从这些症状的发生可见，维生素A过多症对人体的健康也有很大的伤害。

3.膳食推荐摄入量与食物来源

维生素A每天的推荐摄入量为600～1 000μg视黄醇当量（μgRE）。维生素A在食物中有两种形式：一种是存在于动物性食物中的维生素A；另一种是存在于植物性食物中的β-胡萝卜素。β-胡萝卜素不能直接发挥维生素A的生理功能，它们在人体内要经过转化才能成为维生素A，因此，将它们称为维生素A原。

维生素A在动物的肝脏、奶油、牛奶以及禽蛋中的含量比较高，特别是各种动物的肝脏，是人体维生素A的最佳来源；β-胡萝卜素主要存在于植物性食物中，如绿色蔬菜、黄色蔬菜和水果，含量比较丰富的有菠菜、苜蓿、豌豆苗、胡萝卜、青椒、韭菜等，常见食物中维生素A的含量见表2-16。

表2-16　　　　　常见食物中维生素A的含量（μgRE/100g）

食物名称	维生素A含量	食物名称	维生素A含量
羊肝	2 0972	杏脯	150
鸡肝	1 0414	橘子	133
猪肝	4 972	芹菜	65
奶油	1 042	韭菜	362
蛋黄	776	菠菜	200

β-胡萝卜素的消化吸收率不高，但食物中的脂肪能帮助维生素A和β-胡萝卜素的消化吸收。因此，含β-胡萝卜素丰富的植物性食物，用油烹调，或者与动物性食物一起烹调，可以增加其吸收。

β-胡萝卜素在人体内要经过消化、吸收，最终转化为维生素A，其转化的比例为6∶1，也就是说，食物中的β-胡萝卜素与维生素A存在以下换算关系：

1μgβ-胡萝卜素 = 0.167 μgRE 维生素A

过去，维生素A还用过国际单位（IU）的计量单位，现在已基本废除，它与视黄醇当量的（μgRE）的关系是：

1IU维生素A = 0.3 μgRE维生素A

维生素A在食物中性质比较稳定，一般的烹调加工都不会使其被破坏。但它容易被氧化，特别是在高温的条件下，氧化破坏的速度更快，因此，维生素A含量高的食物在贮藏时，要低温、隔氧，避免阳光直接照射。

一般情况下，通过普通膳食不会引起维生素A摄入过多而中毒，但如果是依靠维生素A的补充剂获得维生素A，就很有可能会造成维生素A摄入过多。因此，中国营养学会制定了维生素A的可耐受最高摄入量：成年人每天不超过3 000 μgRE，孕妇不超过2 400μgRE，儿童不超过2 000 μgRE。

二、维生素D

维生素D是一种脂溶性维生素，但与其他各种维生素相比比较特殊。因为其他的维生素主要来源于食物，而维生素D则既来源于食物，也可以来源于人体自身的合成。在人体皮肤中，含有一种胆固醇，称为7-脱氢胆固醇，经过阳光或紫外线的照射，就可以转化为维生素D，因此，维生素D还有一个十分形象的名称：阳光维生素。

1.生理功能

维生素D对人体的生理功能，主要表现在促进人体对钙的消化吸收。

钙是人体需要的一种十分重要的元素，对骨骼的硬度有直接的影响，但食物中钙的消化吸收率比较低。因为钙的消化吸收是一个比较复杂的过程，其中很重要的一点，就是需要肠道细胞中有"钙结合蛋白"的帮助。"钙结合蛋白"与食物中的钙结合后，才能将钙转运到血液循环中去。而维生素D对人体的生理功能就是促进肠道中"钙结合蛋白"的合成，从而增加了钙的消化与吸收。

当食物中的钙被人体吸收，进入血液循环后，维生素D还具有促进钙成为骨骼组织的作用。因此，维生素D与钙都是骨骼生长发育不可缺少的营养素。

2.营养状况与疾病

维生素D营养不良，对人体的影响主要在骨骼。由于生长发育迅速的青少年、婴幼儿与成年人或者老年人相比，骨骼结构有很大的差异，因此，当维生素D缺乏时，他们的表现也有各自的特点：

（1）佝偻病。佝偻病是婴幼儿，有时也是青少年由于维生素D的缺乏产生的症状。主要的原因就是生长发育迅速的婴幼儿和青少年，由于维生素D的缺乏，引起钙的吸收量不能满足生长的需要量，导致骨骼中钙含量下降，骨骼的硬度不够，使骨骼不能支撑体重，而出现的骨骼形状的改变。如下肢骨的硬度承受不了整个身体的重量而产生变形，形成"O"型腿，或"X"型腿；还有胸骨的变形，形成"鸡胸"；头颅骨的变形，形成"方颅"等等。

在婴幼儿、青少年时期形成的骨骼形状的改变，如果不及早治疗、矫正，将导致终身的骨骼变形，影响体型。

（2）骨软化症。骨软化症主要发生于老年人、孕妇、哺乳期妇女，女性的发病率高于男性。由于缺乏维生素D和钙，骨骼的新陈代谢受到影响，最终造成骨骼中的钙含量下降，表现为腰背酸痛、腿部疼痛、脚跟疼痛等，严重时还容易出现骨折。

维生素D缺乏造成钙吸收率降低，如果影响到血钙的水平，还会引起肌肉抽搐。

3.膳食参考摄入量与食物来源

维生素D既可以通过膳食提供，也可以通过户外活动时日光照射皮肤而获得。中国居民维生素D的参考摄入量，普通成年人每天为5μg，婴儿、儿童、孕妇、哺乳期妇女以及50岁以上的老年人每天的参考摄入量为10μg。

通过食物供给维生素D一般不会造成维生素D的过多症，但如果摄入过量的维生素D补充剂，就可能会产生副作用，甚至中毒。特别是婴儿，最容易发生维生素D的中毒。因此，中国营养学会制定了维生素D的可耐受最高摄入量，即每天不超过20μg。

食物中维生素D的分布不很广，但各类动物肝脏中维生素D的含量比较高。如海鱼的肝脏就是维生素D的丰富来源，因此，通常将它制成鱼肝油，作为维生素D的补充剂；其他食物如鱼卵、蛋黄、奶油、奶酪等的维生素D含量也比较高；而瘦肉、鲜奶仅含有微量的维生素D，各类蔬菜、水果中几乎不含维生素D。选择维生素D含量丰富的食物，同时经常进行户外活动，接受日光照射，是预防维生素D缺乏的良好措施。

三、维生素E

维生素E又称为生育酚，因为动物实验发现，缺乏维生素E的动物在生育方面有障碍，但人体还没有发现这种现象，那么维生素E对人体有什么生理功能呢？

1.生理功能

维生素E是一种很强的抗氧化剂，在人体内主要发挥抗氧化作用。人体组织在新陈代谢的过程中，有时会产生一些具有强氧化作用的基团，如自由基。这种基团非常活泼，它们会作用于细胞膜上的含有双键的不饱和脂肪酸，使其氧化。这些不饱和脂肪酸一旦被氧化，就失去了它的生理功能，细胞也因此而受到伤害。当人体内多种组织、器官的细胞受到这种伤害时，整个器官的功能就会受到影响，甚至失去其功能。

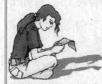

小知识2-11

自由基与人体的关系

医学研究表明，许多慢性疾病，如心脏病、动脉粥样硬化、糖尿病、免疫功能下降、肿瘤等都与自由基对人体细胞的伤害有关。

由于维生素E是一种强抗氧化剂，当它在人体内含量充足时，与自由基结合，自己被氧化，保护了细胞膜，使细胞膜免遭氧化，从而发挥其抗氧化作用。

维生素E的这种抗氧化作用被认为在延缓衰老、抵御肿瘤侵害和防治心血管系统疾病方面发挥着重要的作用。

2.膳食推荐摄入量与食物来源

维生素E存在于各种动植物食物中，特别是植物油、各种坚果（如核桃、松子、葵花籽等）中含量比较高，菌藻类如猴头菇、木耳中的含量也不少，各种绿色植物中也含有一定量的维生素E。因为食物中广泛存在维生素E，所以典型的维生素E缺乏症比较少见。

但由于食物中维生素E的含量受许多因素的影响，特别是品种、成熟程度、收获季节、收获方法、加工方式、贮藏条件等因素都会影响到维生素E在食物中的保留量；而人体对维生素E的需要量也随着生理状况和膳食的情况而出现差异，比如饮酒比较多，甚至酗酒等，就要增加维生素E的供给量。否则，对健康会产生一定的影响。因此，要根据实际情况，选择维生素E含量高的食物。

维生素E的膳食推荐摄入量定为成年人每天14mg。由于维生素E与其他脂溶性维生素相比，毒性作用比较小，因此每天可耐受最高摄入量为800mg，与推荐摄入量相差比较大。

四、维生素 B_1

维生素 B_1 又称为硫胺素，是一种水溶性维生素，它广泛存在于谷类食物的外皮中，但由于其化学性质比较活泼，在碱性和高温环境下易氧化，且食物的精加工也减少了它在食物中的含量，因此，是一种人体易缺乏的维生素。

1.生理功能

维生素 B_1 对人体的生理功能，是作为酶的组成部分，参与人体能量的代谢过程。可以这么说，当维生素 B_1 缺乏时，人体将葡萄糖转化为能量的过程就要受到影响，虽然肌体不缺乏产生能量的物质如葡萄糖，但仍然表现出一些重要组织的能量缺乏现象。

神经系统对调节人体各种生理功能具有重要作用，它调节人体心脏的收缩与舒张、心跳的速度；胃肠的蠕动、消化液的分泌；肌肉的运动；各种感觉的功能以及睡眠和心理活动也离不开神经系统的调节，因此神经系统对人体生理功能的调节十分广泛。而神经系统本身的这种生理活动需要能量的供给。维生素 B_1 在对神经系统的能量供给上，起着十分重要的作用。如果维生素 B_1 在人体中的含量减少，很快就会反映到神经系统的调节功能上，从而出现维生素 B_1 缺乏症。

2.营养状况与疾病

维生素 B_1 的缺乏症称为脚气病，主要表现在以下几个方面：

（1）情绪的变化。情绪的变化是维生素 B_1 缺乏的早期表现，主要有烦躁、健忘、精神不集中、多梦等，睡眠也不好，进一步发展为感觉功能的障碍，出现手指或脚趾的麻木，甚至有肌肉疼痛等表现。

（2）消化道症状。由于支配消化系统的神经组织缺乏能量，消化系统的功能也会受到影响，常出现胃肠道蠕动减弱、消化液分泌减少，从而出现食欲不振、腹胀、便秘等现象。

（3）心脏功能受损。脚气病最突出也是最典型的表现是心脏功能受损。由于支配心脏的神经系统不能发挥正常的生理功能，使心脏的跳动节律和频率都受影响，表现为心动过速或过缓、心律不齐而出现心慌、气喘。由于心脏不能正常工作，血液循环受到影响，有些病人就会出现下肢水肿，称为湿性脚气病，没有出现下肢水肿的称为干性脚气病。

从维生素 B_1 的缺乏症可以看出，人体无论是维生素 B_1 的轻度不足，还是严重缺乏，都会给健康带来严重的影响，给学习和生活带来极大的不便。

3.维生素 B_1 缺乏的原因

维生素 B_1 主要存在于谷类食物的外皮部分，而且化学性质比较活泼，它在酸性环境中稳定，但在碱性环境中，则很容易引起结构的变化而失去生理功能，如果加热，则被破坏的程度更大。因此，如果不注意采用合理的烹调、加工和贮藏方法，天然食物中存在的维生素 B_1 就会遭到破坏。

粮食的加工过精、过细是导致谷类食物中维生素 B_1 含量下降的主要原因。维生素 B_1 主要存在于谷类食物的胚芽部分，在精加工的过程中，胚芽部分丢失得最多，加工的程度越高，维生素 B_1 的含量就越少，我们可以从表2-17中的数据得到证实。玉米、小米等杂

粮维生素 B_1 的含量本身就比较高，同时加工也不十分精细，因此是维生素 B_1 的良好来源。

表2-17　　　　　　　加工程度与粮食中维生素 B_1 的含量（mg/100g）

粮食名称	维生素 B_1 含量	粮食名称	维生素 B_1 含量
标准大米	0.19	标准面粉	0.46
特一大米	0.15	富强粉	0.24
玉米粉（黄）	0.31	精白粉	0.06
玉米粉（白）	0.21	小米	0.57

维生素 B_1 在食物中含量下降的第二个原因是烹调加工的方法不合理。有些地区习惯在煮稀饭、煮豆时加碱来增加稀饭的黏度，豆子也容易烂，但加碱、加热这两个因素都不利于维生素 B_1 的稳定。还有一个原因也会导致维生素 B_1 的缺乏，就是在一些地区，有吃生鱼片的习惯。有些鱼类的鱼肉中含有一种能分解维生素 B_1 的酶，这种酶被人吃下去以后，就会使食物中含有的维生素 B_1 分解，因此，经常吃生鱼片，有可能导致维生素 B_1 缺乏症的发生。

综上所述，经常吃精白米、精白面，同时又不注意选择合理的烹调加工方法，是导致维生素 B_1 缺乏的主要原因。

4.膳食推荐摄入量与食物来源

维生素 B_1 的参考摄入量，成年男性每天为 1.4～1.5mg，成年女性每天为 1.2～1.3mg，孕妇每天为 1.5mg，哺乳期妇女每天为 1.8mg。由于维生素 B_1 为水溶性维生素，在人体内贮存量很少，当一次性摄入过多时，往往通过肾脏排泄，而不会产生过多症，因此毒性比较小，可耐受最高摄入量为每天 50mg。

维生素 B_1 主要存在于未精制的谷类食物中，加工的程度越高，维生素 B_1 的含量越少；杂粮和坚果是维生素 B_1 的良好来源，但由于我们平时食用的量比较少，因此，其作为维生素 B_1 的食物来源受到限制；瘦肉和内脏中，其含量也相对较高，而蔬菜、水果中维生素 B_1 的含量比较少。

五、维生素 B_2

维生素 B_2 又称核黄素，也是一种水溶性维生素，在中性或酸性环境中比较稳定，在热环境中也比较稳定，在短时间的高温加热条件下不会被破坏。但在碱性环境中，尤其是在紫外线的照射下，维生素 B_2 容易分解。如果将牛奶放在白色玻璃瓶中贮藏，在日光下照射2小时，就会引起一半以上的维生素 B_2 被破坏。由此可见，食物贮藏的方法会直接影响到维生素 B_2 的保存率。贮存的方法不正确，是引起人体维生素 B_2 缺乏的原因之一。

1.生理功能

维生素 B_2 在人体中参与许多酶的组成，在葡萄糖、脂肪酸、氨基酸等营养素的代谢过程中，起着十分重要的作用。维生素 B_2 所形成的酶，能将营养素在代谢过程中逐步释放产生的能量传递到ATP中。ATP是人体能量的一种贮存形式，人体各种代谢所需要的能量，大多数都从ATP中获得，而不是直接从糖、脂肪酸等这些产生能量的营养素中获得。因此，人体如果维生素B_2的来源不足，就会使能量的代谢产生障碍，细胞就不能从ATP中获得能量，各种生理功能就会受到影响。

2.营养状况与疾病

维生素B_2缺乏在我国也是一种常见的营养素缺乏病。引起缺乏的主要原因是摄入量不足，常常与其他营养素缺乏同时存在。维生素B_2严重缺乏时，会产生口腔、皮肤、眼睛等部位的病变。

（1）口腔病变。维生素B_2缺乏时的典型病变在口腔，会出现口角炎、口角乳白、开裂、渗血、结痂；还会出现唇炎，下唇微肿、脱屑及色素沉着；会出现舌炎、舌部红斑、舌肿胀、舌两侧有齿痕、舌苔厚等；口腔黏膜会出现炎症、溃疡等。

（2）皮肤病变。缺乏维生素B_2主要表现为脂溢性皮炎，常发生在脂肪分泌旺盛的鼻翼两侧、眉间、耳廓后处等。患处皮肤皮脂增多，轻度红斑，有脂状黄色鳞片。

（3）眼睛病变。维生素B_2缺乏的病人也会出现眼部的一些症状，如视力模糊、怕光、流泪、视力减退、易疲劳等，还有的研究表明，老年人白内障的发生也可能与维生素B_2缺乏有关。

从维生素B_2缺乏引起的各种症状，我们可以看出，它对人体的生理功能有着十分重要的作用。

3.膳食推荐摄入量与食物来源

维生素B_2的推荐摄入量，对普通成年人来说，男性为每天1.4mg，女性为每天1.2mg。维生素B_2为水溶性维生素，不容易在体内贮留，不会对人体造成毒性影响，也没有关于维生素B_2中毒症状的报道。

维生素B_2广泛地存在于动植物食物中。动物性食物中的含量高于植物性食物，尤其是动物的肝脏、肾脏、心脏等维生素B_2的含量比较高，蛋类、奶类及其制品维生素B_2的含量也很丰富，鱼类中鳝鱼的维生素B_2含量为最高；植物性食物中豆类和绿叶蔬菜的维生素B_2含量高于其他植物性食物，谷类食物中虽然也含有一定量的维生素B_2，但加工和烹调过程会造成维生素B_2的破坏。因此，以植物性食物为主的人，往往比较容易产生维生素B_2的缺乏，这就是我国居民维生素B_2缺乏的主要原因。

六、维生素C

维生素C又称抗坏血酸，是我们大家熟悉的一种水溶性维生素。从它的名称上，我们知道它呈酸性，因此在碱性环境中很容易被破坏，特别是在碱性环境中加热，维生素C极易氧化分解而失去生理功能。一些金属离子如铁、铜等与维生素C同时存在时，也会引起维生素C失去生理功能。所以，可以这么说，维生素C是一种在环境中最易受到氧化破坏的营养素。

1.生理功能

维生素C对人体的生理功能，表现为保护人体内各种生物酶的活性，并有一定的调节作用，它是一种抗氧化剂，在肌体内可防止酶被氧化，因此，它对人体的生理功能比较广泛，主要表现在以下几个方面：

（1）保护细胞膜的完整性。维生素C是一种抗氧化剂，它可以使肌体产生的一些过氧化物被还原，这样减少了过氧化物对细胞膜的毒性作用，从而维持了细胞的正常生理功能。

（2）维持血管的弹性，促进伤口的愈合。血管弹性的强弱与血管壁的一种胶原蛋白有密切的关系。胶原蛋白在合成的过程中，需要维生素C的参与。如果维生素C不足，血管的胶原蛋白的新陈代谢受到影响，血管的弹性就会慢慢下降，从而造成血压的上下波动，对人体造成严重的后果。

胶原蛋白不但存在于血管壁中，同时还存在于皮肤、牙龈、骨骼等组织中，特别是伤口愈合时，需要合成大量的胶原蛋白。如果维生素C在膳食中的含量不能满足人体的需要，也会对这些组织中胶原蛋白的代谢产生影响，特别是当这些组织发生创伤时，由于胶原蛋白的再生出现障碍，就使得伤口愈合不全，或愈合的时间延长。

（3）促进胆固醇的代谢。维生素C在人体内能促进胆固醇转化为胆汁酸和激素，这样就会减少胆固醇在组织中，特别是在血液中的含量，起到降低血胆固醇的作用。

（4）增加人体对铁的消化吸收。维生素C可作为一种还原剂，将食物中的三价铁转化为二价铁，促进铁在肠道中的消化吸收，并且还能促进铁在肝脏、骨髓中的贮存和利用，对改善食物中铁的营养状况有着十分重要的作用。

> 小知识2-12
> **维生素C与人体应激状态的关系**
> 维生素C能增强人体在应激状态下的适应能力。人体在各种应激状态下，如精神高度紧张、外科手术、烧伤、疲劳、环境温度过高或过低时，激素的消耗量增加，如果得不到及时的补充，人体就不能适应这种应激状态，导致功能的衰竭。而维生素C同体内激素的合成与分泌有密切的关系，维生素C含量充足是保证体内激素及时合成的一个重要因素，因此维生素C可以提高人体对疾病的抵抗能力，提高人体对寒冷的耐受力。

2.营养状况与疾病

（1）维生素C不足症与缺乏症。膳食中维生素C不足，会引起维生素C的缺乏症。维生素C缺乏的典型症状称为坏血病。但维生素C缺乏的早期，往往各种症状不典型，如全身无力、食欲减退、牙龈出血肿胀、皮肤干燥粗糙、伤口愈合的时间延长等，引起这些症状的原因是多种多样的，可能不一定与缺乏维生素C联系起来。如果在这一时期仍然不调整膳食，增加维生素C的摄入，就会产生典型的维生素C缺乏症，即坏血病。

出现坏血病时，由于毛细血管的弹性下降，脆性增加，使毛细血管易发生破裂，而产生出血，全身出现出血点，严重时，由于内脏出血会导致死亡。

坏血病主要出现在膳食中严重缺乏蔬菜、水果的人群，例如：寒冷季节特别长的地区，蔬菜不能生长；航海的船员，长期没有新鲜蔬菜、水果的供应等。在知道坏血病是由于缺乏维生素C之前，曾带来巨大的灾难。现在的情况已得到彻底的改变，但这并不是说，我们每个人的维生素C的营养状况都很好，事实上许多人是处于维生素C不足的状况。

（2）维生素C不足症产生的原因。维生素C不足症的产生与膳食中维生素C的供给有直接的关系。膳食中维生素C不足的原因主要与以下几个方面有关：

膳食中没有足够的新鲜蔬菜和水果。许多人存在挑食、偏食现象，特别是少年儿童，喜欢吃动物性食物，而不喜欢吃各种蔬菜，甚至觉得水果也不好吃，或怕麻烦，这样就导致了维生素C在膳食中的含量不足。

成年人虽然每天吃蔬菜、水果，但吃的可能不是新鲜的，而是放了比较长时间的蔬菜、水果，虽然吃的量不少，但同样会出现维生素C的不足。

维生素C在膳食中含量不足的另外一个重要原因，就是烹调加工的方法不合理，导致了维生素C被破坏。这与维生素C的理化性质有密切的关系。维生素C是一种水溶性维生素，在碱性环境中易被破坏，特别是高温、长时间加热时，破坏得就更多。因此，我们在进行蔬菜、水果的烹调加工时，就要特别注意，避免维生素C被破坏。

因此，选择维生素C含量高的蔬菜、水果，并采用合理的烹调加工方法，就可以防止维生素C的不足。

（3）维生素C过多症。维生素C是一种人体需要的营养素，这一点已成为大家的共识。但由于维生素C的化学性质活泼，易被氧化破坏，这一点也被许多人所认识，所以他们选择服用维生素C制剂的形式来预防维生素C的不足。如果不能正确地掌握剂量，每天的摄入量超过1g，而且持续的时间比较长，就有可能对人体产生毒性作用。

维生素C对人体的毒性作用主要是增加了尿液中的酸性物质，就会使一些人产生尿路结石，这也与维生素C呈酸性有关。另外，即使大量摄入维生素C后并没有产生结石，人体也可能产生一种对维生素C的依赖现象，当摄入量恢复到正常水平时，也不能满足需要，而产生维生素C的不足症。

3.推荐摄入量与食物来源

维生素C的推荐摄入量，成年男女每天都为100mg，与过去的摄入量标准相比，有了比较大的提高，主要是从预防疾病的角度，并且考虑到我国人民的饮食习惯，膳食中维生素C在烹调加工时的损失，因此，这个标准高于世界上的其他国家。

由于大剂量地摄入维生素C，对人体可能产生不利的影响，因此，维生素C的可耐受最高摄入量定为每天1 000mg。

维生素C主要存在于新鲜的蔬菜、水果中，因此，每天食用一定量的新鲜蔬菜、水果，是从膳食中获得维生素C的重要保证。

但并不是所有的蔬菜、水果中都含有丰富的维生素C，它们的维生素C含量相差比较大，因此，要注意选择。在蔬菜中，青椒的维生素C含量最高，其他叶类、花类等新陈代谢旺盛的蔬菜，如青菜、韭菜、菠菜、菜花等维生素C含量也比较高。水果中以新鲜的大枣及野生水果维生素C含量最高，如猕猴桃、刺梨、酸枣等，每100g中维生素C的含量高于100mg；其他的水果，如柠檬、柑橘、山楂等维生素C含量也比较高。由于水果的食用不需要烹调加工，因此，更有利于人体获得维生素C。

以上我们介绍的是几种比较重要的、容易缺乏的维生素，人体需要的维生素还有许多，在这里，我们以表格的形式做一简单的介绍，见表2-18。

表2-18　　　　　　　　　　　　人体需要的其他水溶性维生素

名　称	生理功能	缺乏症	推荐摄入量及食物来源
烟酸，又称尼克酸、维生素PP、抗癞皮病因子	参与肌体能量代谢和细胞生物合成	癞皮病，包括皮炎、腹泻、痴呆症。如皮肤出现红斑、舌炎、慢性胃炎、精神错乱、神志不清、痴呆等	男性每日14烟酸毫克当量，女性每日13烟酸毫克当量。可耐受最高摄入量，成年男女皆为每日35烟酸毫克当量。尼克酸广泛存在于动植物食物中，动物的肝脏含量尤其高
维生素B_6	参与人体氨基酸代谢	缺乏症已少见，但有不足症，可出现脂溢性皮炎、神经症状等	成年人适宜摄入量，男女每日为1.2～1.5mg。维生素B_6的食物来源广泛，但含量通常并不高，以白色鸡、鱼肉中含量相对比较高
维生素B_{12}，又称钴氨素，是唯一含金属元素钴的维生素	参与人体氨基酸的转变过程	红细胞性贫血、神经系统受损害	成年男女每日适宜摄入量为2.4μg。维生素B_{12}主要来源于动物性食物
泛酸	脂肪的合成与降解等	生长迟缓，食物利用率下降	成年男女每日摄入量为5.0mg。食物来源于肉类、内脏、蘑菇、鸡蛋等。金枪鱼的鱼子酱中含量最高
叶酸	参与氨基酸代谢、DNA和RNA代谢等	巨幼红细胞性贫血	成年男女的参考摄入量为每日400μg叶酸当量。叶酸广泛存在于动植物食物中，动物的肝脏、豆类、坚果及绿叶蔬菜等含量都很丰富
生物素，又称维生素B_7、维生素H等	参与人体细胞生长；糖、脂类及氨基酸代谢；DNA生物合成等	缺乏症很少见。出现毛发变细、失去光泽，皮疹及精神症状	成年男女适宜摄入量为每日30μg。生物素广泛存在于食物中，其中奶类、蛋黄、酵母、肝脏和绿叶蔬菜中含量比较高

58

任务八　水

　　水是一切生物赖以生存的最基本的物质，对人体也是一样，因而水是一种最重要的营养素。水也是烹调过程中不可缺少的重要因素。由于水与其他营养素相比更容易获得，人们往往忽视了它的重要性。

一、水在人体中的分布

　　人体内含有的水分总称为体液。全身体液总量约占体重的60%，按其所在的部位，分为两大部分：存在于细胞内的称为细胞内液，存在于细胞外的称为细胞外液，包括血液、组织间液、淋巴液等。其中细胞内液的总量最多，约占体重的40%；组织间液次之，占体重的15%；血液只占体重的4%左右。

不同的组织器官水分的含量有一定的差别，在代谢活跃的组织和内脏中，水分的含量最高；而代谢不很活跃或相对稳定的组织，其水分的含量就比较低。

不同年龄、性别的人群，由于新陈代谢的速度不同，水分占体重的比例也有很大的差别。总体来说，年龄越小，新陈代谢越旺盛，水分的含量就越高；一般情况下成年女性体表脂肪的含量多于成年男性，因此，女性的水分含量低于男性；运动员与普通人相比，总体水分的含量比较高；因为肥胖而体重增加的人，总体水分的含量会低于一般正常体重的人。

二、生理功能

水是一种宏量营养素，在维持生命方面比食物更加重要。人不吃食物可以存活数周，但如果没有水，数日内就会死亡。水是生命不可缺少的物质。没有一种物质像水一样广泛地参与人体许多不同的生理代谢过程。水对人体的生理功能主要表现在以下几个方面：

1.水是人体的基本组成成分

人体组织含量最高的成分是水。它广泛存在于人体的各个组织中，特别是新陈代谢旺盛的组织中，如血液、肾脏、肝脏、肌肉、大脑、皮肤等，详见表2-19。

表2-19 　　　　　　　　　　　人体各组织器官中的水分

组织器官	水分（%）	组织器官	水分（%）
血液	83.0	大脑	74.8
肾脏	82.7	肠	74.5
心脏	79.2	皮肤	72.0
肺脏	79.0	肝脏	68.3
脾脏	75.8	骨骼	22.0
肌肉	75.6	脂肪	10.0

2.参与肌体的代谢活动

水具有很强的稳定性，使各种有机物和无机物都能溶解于水中，保证各种化学反应过程的进行；水具有一定的流动性，可以作为各种物质的载体，对于营养素的消化吸收、气体的运输与交换、代谢产物的运输与排泄等都很重要。缺少了水，人体的这些功能就不能正常进行。

3.调节体温

人体在新陈代谢的过程中，会产生大量的热量，特别是内脏器官，如果不将这些热量释放，就会导致体温的升高。水将内脏器官的热量吸收，随血液循环带到体表，通过对流、辐射、传导、蒸发而散失，使体温维持在正常范围内。

4.润滑作用

水的黏度小，可以使体内的摩擦部位滑润，减少损失。体内的关节、韧带、肌肉、眼球等运动都离不开水作为润滑剂。水还可以滋润身体细胞，使其保持湿润状态，使肌肉保持柔软，有弹性。

三、人体水的平衡

水的平衡对人体内环境稳定有非常重要的作用。人体通过水的摄入与排泄来保持水的平衡，见表2-20。

表2-20　　　　　　　　　　　　人体水的摄入、排泄与平衡

水的摄入途径	水的摄入量（ml）	水的排泄途径	水的排泄量（ml）
固体食物中的水分	700~1 000	尿　液	500~1 400
液体饮料	550~1 500	粪便中的水	150
代谢水	200~300	从肺及皮肤蒸发水	800~1 250
合　计	1 450~2 800	合　计	1 450~2 800

1.水的摄入

水的摄入主要有三种途径：食物中的水、各种液体饮料中的水和代谢水。前两种来源大家都比较清楚，代谢水是指在人体新陈代谢的过程中，氧化、还原反应所产生的水，虽然只占很少的一部分，但比较稳定。而前两种水的来源，特别是液体饮料，相对来讲，每天和每个人的摄入量都会有比较大的波动，与温度、湿度有关，也与劳动状况下汗液丢失的程度有关，还与食物的咸淡及生活习惯有关，因此，不同的人或同一人在不同的时间会有比较大的差异。

2.水的排泄

水的排泄也有三种途径，其中尿液的排泄最为明显，往往与液体饮料的摄入量有密切的关系；皮肤和肺，对水的蒸发则是一个持续的过程，与气候、劳动强度等有关；而粪便中水的排泄在正常情况下比较稳定，如果是在疾病的状态下，如腹泻或便秘，那就会产生不同的影响。

四、肌体水代谢不平衡产生的不良后果

水的不平衡主要有两个方面的表现，即缺水或水过多。

缺水时常见的症状是口渴，并伴有乏力、情绪激动、兴奋等症状；严重时可产生肌肉抽搐、手足麻木、血压降低、脉搏细弱、肢体冰凉等；更严重时，由于肌体电解质代谢紊乱而抽搐、死亡。

水过多是由于各种原因引起的水分在体内储留超出了人体的需要时，产生的一类症状。轻度水过多时症状不明显，一般有乏力、头晕、记忆力下降、注意力不集中等，还会出现胃酸下降、血压轻度上升、体重有所增加等；严重者血压升高，水肿明显，甚至出现

急性衰竭而死亡。由此可见，水的代谢不平衡，对人体的健康和生命都会产生不利的影响。

任务九 各种营养素之间的关系

人体是一个整体，食物中的各种营养素在人体内，也是以一个整体的形式，对人体发挥各种生理功能。各种营养素在人体内，既相互配合，又相互制约，在消化、吸收、利用、贮存、降解、排泄等方面都密切相关，因此，要达到膳食平衡，就必须充分考虑各种营养素间的相互关系。

营养素在人体内的相互关系是多方面的，我们要特别注意以下几种关系：

一、产热营养素之间的关系

产热营养素，是指在人体内能产生能量的碳水化合物、脂肪、蛋白质。这三种营养素之间的关系，主要表现在碳水化合物和脂肪对蛋白质的节约作用。虽然蛋白质也能供给人体能量，但这不是它主要的生理功能。因此，当碳水化合物和脂肪作为能量来源供给充足时，就可以减少蛋白质作为能量供给的分解代谢，而有利于正氮平衡状态，增加蛋白质作为人体组织蛋白质合成的原料；相反，如果碳水化合物和脂肪作为人体能量的来源不足，不能达到人体需要量，肌体就会将蛋白质分解，供给能量，但这样一来，就使蛋白质不能发挥其合成人体组织蛋白质的作用。因此，在这一意义上，碳水化合物和脂肪对蛋白质具有节约作用。也就是说，当能量供给充足时，蛋白质在人体内就能发挥最大的生理功能。

二、维生素之间的关系

动物实验证明，维生素 E 能促进维生素 A 在肝脏内的贮存，这与维生素 E 的抗氧化作用能保护维生素 A 有关。维生素 B_1、维生素 B_2 和尼克酸在人体内都参与能量代谢，而且它们在食物中的分布也有一定的联系，因此，一种维生素缺乏时，往往也会影响其他两种维生素对人体的生理功能，缺乏症的表现也有一定的相似之处。

三、维生素与产热营养素之间的关系

维生素 B_1、维生素 B_2 和尼克酸参与产热营养素的代谢；而维生素 B_6、维生素 B_{12}、叶酸等参与蛋白质的代谢过程，因此，即使膳食中碳水化合物、脂肪、蛋白质供给充足，但没有维生素的代谢调节作用，它们仍然不能正常地发挥对人体的生理功能。同样，产热营养素在一定的程度上也影响着维生素的代谢。最典型的例子就是脂肪对脂溶性维生素消化吸收的促进作用，特别是对 β-胡萝卜素吸收的促进作用。

四、膳食纤维与其他营养素之间的关系

膳食纤维是碳水化合物中不能被人体消化吸收的部分。膳食纤维在对人体发挥生理功能时，往往对其他营养素的代谢也有一定的影响。当膳食纤维的摄入量适当时，可促进肠

蠕动，减少胆固醇的吸收；但当它的摄入量过高时，就会对蛋白质、脂肪、碳水化合物，特别是常量元素与微量元素的吸收起干扰作用，有时甚至是引起某种营养素缺乏的主要原因。

以上各种营养素之间的关系说明了它们在人体代谢过程中错综复杂的相互关系，膳食中保持各种营养素的平衡是保持良好营养状态的关键。

能力迁移

1.为避免发胖每天几乎不吃含油脂食物

一位女中学生为追求骨感美，避免发胖，计划每天的食物以水果和清淡食物为主，几乎不吃炒菜和动物性食物。请分析她的计划是否合理，若此计划长期实施她将可能出现什么不良后果？并提出合理的建议。

［分析提示］

①从脂溶性维生素的吸收和动物蛋白质等方面分析此计划的不合理。

②从生长发育的角度分析她将可能出现的不良后果。

③建议早餐适当增加动物性食品如鸡蛋、牛奶等，在中餐和晚餐适当吃几种加肉类的炒菜。

2.每天大剂量补钙

有一位50岁的女士担心自己会患骨质疏松，所以每天服钙片2 000mg，加上每天食入的高钙食品，这样她每天的钙摄入量大约有3 000mg。请分析一下该女士的做法是否合理，若长期这样她将可能出现什么不良后果，并提出合理的建议。

［分析提示］

①从钙的每天最高摄入量（UL）为2 000mg来分析，该做法是不合理的。

②从钙过量对人体产生的危害来分析，可能出现的不良后果有高钙血、肾功能不全、肾结石、血管钙化、降低一些必需元素（铁、锌、镁等）的生物利用等。

③建议把每天钙片剂量降到200～500mg，食物结构遵循平衡膳食原则，合理安排一日三餐并进行适当的体育锻炼。

3.经常补充维生素C及复合维生素B

一对夫妇，由于二人上班的单位和在中学上学的孩子的学校离家都较远，使得他们家的早餐匆匆忙忙，午餐马马虎虎，晚餐简简单单。为了预防水溶性维生素缺乏，根据各自每天吃入的蔬菜和水果的数量，每天适当补充维生素C一片（每片100mg），复合维生素B一片（每片含VB$_1$ 3mg、VB$_2$1.5mg、VB$_6$0.2mg、烟酰胺10mg、泛酸钙1mg）。请评价一下这种做法是否合理，并谈谈你的观点。

［分析提示］

①从他们的生活现状分析，确定其比较容易缺乏水溶性维生素。

②从两种维生素的每天最高摄入量（UL）来分析，其实际摄入量与两个数值都相差很多，故认为该做法是比较安全的。

③建议有类似生活状况的人也适当补充水溶性维生素。

4.每天喝水8大杯

一次在下班的班车上，看到一位女同事手捧一个1 000ml的大水杯在不停地喝水。问其原因，她说好多资料上都讲每天要喝8杯水，于是她便到超市去买了一个大水杯，坚持每天喝8杯水，一直持续快一个月了。当问她有什么感受时，她说每天要完成这8杯水的任务实在是太难了，因为肚子老是发胀很不舒服，有时还挺慌乱的，而且眼睛也快变成熊猫眼了。随即我便向她做了分析并指导她怎样科学喝水。请你分析一下此人的做法为什么不合理，并提出合理的建议。

[分析提示]

①从维持水平衡（三种途径总量约为2 500ml）的角度分析，她的饮水量已远远超量。

②饮水这么多会给许多器官（如胃、心、肾等）造成负担并带来危害，若一次大量饮水可能还会引起水中毒。

③建议把水杯换成小一点的（150～200ml），以便使饮水量不超过1 500ml。同时为了避免误导消费者，建议宣传资料应当把8杯水量化，即水杯定量。

知 识掌握

△ 填空题

1.根据蛋白质营养价值的高低，食物中的蛋白质可分为_____、_____和_____。

2.评价脂类营养价值的高低，主要从_____、_____和_____三方面综合考虑。

3.碳水化合物作为人体能量的来源，具有_____、_____和_____等三方面的特点。

4.影响人体能量消耗的因素有_____、_____、_____、_____等。

5.人体钙的最佳食物来源有_____、_____、_____等。

6.在烹调加工过程中，_____容易产生氧化破坏作用。

△ 选择题

1.食物消化吸收的主要场所是（　　）。

A.口腔　　　　　　B.胃　　　　　　C.小肠　　　　　　D.大肠

2.按每kg体重计算，基础代谢率最高的人群是（　　）。

A.妇女　　　　　　B.成年人　　　　　C.运动员　　　　　D.婴儿

3.供给人体铁最佳的食物是（　　）。

A.肝脏　　　　　　B.牛奶　　　　　　C.鸡蛋　　　　　　D.木耳

4.下列维生素中，（　　）在食物中的含量不高，但人体自身可以合成。

A.维生素A　　　　B.维生素B_1　　　C.维生素C　　　　D.维生素D

5.人体内氮元素的唯一来源是（　　）。

A.维生素　　　　　B.无机盐　　　　　C.碳水化合物　　　D.蛋白质

6.为人体提供能量的营养素是（　　）。

A.水　　　　　　　B.糖类　　　　　　C.脂肪　　　　　　D.蛋白质

7.下列项目中，属于脂溶性维生素的是（　　）。

A.维生素A　　　　B.维生素D　　　　C.维生素E　　　　D.维生素K

8.维生素C的主要来源是（　　）。

A.蔬菜　　　　　　B.水果　　　　　　C.米饭　　　　　　D.油条

9.膳食纤维的主要来源是（　　）。

A.蔬菜　　　　　　B.水果　　　　　　C.牛奶　　　　　　D.粗粮

10.下列项目中，属于水溶性维生素的是（　　）。

A.维生素C　　　　B.维生素B_1　　　C.维生素B_2　　　D.维生素A

△ 简答题

1.为什么将大豆加工成豆制品后，会提高大豆蛋白质的营养价值？

2.能量摄入过多，会对人体健康产生哪些影响？

3.为什么有些微量元素的缺乏呈现出地方性的特点？

4.在烹调加工过程中，哪些因素会导致水溶性维生素的破坏？

5.在烹调加工过程中，采用哪些措施能增加食物中钙的消化与吸收？

6.水对人体有什么生理功能？

△ 案例题

有一位年轻母亲为了让儿子生长发育得更好，所以每天给儿子吃的食物主要是含优质蛋白质的鸡蛋、牛奶、海鲜、鸡腿、瘦肉等，并附加一点水果，几乎不吃蔬菜，主食的摄入量也非常少。请根据学过的知识分析一下，这位母亲的做法是否合理并提出你的建议。

实践训练

记录一天所吃各种食物的种类和量，计算出蛋白质、脂肪、碳水化合物、钙、铁、维生素A、维生素C的摄入量，并分析能否达到推荐的摄入量。根据分析结果，找出膳食结构中不合理的因素，并提出干预措施。

（1）实训项目：分析自己一天的营养素摄入量。

（2）实训地点：校内或校外。

（3）实训要求：定量分析。

（4）实训内容：分析蛋白质、脂肪、碳水化合物、钙、铁、维生素A、维生素C的摄入量。

（5）完成实训报告。

项目三
烹饪原料的营养价值

【学习目标】

知识目标：掌握什么是烹饪原料的营养价值、各类烹饪原料的营养价值；知晓在实际工作中如何做到科学配膳；学会根据不同原料的营养特点采取不同的烹饪方法，尽量减少营养素的损失，做到合理烹饪；实现合理营养的目的。

能力目标：能根据工作任务的需要，掌握各类烹饪原料的营养价值，在实际工作中做到科学配膳，理解烹饪方法会影响营养素的含量，学会根据不同原料的营养特点采取不同的烹饪方法，尽量减少营养素的损失，做到合理烹饪；科学合理地运用这些知识，最终实现合理营养的目的。

素质目标：热爱为消费者提供合理营养与卫生安全食品的烹饪工作；具有高尚的职业道德和科学严谨的工作态度；具有求真务实的工作作风；具有一定的人文科学素质；具有较强的团队合作意识、沟通意识和管理意识。

【情境导入】

饮食养生：各种火锅食材营养大PK

蔬菜富含维生素及矿物质，其性多偏寒凉，将其作为火锅食材，不仅能消除油腻，补充营养，还有清热、去火的作用。吃火锅时多配些蔬菜，最大的好处莫过于用蔬菜的清凉来减轻火锅可能造成的"上火"，而且，蔬菜里丰富的膳食纤维可以促进胃肠道蠕动，防止消化不良。所以，涮火锅时，别忘了多放点蔬菜。同时，放入的蔬菜不要煮太久，以最大程度保持蔬菜的营养。

■菠菜、茼蒿

菠菜中含有大量的钙，本是补钙的好食物，但是却因含有草酸，使得菠菜的钙不能被很好地吸收。但是，涮火锅这样的烹饪方式，恰好能把草酸溶解到火锅汤汁中，再吃菠菜时，不仅没有了涩味，菠菜中的钙也能被人体更好地吸收，所以菠菜可谓"火锅第一菜"。

茼蒿的膳食纤维有助于肠道蠕动，促进排便，达到防止便秘的作用，还可减少火锅中油脂、嘌呤等肥甘厚味的吸收。但是，茼蒿含有较多的钠盐，对于有高血压的患者来说，每次最多吃100g。

■莴笋、青萝卜

莴笋含有丰富的维生素C和钙、钾、镁，莴笋叶中含量更高，其对心脏病有一定的预防作用，可谓蔬菜之最。但这些营养素在莴笋茎中含量就低得多，所以从营养方面考虑，应改变吃莴笋茎不吃莴笋叶的习惯。而且为减少营养成分的损失，吃莴笋时，宜缩短煮的时间。

萝卜所含热量较少，膳食纤维较多，吃后易产生饱腹感，这有助于防止吃火锅时一次摄入过多食物。青萝卜中的含钾量也可与莴笋叶媲美，常吃萝卜可调节血压，预防冠心病。

■山药、土豆

山药和土豆都属于根块类蔬菜，含有大量碳水化合物，还含有20%的蛋白质，所以，在吃火锅的时候，可以把它们当作主食来吃。山药含有山药多糖、皂苷、尿囊素和黄酮等，长期食用具有增加肌体抵抗力、防止肿瘤的作用。

现代研究证明，土豆中含有的抗菌成分有助于预防胃溃疡，对改善消化不良有效。同时，土豆中也含有大量的钾，可调节血压，预防冠心病。

■金针菇、平菇、木耳

从营养成分来看，菌类是高蛋白、低脂肪、低热量、高膳食纤维的食品。菌类的蛋白质含量大大超过其他蔬菜，是白菜、萝卜、番茄等蔬菜的3至6倍。

从药效成分来看，菌类中含有丰富的多糖类物质，可以抑制肿瘤的生长，有明显的抗癌作用，长期食用可以显著提高肌体免疫系统的功能。

尽管菌类美味又营养，但是也不宜多吃。因为菌类含有较高的嘌呤，容易造成血液中尿酸水平的升高。

资料来源　窦攀.饮食养生：各种火锅食材营养大PK［EB/OL］.［2021-03-22］.http://food.southcn.com/c/2014-01/10/content_89751575.htm.

【课堂讨论】
（1）植物性烹饪原料的营养价值是怎样的？
（2）动物性烹饪原料的营养价值是怎样的？

任务一　植物性烹饪原料的营养价值

烹饪原料的营养价值是指烹饪原料中所含营养素的种类、数量、质量及被人体利用的程度。一般认为，某种原料含有的营养素的种类、数量和质量越接近于人体的生理需要，可被消化吸收和利用的程度就越高，营养价值也就越高；反之，营养价值则越低。烹饪原料的营养价值的高低是相对的，有很多因素可以影响其营养价值。也就是说，在评价烹饪原料的营养价值时，不但要考虑其中营养素的种类和含量多少，而且还应分析营养素的质量高低，即可被人体利用程度的高低。比如鱼翅，蛋白质的含量很高，约85.53%，但由于其中必需氨基酸的组成不合理，属于非优质蛋白质（也叫不完全蛋白质），被人体利用的程度却不高。因此，我们认为鱼翅蛋白质的营养价值较低。当然，有很多因素可以影响烹饪原料的营养价值。首先，某些原料本身存在的一些抗营养因素影响其营养价值。如大豆中含有抗胰蛋白酶，生鸡蛋中含有抗生物素蛋白和抗胰蛋白酶，菠菜含草酸，高粱含单宁等等。这些不利因素如不消除，就会降低原料的营养价值。其次，烹饪原料的营养价值还受贮存、加工和烹调方法等因素的影响，如米、面加工过于精细将损失大量的 B 族维生素和无机盐等，水果罐头会因工艺特殊而损失大量的维生素 C，油脂长期高温加热会使必需脂肪酸、脂溶性维生素损失等等。对此，只要采取合理的加工方法就可保持甚至提高原料的营养价值。最后，原料的产地、规格、收获季节等因素也会影响其营养价值。

总之，烹饪原料的营养价值是各类烹饪原料营养价值的整体概括，各类烹饪原料的营养价值是烹饪原料营养价值的具体体现，下面对一些常用烹饪原料的营养价值进行简单分析。

植物性烹饪原料的种类繁多，是烹饪原料的重要组成部分，是我国居民膳食结构的主体。因此，我们首先对这类原料的营养价值进行简单的分析，为合理配膳打下基础。

一、谷类的营养价值分析

谷类即通常所说的粮食，其品种很多，我国以大米和小麦为主，并配有少量的杂粮，如玉米、小米、高粱、大麦、荞麦等，有的地区也把薯类作为代粮食品。

1.谷粒的结构

谷粒的结构因品种不同而有一定的差异，但基本结构相似，一般可分为谷皮、糊粉层、胚乳、胚芽等几部分。

谷皮为谷粒的外壳，约占谷粒总重的 13% ~ 15%，主要为纤维素、半纤维素和木质素等，并含有少量的蛋白质、脂肪、B 族维生素和钙、磷、铁等无机盐。由于大多数情况下谷皮被加工去掉，故营养意义不大。

胚乳是谷类的主要部位，约占谷粒总重的 83.5%，含有大量的淀粉和蛋白质及少量脂肪，无机盐、维生素和纤维素含量极少。在谷皮和胚乳之间有一薄层结构即糊粉层，含有较丰富的维生素和无机盐，一般在加工过程中易被丢失。

约占谷粒总重 2% ~ 3% 的胚芽是种子发芽的关键部位，所以各种营养素和酶类的相对含量都较多，但在加工精细的制品中也易被丢失。

小知识 3-1
德国科学家推荐吃玉米

德国营养保健协会的一项研究表明，在所有主食中，玉米的营养价值和保健作用最好。德国著名营养学家拉赫曼教授指出，玉米中除含有碳水化合物、蛋白质、脂肪三种产热营养素外，还含有防癌和抗衰老成分，如胡萝卜素、核黄素、维生素 E、谷胱甘肽、钙、镁、硒、纤维素等。另外，玉米中的玉米黄素可以延缓眼睛老化，对保护视力很重要；玉米含有的胆碱成分有利于大脑细胞，可增强人的脑力和记忆力。因此我们应当适当选择玉米食品。

2.谷类的营养价值分析

（1）糖类。谷类含糖量约 70%，主要以淀粉为主，多集中在胚乳中。淀粉经烹调后易被人体消化吸收，利用率很高，如大米约 95%，面粉约 93%。所以说谷类是含糖量多而且质量好的一类食品，是人体摄取糖类最理想的食物来源，也可以认为谷类是人体热能最理想和最经济的来源。

谷类所含糖类除淀粉外还有不能被人体消化吸收但却有重要生理意义的纤维素、半纤维素和木质素等膳食纤维,含量为1%~10%,其含量高低取决于谷粒的加工精细程度。

(2)蛋白质。谷类蛋白质是人体蛋白质的重要来源,其含量一般在8%~12%,但谷类蛋白质的氨基酸组成不平衡,多以赖氨酸为第一限制氨基酸,蛋氨酸和色氨酸也明显不足,具体组成见表3-1。表中各栏数字与氨基酸记分模式的差别可通过采取多种措施来补足,比如用最缺少的赖氨酸进行强化,即在面粉中加0.3%的赖氨酸,或根据蛋白质互补作用的原理与相应的食物共食,如大豆制品、蛋类、鱼类、奶类、肉类等,选择其中一种或几种与谷类混食即可显著提高蛋白质的营养价值。

表3-1　　　　　　　谷类蛋白质中必需氨基酸(mg/g)的含量及比较

必需氨基酸	氨基酸记分模式	籼米	粳米	糯米	小麦	玉米	小米	高粱	甘薯	马铃薯
赖氨酸	55	38	35	31	24	37	28	22	26	93
蛋氨酸	35	19	17	19	14	18	30	17	15	30
色氨酸	10	16	17	12	12	7	20	10	15	32
亮氨酸	70	90	84	86	71	152	149	160	55	113
异亮氨酸	40	34	35	44	36	33	38	37	31	70
缬氨酸	50	55	54	61	42	50	55	52	64	113
苏氨酸	40	39	39	36	31	44	47	36	37	71
苯丙氨酸	60	47	48	50	45	50	56	54	49	81

(3)脂类。谷粒含脂类很少,一般为1%~2%,玉米和小米含量略高,约4%,荞麦较高,约7%,主要集中在胚芽、糊粉层和皮层中。谷类脂类以脂肪为主,分子中多数为不饱和脂肪酸,尤其亚油酸含量高,约占60%,所以营养价值较高。另外,还有少量卵磷脂和植物固醇,这些物质都有降低血胆固醇水平和防止动脉硬化等作用。因此,以玉米油为代表的谷类提取油,对人体具有营养和食疗双重作用,应受到重视。

(4)维生素。谷类主要含有B族维生素,如硫胺素、核黄素、泛酸、尼克酸等,主要集中在胚芽、糊粉层中,胚芽中还含有较多的维生素E。另外,小米和黄玉米中有少量的胡萝卜素。由于维生素主要集中在谷粒的周边位置,所以加工越精细的制品维生素的含量越低。

(5)无机盐。谷类中的无机盐总含量为1.5%~3%,含量最多的是磷,占总无机盐的50%~60%,其次为钙,约占40%,另外还有少量的铁、硒、锌、铜、钼、锰等元素。无机盐的吸收率受含磷植酸盐的影响较大,若用酵母菌发酵,则可降低其干扰作用而提高吸收率。

另外,作为某些地区的代谷类食品的甘薯类,其营养价值与大米的比较见表3-2。由表中可看出,在同样产生100 kcal的热量时,除蛋白质一项稍低于大米外,其他各项都明显高于大米，说明薯类也具有很高的营养价值。

表3-2   **鲜甘薯与大米营养素含量比较**

营养素 粮食	热量 （kcal）	蛋白质 （g）	钙 （mg）	胡萝卜素 （mg）	维生素B₁ （mg）	维生素B₂ （mg）	尼克酸 （mg）	维生素C （mg）
鲜甘薯	100	1.7	27.5	3.3	0.083	0.042	0.42	25
大米	100	2.2	2.8	—	0.048	0.0085	0.39	—

在烹饪过程中，我们很少直接选用整粒的谷粒，一般使用加工制品，如面粉、大米、小米等。表3-3列出了不同出粉率的面粉中营养素的含量，大米、小米等加工制品的营养素含量可参照此表。

表3-3   **不同出粉率小麦粉（100g）的营养素含量**

出粉率 营养素	72%（精白粉）	85%（标准粉）	98%（全麦粉）
淀粉（g）	65～70	64～68	65～67
蛋白质（g）	8～13	9～14	10～14
无机盐（g）	0.3～0.6	0.7～0.9	1.4～1.6
粗纤维（g）	微量～0.2	0.4～0.9	1～2.2
铁（mg）	1	2.2	2.7
钙（mg）	18	38	50
维生素B₁（mg）	0.11	0.31	0.4
维生素B₂（mg）	0.035	0.07	0.12
尼克酸（mg）	0.72	1.6	6
泛酸（mg）	0.6	1.1	1.5

二、豆类的营养价值分析

豆类的种类很多，根据所含蛋白质和糖类的多少，其可分为大豆类和其他豆类。大豆类中的蛋白质和脂类含量高而糖类含量较低，大豆类主要包括黄豆、黑豆、青豆等。在我国，大豆产量最大，分布最广。其他豆类包括蚕豆、豌豆、绿豆、赤豆等，其糖类含量高而蛋白质含量较大豆类低，脂类含量很少。

1.蛋白质

大豆含蛋白质为35%～40%，其他豆类约含20%。豆类是我国居民膳食中蛋白质的重要来源。因为大豆蛋白是来自植物性食品的优质蛋白质，尤其是其赖氨酸含量丰富，粮豆混食，正好弥补了谷类的不足，因此，大豆是谷类理想的互补食品（除蛋白质外，还可补

69

足脂肪、B族维生素、钙、铁等营养素）。

2.脂类

大豆脂类含量为18%～20%，其他豆类低于2%。大豆油中主要是中性脂肪，脂肪分子中不饱和脂肪酸高达85%，其中：亚油酸最多，占不饱和脂肪酸总量的51.5%；其次是油酸，占35.6%，亚麻酸占2.9%。另外，大豆油中还有卵磷脂，约占1.64%，及少量的豆固醇（可抑制胆固醇的吸收），再加上大豆油的天然抗氧化能力较强，所以大豆油是营养价值很高的一种食用油。

3.糖类

大豆含糖类约25%，其他豆类含糖类为50%～60%。这些糖类只有约一半可被消化吸收，主要有蔗糖、糊精和淀粉等，另一半不能被人体消化吸收的主要为棉子糖、水苏糖等，但易被体内肠道细菌分解产生二氧化碳和氨气等引起腹部胀气，所以有胃肠消化道疾病的人应尽量少吃整粒烘炒的豆类。由于那些引起肠道胀气的因素大多靠近外层，所以其在经加工制成的豆腐、豆浆、豆沙、粉丝等豆制品中基本被消除了，从而可以放心食用。

4.维生素

豆类含丰富的B族维生素和维生素E，黄豆中含维生素E约18.9mg/100g，硫胺素0.79mg/100g，核黄素0.25mg/100g，尼克酸2.1mg/100g，另外还含有少量的胡萝卜素。

5.无机盐

豆类中无机盐总量为2%～3%，其中钙、磷、铁含量都较多，分别为367mg/100g、571mg/100g、11mg/100g，其中钙、铁对骨骼、血管、血色素等有重要意义。

获取豆类中各类营养素的途径一般是通过食用豆制品，而加工方法不同的豆制品其营养特点也稍有侧重。豆腐中的蛋白质消化率由整粒时的65.3%提高到92.7%，钙含量也明显提高，约250mg/100g。豆浆与鲜奶比较，其铁含量明显更高，其他成分的比较可参阅表3-4。豆芽含有干豆类没有的维生素C，而且其胡萝卜素和核黄素也明显增多。大豆的发酵制品中如豆豉、豆酱、豆腐乳等，由于微生物的作用，其含有一般植物性食品中几乎不含有的维生素B_{12}且含量丰富，同时蛋白质的消化率也明显提高。由红小豆加工成的豆沙，由于工艺特点，除口感细腻外，还有一定的甜度，既可增进食欲又含有较多的热能，所以适合作为早餐食品。

表3-4　　　　　　　**豆浆与牛奶营养素含量的比较（每100g的含量）**

营养素 食物	蛋白质 （g）	钙 （mg）	铁 （mg）	锌 （mg）	硒 （mg）	硫胺素 （mg）	核黄素 （mg）	尼克酸 （mg）	视黄醇当量 （mg）	维生素 E（mg）
豆浆	4.4	25	2.5	0.24	0.14	0.02	0.02	0.1	15	0.8
牛奶	3.5	120	0.2	0.42	1.94	0.03	0.16	0.1	24	0.21

三、蔬菜和水果的营养价值分析

蔬菜和水果的种类很多，在我们的膳食结构中占有重要地位。由于其含水量大多在90%左右，所以糖类、脂肪、蛋白质的含量一般很低，故不能作为热能的主要来源。食用蔬菜水果的意义在于摄取维生素、无机盐和膳食纤维等成分。

小知识 3-2

俄罗斯人离不开洋葱

洋葱是俄罗斯人最喜欢的蔬菜之一。由于俄罗斯夏短冬长，土豆、胡萝卜、洋葱、圆白菜是俄罗斯人餐桌上的"四大天王"，其尤其离不开洋葱。

在俄罗斯，洋葱最普遍的吃法就是生吃，即将洋葱切成丝后和其他蔬菜一起做成蔬菜沙拉，或者将洋葱丝作为配料和牛排等一起吃。还可以在汉堡、三明治里夹上一些生洋葱丝。洋葱的另一种吃法就是做汤。

洋葱不但为人体提供了多种维生素和无机盐，有激发食欲、帮助消化的功能，而且还具有防腐、抗菌、降糖、降压、镇痛、消炎、止咳、驱虫等作用。洋葱里的含硫有机物是强有力的抗菌物质，能杀死多种细菌，包括造成蛀牙的变形链球菌。因此，医生建议我们每天吃半颗生洋葱，不仅能预防蛀牙，还有助于降低胆固醇、预防心脏病、提高免疫力等。

因此，我们要学习俄罗斯人喜欢吃洋葱，并养成经常吃洋葱的习惯。

1.维生素

在蔬菜水果中含有多种维生素，而且含量丰富，其中最突出的是维生素C、胡萝卜素和核黄素。

（1）维生素C。新鲜蔬菜和野菜中维生素C的含量都很高，如菜花（88mg/100g）、雪里红（83mg/100g）、白菜（51mg/100g）、荠菜（43mg/100g）等。维生素C的含量与叶绿素的分布一般呈正相关的关系，故深绿色的新鲜蔬菜每100g中维生素C的含量一般在30mg以上。因此，绿叶菜是维生素C的良好来源，其次是根茎类和瓜茄类。但辣椒例外，无论形状大小、颜色青红，其维生素C的含量都很多，每100g鲜辣椒中维生素C的含量为89～185mg，比一般蔬菜高几倍。

在常见的新鲜水果和野果中每100g果品含维生素C最丰富的有猕猴桃（700～1 300mg）、酸枣（1 200mg）、鲜枣（300～600mg）、山楂（90～100mg）、柑橘（40～50mg）等。但一些常食水果，如苹果、香蕉、梨、桃、杏等维生素C的含量却较低，约5mg/100g。

（2）胡萝卜素。由于胡萝卜素属于多烯类有色化合物，所以一般绿色、黄色等较深色的蔬菜水果比浅色的含量多，如菠菜、韭菜、芹菜叶、油菜、荠菜、胡萝卜等含量大约为3mg/100g，而菜花、白萝卜、藕等含量只有0.02mg/100g左右，相差较大，所以在膳食调配时应注意蔬菜色泽的搭配。蜜橘、枇杷、杏等水果含量较多，每100g含量分别约为1.67mg、0.7mg、0.5mg，而苹果、梨、桃、香蕉、荔枝等果肉较浅的水果，每100g含量为0.01～0.1mg。

（3）核黄素。每种单一食品中核黄素的含量都较低，要满足人体需要，必须选用多种食物，新鲜的蔬菜水果就是来源之一。含量较多的蔬菜如西兰花、雪里红、香椿、香菜、苋菜等一般每100g核黄素含量为0.1~0.15mg，水果中核黄素含量一般为0.02~0.04mg。

2.无机盐

蔬菜水果是无机盐的重要来源，主要有钾、钙、磷、铁、硒、锌等，多为碱性元素，其对维持人体酸碱平衡有重要意义。一般蔬菜，尤其是叶菜类，钙的含量要高于水果，但应注意除去其中的草酸。每100g净品中的含钙量分别为苜蓿713mg、荠菜420mg、胡萝卜缨350mg、雪里红253mg、芹菜茎160mg、白菜140mg、菠菜72mg、山楂68mg、柑橘56mg、草莓32mg、杏26mg、苹果11mg、桃10mg、香蕉9mg。蔬菜和水果的铁含量差别不大，每100g一般为1~2mg。

小知识3-3

抗癌蔬菜排行榜

蔬菜对人体除具有一定的营养功能以外，还具有抗癌能力。日本国立癌症预防研究所对26万人的饮食与癌症的关系进行了调查统计，证明了蔬菜确实具有较好的防癌功能。该所对40多种蔬菜的抗癌能力进行了综合分析，并进行了抑癌实验，对其中的20种从高到低进行了排列。

1.熟红薯（98.7%）；2.生红薯（94.4%）；3.芦笋（93.7%）；4.花椰菜（92.8%）；5.卷心菜（91.4%）；6.菜花（90.8%）；7.欧芹（83.7%）；8.茄子（74%）；9.甜椒（55.5%）；10.胡萝卜（46.5%）；11.金花菜（37.6%）；12.荠菜（35.4%）；13.苤蓝（34.7%）；14.芥菜（32.9%）；15.雪里红（29.8%）；16.西红柿（23.8%）；17.大葱（16.3%）；18.大蒜（15.9%）；19.黄瓜（14.3%）；20.大白菜（7.4%）。

四、植物性干货原料的营养价值分析

植物性干货原料的种类很多，主要是加工过的植物的根、茎、叶、花、果实以及藻类和食用菌等。常见的有干黄花菜、笋干、玉米片、桂圆、红枣、坚果类、海带、紫菜、蘑菇、木耳等等，这类原料经初加工后，对糖类、无机盐等成分影响不大，但维生素损失较大，尤其维生素C损失严重。如鲜黄花菜维生素C含量为33mg/100g，而干黄花菜则不含维生素C；鲜枣维生素C含量为540mg/100g，而干枣维生素C含量为12mg/100g。

坚果可分为两类：一类富含脂肪和蛋白质，如花生、核桃、葵花籽、松子、榛子等；另一类则是含糖多而含脂肪较少的，如栗子、莲子、白果、菱角等。下面，简单分析一下几种常见的坚果：

①花生。花生是我国产量较大且食用面广的一种干果，含蛋白质约26%。其氨基酸组成特点是，精氨酸和组氨酸较多，赖氨酸、蛋氨酸、异亮氨酸较少，故营养价值较大豆蛋白低。花生含丰富的维生素B_1、维生素B_2、尼克酸等，尤其是维生素B_1的含量是已知天然食物中最多的一种，每100g生花生中含维生素B_1为0.72~1.07mg。在无机盐方面，含磷较多而含钙、铁较少。

②莲子。莲子在烹饪中常作为甜菜用料，如"冰糖莲子羹"等。莲子含糖类最丰富，约62%，以淀粉为主；含蛋白质约16.6%；脂肪含量低，约为2%；莲子中主要含B族维生素，并含少量的维生素C（5mg/100g），且无机盐中仍是含磷多，而含钙、铁量少。

藻类的干制品有海产藻（如海带、紫菜等）和淡水藻（如发菜等），主要含有蛋白质、糖类、维生素和无机盐等。如紫菜含蛋白质约28.2%，发菜含蛋白质约22.8%，海带含蛋白质约8.2%，并且赖氨酸含量较多，可与谷类食品互补。海带含糖类约为56.2%，紫菜含糖约为48.5%，发菜含糖类约为36.8%，主要为黏多糖，还有淀粉和纤维素等；维生素中主要是胡萝卜素和维生素 B_1、维生素 B_2、维生素 B_6、维生素 B_{12} 等；藻类中无机盐含量丰富，主要是钾、钙、钠、氯、硫、铁、碘、硒等。尤其应重视藻类中碘和硒对人体的作用，如每100g干品中，海带含碘24 000mg、含硒5 840mg，发菜含碘1 800mg、含硒7 450mg。

蘑菇是一种深受人们喜爱的食用菌，每100g干蘑菇约含蛋白质36.1g、脂类3.6g、糖类31.2g、钙131mg、磷718mg、铁188.5mg等，由于其较高的营养价值和特殊的鲜味及口感，故被誉为"素中之荤"和"健康食品"。

木耳也叫黑木耳，是我国主要的食用菌之一，每100g干木耳约含蛋白质12.1g、脂类1.5g、糖类35.7g、维生素 $B_1$0.17mg、维生素 $B_2$0.44mg、尼克酸2.5mg、维生素 E11.3mg、钙247mg、铁97.4mg、锌3.18mg、磷292mg、硒3.7μg等，由于黑木耳是高铁食品并具有润肺和清洁肠道等作用，所以也是一种重要的保健食品。

任务二　动物性烹饪原料的营养价值

动物性烹饪原料主要包括畜禽肉类、蛋类、奶类、水产类等，是烹饪原料的重要组成部分，也是我们人体中优质蛋白质以及脂肪和某些维生素、无机盐等营养素的主要来源，下面做简单的分析。

一、畜禽肉类的营养价值分析

1.畜肉类的营养价值

（1）蛋白质。畜肉类蛋白质含量为10%～20%，瘦肉中蛋白质的含量高于肥肉。其蛋白质的氨基酸组成与蛋类相近，除苯丙氨酸和蛋氨酸略低以外，其他氨基酸均较充足。肉中蛋白质的生物价为80左右，利用率较高，但结缔组织中的胶原蛋白和弹性蛋白，其色氨酸、蛋氨酸及酪氨酸极少，属于非优质蛋白质，营养价值较低。

（2）脂类。肉中的脂类主要是中性脂肪和胆固醇，其含量高低与家畜种类及部位都有很大关系，一般在10%～60%，含量高低取决于肉的肥瘦程度。脂肪分子中主要为硬脂酸、软脂酸等高级饱和脂肪酸，还含有少量的油酸、低级饱和脂肪酸等。瘦肉中胆固醇含量约70mg/100g，肥肉中含量为瘦肉的2～3倍，内脏中的含量为瘦肉的4～5倍，脑中含量最高，为2 000～3 000mg/100g。

（3）糖类。动物体内的糖类含量很低，为1%～5%，主要以糖原的形式存在于肝脏和肌肉中。

（4）维生素。猪肉中约含维生素 $B_1$0.5mg/100g，高于牛羊肉（约为0.07mg/100g）。在肝脏中，不仅富含维生素 A 和维生素 D，而且其他维生素含量都很丰富。如羊肝每100g约含维生素 A8 970μg、维生素 B_1 0.42mg、维生素 B_2 2.11～3.57mg、尼克酸 18.9mg、维生素 C18mg。

（5）无机盐。畜肉中无机盐的总量为 0.8%～1.2%，是铁、锌、铜的良好来源，但含钙量少，仅为 7～11mg/100g。猪血的铁含量约为 44.9mg/100g，是铁的理想来源。

另外，畜肉在烹煮时可溶解出一些成味物质，叫作浸出物，包括含氮浸出物和非氮浸出物。**含氮浸出物**是指在烹煮时溶出的一类能溶于水的含氮物质的总称，包括核苷酸、肌苷、游离氨基酸、嘌呤碱等。非氮浸出物有糖原、葡萄糖、琥珀酸、乳酸等。浸出物的成分与肉的风味和滋味有密切关系，尤其含氮浸出物的含量对肉汤味道的影响很重要，浸出物一般可促进食欲并增加消化液的分泌，有利于消化吸收。

2.禽肉类的营养价值

禽肉通常指鸡、鸭、鹅肉，有时也包括鸽肉和鹌鹑肉等，其营养特点与畜肉相近。

（1）蛋白质。禽肉蛋白质的含量及氨基酸组成与畜肉相似，含氮浸出物的含量高于畜肉类，这是禽肉味道比畜肉鲜美的原因之一。

（2）脂类。禽肉中脂肪含量差别较大，鸡肉含脂肪 2%～2.5%，鸭肉含脂肪约 7.5%，鹅肉含脂肪约 10.8%，而肥的鸭、鹅含脂肪为 40%～50%。禽类的内脏含胆固醇也较高，如鸡肝、鸭肝含胆固醇为 400～500mg/100g。

（3）维生素。禽肉中维生素的含量也与畜肉类相似，但鸡胸脯肉中所含尼克酸为 11.6mg/100g，高于畜肉类。禽肉含维生素 E 为 0.67～1.98mg/100g，由于维生素 E 具有抗氧化作用，故禽肉在 -18℃冷藏一年不致酸败。鸡肝中维生素 A 的含量约为 15 270μg/100g，比畜类肝脏高得多，是夜盲症患者最理想的食疗食品。

（4）无机盐。鸡肉中钙的含量与猪肉相当（11～13mg/100g）；铁的含量为 1.5～2.0mg/100g，比畜肉类略高；而鸡肝中含铁 8.2mg/100g，鸡血中含铁 37.8mg/100g，其都是以血色素铁的形式存在，易被人体消化吸收，是铁的重要食物来源。

二、蛋类的营养价值分析

蛋类包括鸡蛋、鸭蛋、鹅蛋、鹌鹑蛋等，一般以鸡蛋为主。各种蛋类的结构和营养特点是一致的，下面做简要分析。

1.蛋白质

其含量为 13%～15%，分子中的必需氨基酸组成非常接近人体需要，生物价在 94 以上，是已知天然食物中最理想的。

2.脂类

其含量为 11%～15%，几乎全部存在于蛋黄中，由于颗粒细小，故极易被消化吸收。蛋黄的脂类中约含卵磷脂 15%，胆固醇 5%，一个鸡蛋约含卵磷脂 600mg，胆固醇 200～300mg。由于卵磷脂的强乳化作用可协助胆固醇代谢，所以不能单纯以蛋黄中胆固醇的含量来考虑对心血管等疾病的影响，而应全面考虑蛋类的营养价值。

3.维生素

蛋类的维生素集中在蛋黄内，其中维生素 A、维生素 D、维生素 B_2 含量丰富，维生素 B_1 和尼克酸相对较少。生蛋清中含抗生物素蛋白和抗胰蛋白酶，能分别妨碍生物素的吸收和蛋白质的消化，所以单从营养学角度分析，生食或食用半生不熟的蛋类都是不科学的，不宜提倡。

　　4.无机盐

　　蛋类也是钙、磷、铁、锌等无机盐的良好来源。蛋类含钙55～65mg/100g，含铁约7.2mg/100g。由于蛋黄食用方便而且铁吸收后完全被利用，所以蛋黄是婴幼儿补铁的良好食品。表3-5中的数字可比较蛋清和蛋黄的营养价值。

表3-5　　　　　　　　　　蛋类各部分的主要营养成分（%）

营养素 ＼ 组成部分	全蛋可食部分	蛋清	蛋黄
水分	75	87	50
蛋白质	13～15	10～12	15～17
脂肪	11～15	微量	33
无机盐	1	0.6	1.7

　　除鲜蛋外还有一些蛋制品，如咸蛋、松花蛋、糟蛋、醋蛋等，其营养价值与鲜蛋基本一致，只是由于加工方法不同，所以又具有各自的一些特点。咸蛋的钠盐含量高，故高血压和肾病患者不宜多食。松花蛋在制作过程中加碱，因此，蛋中的B族维生素被破坏，若工艺中还加黄丹粉的话，则铅含量易超标（正常应小于3ppm），故不宜多食。糟蛋由于工艺特点使钙含量比鲜蛋高40倍，故具有重要的营养意义。

三、奶类的营养价值分析

　　奶类食品主要包括牛奶、羊奶、马奶等。牛奶是人们最普遍食用的乳类食品。奶类的营养价值受动物品种、饲养方法、季节变化、挤奶时间、运输和贮存方式等因素的影响而有所差别，一般情况下其营养素含量大致如下：

　　1.蛋白质

　　鲜奶含蛋白质约3.5%，分子中含有人体需要的各种氨基酸，是一种优质蛋白质。由于牛奶的蛋白质含量约是人乳汁的2倍，所以用牛奶喂婴儿时，应加水或米汤稀释，以便适应其消化吸收的能力。

　　2.脂类

　　牛奶的脂类与人乳相近，为3.4%～3.8%，而且以乳糜化的小颗粒均匀地分布在乳汁中，易被消化吸收。

　　3.乳糖

　　牛奶中乳糖含量约为4.6%，约是人乳的一半，所以饮用牛奶时可适量加糖。奶中的乳糖对促进肠胃蠕动和消化液的分泌以及钙吸收等都有重要作用。

4.无机盐

牛奶中无机盐的含量为0.7%~0.75%，主要有钙、磷、镁、钾、硫等。钙含量为120~125mg/100g，且吸收和利用率高，能满足婴幼儿生长发育的需要，但铁含量较低，约为0.2mg/100g，故牛奶属于高钙低铁食品。因此，用牛奶喂养满4个月的婴儿时，应适当补充含铁丰富的食品，如肉末、肝泥、蛋黄等。

5.维生素

牛奶中含有多种维生素，尤其是在有青饲料的放牧季节，牛奶中的维生素A、维生素D、维生素B_2、维生素C含量特别丰富，其他维生素也有一定的含量。应注意的是，奶中的维生素B_2多为游离型，日光照射会将其破坏，因此，奶类应避光存放。

奶类食品除鲜奶外还有奶酪、奶粉、豆奶粉、花生奶粉、咖啡奶、酸奶等奶制品，其营养价值一般要高于鲜奶，尤其应提倡饮用强化了铁和某些维生素的奶制品。酸奶是一种重要的奶类制品，是鲜奶经乳酸菌等有益菌发酵而成，其营养价值略高于鲜奶，因微生物的发酵作用使酸奶中的蛋白质、B族维生素均有增加，产生的乳酸不仅有利于消化吸收，而且还能抑制肠道中有害菌的生长。同时酸奶还避免了鲜奶易发生肠胀气的缺点，所以饮用酸奶比鲜奶更有利一些。

> **小知识3-4**
>
> **国际牛奶日**
>
> 牛奶的营养十分丰富，是人类"最接近完善的食物"，与人们的生活和身体健康息息相关。许多国家如日本、美国、法国和泰国等都采取不同形式大力推广科学饮奶，尤其是青少年饮奶，以进一步改善国民营养状况，增强人民体质。中国的人均乳品消费量还不到发达国家的10%。
>
> 2000年联合国粮农组织提议并征得了世界700多位乳业界人士的意见后，把每年的6月1日确定为"世界牛奶日"，旨在改善国民营养状况，增强人民体质。"世界牛奶日"活动的目的为以多种形式向广大消费者介绍牛奶的生产情况，宣传牛奶营养价值和对人体健康的重要性，了解广大消费者对牛奶与奶制品的意见和要求。

四、水产品的营养价值分析

1.鱼类的营养价值

(1)蛋白质。鱼类含蛋白质约为15%，其氨基酸组成与肉类相似，尤其蛋氨酸、苏氨酸和赖氨酸较多，也是谷类食物理想的互补食品。并且，鱼类肌纤维较短，结构较疏松，水分含量多，容易被人体消化吸收，是蛋白质的良好来源。

(2)脂类。鱼类的脂类含量为1%~10%，但鳊鱼、鲥鱼的脂类含量多，分别约为15%和17%。由于不饱和脂肪酸含量多，熔点低，故消化吸收率高，尤其鱼油中的DHA有健脑和预防动脉硬化等作用，再加上鱼肉中胆固醇含量较低，为60~114mg/100g，所以，鱼类是我们膳食中的理想食品。

(3)无机盐。鱼类中无机盐含量为1%~2%，主要为钙、磷、铁、锌、铜、碘等。淡水鱼含碘为50~400μg/kg，海产鱼类含碘为500~1 000μg/kg，是畜禽肉类的10~15倍。

因此，鱼类是治疗碘缺乏症的良好食物。

（4）维生素。鱼肉是维生素 B_1、维生素 B_2、尼克酸的良好来源，但所含的维生素 B_1 易被鱼肉中的酶分解，离水时间越长破坏越多，所以应尽量及时烹制，缩短存放时间，以减少其损失。鱼内脏中富含维生素 A、维生素 D、维生素 B_2 等，鱼肝中含有大量的维生素 A 和维生素 D，所以鱼肝也是医药工业制作维生素 A 和维生素 D 制剂的重要原料。因此，从某种意义上说，食用带内脏的小鱼所获得的营养价值要高于食用大鱼时只吃鱼肉。

2.虾、蟹、贝类的营养特点

虾、蟹、贝类在江、河、湖、海中都有分布，种类繁多，常见的有对虾、海蟹、河蟹、牡蛎、扇贝、贻贝、蛤蜊、乌贼、鲍鱼等，属于营养价值和经济价格都较高的一类烹饪原料。

（1）蛋白质。其含量一般为 15%～20%，如对虾含蛋白质约 20.6%，河蟹约 15.7%，扇贝约 14.8%。分子中的氨基酸组成较全面，故属于优质蛋白质。

（2）脂类。其平均含量为 1%～3%，分子中多为不饱和脂肪酸，如对虾脂肪中含不饱和脂肪酸约 60%，与鱼类相似，脂肪呈液态，易被人体消化吸收。

（3）无机盐。虾、蟹、贝类富含钙、铁、磷、钾、碘、锌、铜等，是多种无机盐的理想来源。

（4）维生素。虾、蟹、贝类是维生素 B_2 的良好来源，如海蟹约 0.5mg/100g、河蟹约 0.7mg/100g、田螺约 0.4mg/100g、蛤蜊约 0.9mg/100g；维生素 A 也很丰富，如河蟹约 5 960μg/100g。由于贝类常食能合成维生素 B_{12} 的微生物，所以其维生素 B_{12} 的含量也较高。

五、动物性干货原料的营养价值分析

动物性干货原料一般都有以下特点：

①蛋白质含量高，但有些制品的利用率低，因大多为胶原蛋白。

②脂肪含量低，不含胆固醇或含量很低。

③干制过程中，维生素、脂肪、无机盐等都有不同程度的损失。

1.鱼翅

鱼翅中蛋白质含量很高，约为 85.53%，主要为软骨黏蛋白、胶原蛋白和弹性蛋白，其氨基酸组成中缺少色氨酸、胱氨酸、酪氨酸，是一类不完全蛋白质，不易被人体消化吸收和利用。鱼翅中脂肪含量很低，约为 0.3%，糖类约为 0.2%，无机盐约为 2.24%，其中，钙约为 146mg/100g，磷约为 194mg/100g，铁约为 15.2mg/100g。

2.海参

每 100g 干海参中约含蛋白质 50.2g，脂肪 4.8g，糖类 4.5g，维生素 A39μg，钙 357mg，铁 9.0mg，锌 2.24mg，磷 94mg，硒 150μg，还含有一些游离氨基酸和其他维生素等。因此，海参是一种高蛋白、高硒、低脂肪、低胆固醇食品，再加上它的生长周期长，生活习惯特殊，使其具有一定的食疗价值，尤其对高血压、冠心病、肝炎、贫血等病人有益处。

3.干贝

干贝是由扇贝的闭壳肌制成的干制品，每100g干制品中约含蛋白质63.7g，脂肪3g，糖类15g，无机盐5g（其中以磷为主，钙、铁较少）。由于干贝含有少量的琥珀酸钠，所以具有特殊的鲜美滋味，具有很好的促进食欲的作用。

4.淡菜

淡菜是贻贝的熟干制品，也是一种富硒食品。每100g制品中的营养素含量分别约为蛋白质47.8g，脂肪9.3g，糖类20.1g，钙157mg，铁12.5mg，锌6.71mg，硒120.47μg，磷454mg，维生素A36μg，维生素$B_2$0.46mg等。所以说淡菜是一种营养价值较高的食品，并由于其硒含量丰富，故对内陆缺硒地区的居民具有特殊的营养意义。另外，硒对黄曲霉毒素B_1等致癌物质具有破坏作用，还能抑制体内主要致癌和衰老物质——自由基的生长，提高免疫系统的抵抗能力等，而且由于其经济价格较低，所以日常膳食中可适当选用。

5.虾米

虾米即干虾仁，属于高蛋白、高钙、高铁食品。每100g虾米约含蛋白质47.6g、脂肪2.6g、钙882mg、磷614mg、铁11mg，B族维生素较少。虾仁蛋白质的氨基酸组成合理，属于完全蛋白质，是一种高营养价值的食品。

6.虾皮

虾皮是小虾制熟后干制而成的，每100g虾皮中约含蛋白质39.3g，脂肪3.0g，糖类8.6g，钙2 000mg，磷1 005mg，铁5.5mg，硒74.43μg，维生素$B_1$0.03mg，维生素$B_2$0.07mg，尼克酸2.5mg。由此可认为虾皮是一种价格低、营养高的食品，尤其其所含的钙对人体的营养意义是很大的。

7.蹄筋

蹄筋是猪、牛、羊等动物四肢韧带的干制品，其蛋白质含量约为75.1%，脂肪约为1.8%，糖类约为2%。蹄筋为结缔组织，蛋白质中主要是胶原蛋白，属于不完全蛋白质，消化率和利用率比肌肉中的蛋白质要低，即蹄筋蛋白质的营养价值较低。

任务三　加工性烹饪原料的营养价值

一、食用油脂和调味品的营养价值分析

1.食用油脂的营养价值

食用油脂主要含有甘油三酯，而且还有少量的游离脂肪酸、磷脂、固醇类及脂溶性维生素A、维生素D、维生素E和胡萝卜素等。食用油脂是人体热能、必需脂肪酸和脂溶性维生素的重要来源，通常认为植物油的营养价值高于动物脂。

食用油脂一般为植物油和动物脂。目前常用的食用油脂有猪油、奶油、花生油、大豆油、芝麻油、棉籽油等。

2.调味品的营养价值

调味品能调节和改善食品的味感和嗅感，对食品的色、香、味、形等感官性状的形成

有重要作用。与人们饮食密切相关的调味品，主要有酱、酱油、食醋、食盐、味精等。

酱和酱油主要以大豆、小麦为原料，利用微生物发酵酿造而成。在发酵过程中通过微生物的酶解作用，使酱和酱油有一种特殊的鲜香味，并由于微生物的发酵作用，还产生出原料中没有的维生素 B_{12}（维生素 B_{12} 一般存于动物性原料及海藻中）。

食醋是以粮食等为原料，经醋酸菌发酵而成。烹饪中加入醋，可改善口味，促进食欲，帮助消化；还可软化植物纤维，溶解动物性食品中的骨质，促进钙、磷、铁的吸收；同时，还有利于维生素 C、维生素 B_1、维生素 B_2 等成分的吸收。

食盐的主要成分是氯化钠。目前烹饪中使用的食盐，主要是含强化碘的加碘盐。食盐溶液渗透能力很强，能提出原料中固有的鲜味物质，故有"百味之主"的美称。加碘盐是人体中钠、氯、碘元素的主要来源，一般每人每日摄入 5~10g 即可满足需要。如果肌体长期缺盐，就会引发食欲不振、消化不良、四肢无力等不适症状。但长期摄入过量的盐，又可诱发高血压等疾病。一般情况下，大多数人易出现盐过量，所以我们提倡尽量淡食。

味精的化学名称叫谷氨酸钠，是由蛋白质水解或以淀粉为原料利用微生物发酵而制成的。味精易溶于水、味道鲜美，尤其在弱酸溶液中具有强烈的肉鲜味。因此，味精能改善食品口感，从而增强食欲。

二、其他加工食品的营养价值分析

1.酒类的营养价值

根据酒精的含量，酒分为低度酒、中度酒和高度酒。一般认为，酒精浓度低于20%的为低度酒，20%~40%的为中度酒，高于40%的为高度酒。

啤酒是发酵酒中酒精含量最低的一种饮料酒。它的成分除酒精和水外，还含有可溶性糖类、蛋白质、多肽、氨基酸、甘油、二氧化碳、维生素 B_1、维生素 B_2、尼克酸等。发酵后的啤酒为生啤酒，或称鲜啤酒，经巴氏消毒后的啤酒叫熟啤酒。鲜啤酒口味鲜美，营养成分含量也较高。

葡萄酒含糖量相对较高，主要为葡萄糖和果糖，易被人体吸收。葡萄酒含多种氨基酸，如色氨酸、脯氨酸、赖氨酸、谷氨酸、天门冬氨酸、组氨酸、亮氨酸等。另外，还含有钾、钙、铜、锰等无机盐，尤其是钾盐含量丰富。葡萄酒中还含有丰富的B族维生素，适量饮用能增进食欲、消除疲劳。

黄酒以酒的颜色定名，是我国最古老的一种饮料酒。酒中除酒精和水外，还含有麦芽糖、葡萄糖、蛋白质、氨基酸、有机酸、无机盐等。所以，黄酒也是营养价值较高的一种饮料。

白酒中酒精含量高，其他物质含量少，乙醇挥发慢，所以增色、增鲜效果差，但除腥效果好，对味的渗透及增香效果突出，并由于含酒精量多，其杀菌防腐能力强。因此，烹制加热时间长、原料腥味大的菜肴，可选用白酒。

水和乙醇是酒类的主要成分，其进入人体后通过简单的扩散方式被迅速吸收。但若空腹饮酒，则有60%的酒精在胃中被吸收，所以长期空腹饮酒易损伤胃黏膜，并诱发多种胃病。经试验，1g酒精在体内氧化约提供5kcal的热能，同时还有舒筋活血等作用。所以说，少量饮用低度酒，如啤酒、果酒、黄酒、药酒等有利于人体健康，但若经常大量饮用任何一种酒类，无论是啤酒还是高度白酒，均很容易损害心脏、肝、肾、脑、消化系统等，对人体健康极为不利。因此，人们饮酒要有节制。

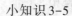

小知识3-5

红酒：真的仅仅带来浪漫与健康？

美国《时代》周刊的健康食品选举中，红酒又跻身前十名，令钟爱红酒的人们对它更加情有独钟。

红葡萄酒由果皮带色的葡萄制成，其中含有花青素和多酚化合物。多酚类物质具有很强的抗氧化作用，对人体心血管具有保护作用，减少血液中的"低密度脂蛋白"，降低血液的凝固性，从而降低心肌梗塞、中风等症的危险性，还能预防许多组织器官的老化。其中最著名的保健物质是"白藜芦醇"，它不仅是强力的抗氧化剂，还具有预防癌症的作用。许多营养学家猜测，法国人患心肌梗塞者较少，可能与他们经常喝红葡萄酒的习惯有关。

不过，红酒虽好，也不能放心畅饮。法国研究者发现，每天喝1～3杯红葡萄酒可使心脏病的危险下降35%，但如果一日饮4杯以上反而会使心脏病的危险上升！这可能是因为，酒中所含的酒精在高剂量时具有升高血脂、促进心血管疾病发生的效应，还会降低B族维生素、锌和铁的吸收率，造成酒精性营养不良。一旦饮用红葡萄酒超过一定数量，脂肪的作用超过了抗氧化物质的作用，便会适得其反，令心脏和肝脏功能受损，皮肤粗糙，容颜提前衰老。因此滥饮红葡萄酒于美容和健康不仅无益，反而有害。

2.饮料的营养价值

不含酒精的饮料称为软饮料，主要有碳酸饮料、饮用矿泉水、茶类饮料、咖啡饮料、蛋白饮料、果蔬汁饮料、发酵饮料、保健饮料等。

碳酸饮料一般称作汽水，有两种：一种是在饮料中加入甜味剂、酸味剂、香料并充入二氧化碳气体的果味汽水，只含有少量糖类，故营养价值较低；另一种是在饮料中添加原果汁或乳类，再与各种配料混合、充气而成，这种饮料含维生素、无机盐、蛋白质、糖等营养素，因此，营养价值相对较高。

饮用矿泉水是由天然矿泉水加工而成的，含有人体需要的多种微量元素。

茶类饮料是我国人民最早饮用的一种饮料，其口感的差别与茶叶的产地、季节、品种、规格有很大关系，所含主要成分相差不大，有茶碱（即咖啡碱）、鞣质（一种多酚衍生物）、微量元素和B族维生素等。咖啡碱是一种生物碱，味苦，能溶于水，是一种温和的兴奋剂，对人体有兴奋、止头痛及利尿作用。所以，经常喝淡茶水有利于身体健康。

发酵饮料，是以奶类加入乳酸菌发酵而成的饮料，成半固态状或液体状，具有特殊风味和较高的营养价值。

能力迁移

1.食用标准米面好

在日常饮食中，人们对食物也应从营养、卫生、感官几方面来要求，所以在为自己选择或为他人推荐主食时，你一般多选用哪些米面？

[分析提示]

①从三种米面（精白米面、标准米面、糙米面）的营养价值来分析。

②从三种米面的感官性状来分析。

③结论：一般应多选择一些标准米面的制品。

2.某健康人午餐吃了一碗米饭、一盘红烧肉、一份鸡蛋汤，下午便出现了身体不适感，如烦躁、嗝逆、返酸水等，试从食物结构分析其原因，并提出合理建议。

[分析提示]

原因：此人午餐缺少蔬菜水果等碱性食品。

解除不适感的方法：吃点苹果或萝卜等碱性的蔬菜水果。

建议：每餐应注意有主食、动物性食物、蔬菜水果等。

知 识掌握

△ 填空题

1.大豆的种类，主要包括_____、_____和_____等。

2.畜肉在烹煮时溶解出的含氮浸出物包括_____、_____、_____和_____。

△ 选择题

1.从营养和感官的角度分析，下列食品中较理想的一种是（　　）。

A.精面粉馒头　　　　B.标准粉馒头　　　　C.全麦粉馒头　　　　D.精面粉面条

2.从获得钙、铁等营养素的角度分析，营养价值较高的一种食品是（　　）。

A.牛奶　　　　B.豆浆　　　　C.豆奶　　　　D.藕粉

3.下列水果中含维生素C较多的一种是（　　）。

A.苹果　　　　B.香蕉　　　　C.梨　　　　D.猕猴桃

△ 简答题

1.食物经烹调后一定会降低营养价值吗？

2.简单说明谷类的营养价值。

3.简单说明豆类的营养价值。

4.从米饭和馒头的成熟方法分析哪种食物中钙、铁、锌的吸收率高？为什么？

5.为什么说豆类是谷类理想的互补食品？

6.简单说明蔬菜水果的营养价值。

7.简单说明浸出物有哪几种？各主要有哪些物质？

8.简单说明禽肉的营养价值。

9.简单说明蛋类的营养价值。

10.简单说明奶类的营养价值。

11.简单说明水产品的营养价值。

12.鱼翅和蹄筋的经济价格较高，其营养价值也高吗？为什么？

13.加碘食盐对人体有什么意义？

△ 案例题

一次外出开会，一行几人在火车上吃早饭，每人两个鸡蛋、一个面包、一杯热牛奶和一些小咸菜等，大家都吃得津津有味，一般都吃下了各自的那一份，但有一位很健康的30多岁的男老师把两个蛋黄丢弃了。当问他原因时，他说胆固醇太高了，并说自从几年前听说鸡蛋黄中胆固醇含量较高以后，就再也不吃蛋黄了。你怎样评价他的观点和做法？

实践训练

　　到市场或超市调查一下海参、鱼翅、鲍鱼的价格并与淡菜、虾皮、蛤蜊等食品进行比较，若花同样的钱（100元）可获得蛋白质、钙等营养素各约多少？（可根据实际情况选择其他原料做比较）

　　（1）实训项目：经济价格与营养价值的关系。

　　（2）实训地点：校外市场或超市。

　　（3）实训要求：定量分析。

　　（4）实训内容：以100元人民币可购买的鲍鱼（或海参、鱼翅）与蛤蜊（或淡菜、虾皮）来分析。

　　（5）完成实训报告。

项目四
平衡膳食

【学习目标】

知识目标：通过本章的学习，了解平衡膳食的概念及实现合理营养的基本条件；了解世界各地居民的膳食结构，正确认识中国居民膳食指南及中国居民平衡膳食宝塔；了解膳食调查方法及实现平衡膳食的工作方法。

能力目标：学会运用平衡膳食和膳食调查初步评价自己的食谱是否合理，掌握科学调配膳食及合理设计筵席的方法。

素质目标：帮助学生学会用科学知识指导实际生活的方法，提高学生的科学素养；具有较强的团队合作意识和沟通交流意识。

【情境导入】

国际公认最健康的吃法，原来是这样的！

《美国新闻与世界报道》杂志召集健康专家，每年一度，对约40种不同的饮食模式进行评估和排名。这些专家都具有良好的专业背景，而且不涉及任何商业利益，站在公正立场上进行评价。

2019年的第一名是地中海饮食模式，第二名是DASH饮食模式（得舒饮食）。第三名是弹性素食（Flexitarianism）。2018年是DASH和地中海饮食模式并列第一。2017年也是这两个拔得头筹。多年来从未改变，它们的排名只是伯仲之间。

评价的标准主要有四个方面：

（1）这种吃法要比较亲民，必须是正常饮食，不是一堆堆的保健品和一包包的营养品，也不能贵到很多人吃不起，或者大部分人买不到其食材。

（2）它要帮助人们在日常生活中轻松预防肥胖，而且随着年龄增加不容易发胖，长期效果有充足的科学证据，不能仅仅是几个月或一两年的短期效果。

（3）这种方法保证营养充足、安全可靠，长年累月吃下去也无损健康。

（4）还要看它对预防各种慢性疾病有没有好处，长期这么吃不容易患上糖尿病和心脑血管疾病。

资料来源　范志红.国际公认最健康的吃法，原来是这样的［EB/OL］.（2019-01-16）.http：//www.360doc.com/content/19/0116/08/60408879_809171760.shtml.

【课堂讨论】

（1）什么是平衡膳食？合理营养需要哪些基本条件？

（2）什么是膳食结构？世界各地居民可分为哪几类膳食结构模式？中国居民膳食结构有哪些特点？

（3）《中国居民膳食指南》都有哪些内容？简述中国居民平衡膳食宝塔的内容及应用？

（4）如何展开膳食调查？如何科学调配膳食及合理设计筵席？

任务一 平衡膳食概述

食物是人体的建筑材料，也是人体的能量来源，饮食是生存的需要。饮食观念分三个阶段，即"吃饱求生存、好吃求美味、吃好求健康"，其中，"吃好求健康"是发展的大方向。我国进入小康社会后，随着营养科学和食品科学日新月异的进展，人们逐渐认识到现代"文明病"多数是食源性疾病，即因膳食不平衡所致。人们的饮食观念已从"吃饱"转向"吃好"，开始考虑"吃什么""怎么吃""吃多少"等问题。怎样才能吃得科学，如何以膳食营养促进健康已成为人们追求的目标。因此，要讲究"吃好"，也就是要讲究合理营养，我们就必须掌握平衡膳食的知识。

一、平衡膳食的概念

根据人体的营养需要，为人体提供足够数量的热能和恰当比例的各类营养素，保持人体新陈代谢的供需平衡的需要，通过合理的膳食制度、合理的食谱编制、合理的选料、加工、烹调等过程组成的符合卫生要求、达到合理营养目的、品种多样化的膳食叫**平衡膳食**。

为了维持人体的正常新陈代谢，保持身体健康，需要通过合理的膳食为其提供各种符合要求的营养素。当营养素摄入过多或过少时，都会影响到人体的正常生理活动，同时，各类营养素只有在互相配合、互相影响下，才能发挥其对人体的生理作用。所以，人体所需的各类营养素，必须有一个最佳的配合量。由于自然界中，没有任何一种单一的食物能满足人体所需的全部营养素，只有通过食用多种多样的食物才能满足人体的正常生理活动，任何偏食、挑食等情况，都会影响到人体健康，因此，必须做到平衡膳食，合理营养。

二、合理营养的基本要求

饮食的最终目的是达到合理营养，满足肌体的正常代谢需要。讲究营养的核心是合理，要想得到合理的膳食营养，就必须对膳食进行合理的调配，制定合理的膳食制度，并采取科学的烹调方法，避免由于膳食构成的比例失调而导致某些营养素摄入过多或不足，避免在烹调中产生有害物质给人体造成不良影响。

1.膳食中各营养素的供给应适应个体的需要

人体摄入营养物质的种类、数量、质量，以及相互的比例，都要适应个体不同生理状态的实际需要，充分供给人们劳动、生活过程中所消耗的能量和营养素，满足人体新陈代谢、生长发育和调节各种生理功能的需要。例如，膳食中合理的能量来源是：碳水化合物占55%~60%、脂肪占20%~30%、蛋白质占10%~15%；膳食纤维虽不能被人体消化和吸收，却能帮助消化和排便等等。

2.食物必须对人体无毒、无害

各种食物必须新鲜、干净，符合食品卫生标准，不能被有毒物质污染，比如不能带有各种微生物病原体、寄生虫卵和化学毒素等。如果膳食中含有各种有毒物质，并超过每日允许的摄入量，即使是人体所需的能量和各类营养物质都符合要求，确实是营养平衡的膳食，也不能达到合理营养的目的，反而会影响到人体的健康，使其染上各种疾病。目前，人们越来越关注食物中的食品添加剂、农药残留以及霉菌毒素的污染等与食品卫生质量有关的问题，所以，保证食物的卫生质量是实现平衡膳食、合理营养的关键。

3.食物应多样并且感官良好

各种各样的食物所含的营养成分不尽相同，没有任何一种单一的食物能供给人体需要的全部营养素。每日膳食要选择搭配多样的食物，满足人体对各种营养素的需要量。食物的色、香、味、形等感官性状良好，就能给用膳者带来一种赏心悦目的感觉，从心理上刺激用膳者消化液的分泌，促进食欲，提高食物的消化吸收率。

4.为用餐者提供良好的用餐环境

中国宴席很早就讲究"四美"（指良辰、美景、赏心、悦事），用餐环境的良好与否，可直接影响到用餐者的心情。在清洁、舒适的用餐环境中愉快地进餐，自然会让用餐者食欲大增，保证有足够的进食量并充分消化吸收营养素。

5.制定合理的膳食制度

在一天的不同时间段里，人体对能量及各种营养素的需要量不尽一致，又由于大脑兴奋抑制过程和胃肠对食物的排空时间与人体生理需要相一致，且存在规律性，因此，把全天的食物定质、定量、定时地分配食用的膳食制度就显得非常重要。当合理的膳食制度确定后，只要到了用膳时间，人体就会表现出食欲，并分泌出足够的消化液，保证营养物质的合理摄入。安排的进餐时间和两餐间隔时间应恰当，一般混合性膳食的胃排空时间为4~5个小时，故两餐间隔一般为5~6个小时。全天各餐食物能量分配比例为：早餐30%，午餐40%，晚餐30%，做到"早吃好，午吃饱，晚吃少"。当然，特殊情况需灵活处理，例如晚上加班者可增加夜餐。

6.用餐者应当具有良好的用餐习惯

不偏食、不挑食、不暴饮暴食。由于单一的食物不能为人体提供全面的营养素，长期性的偏食或挑食就会导致人体营养不良等不健康情况的出现。例如，拒食肉、蛋、奶、豆类等，就会使能量与蛋白质，尤其是优质蛋白质摄入量长期不足，可导致营养不良，甚至会出现消瘦、体力下降、免疫力降低等情况。另外，人体一次消化吸收营养素的能力有限，倘若一次进食量过大，就会增加肠胃的工作负荷，不但不利于人体的消化吸收，而且会伤及脾胃。因此，只有通过平衡膳食，做到合理营养，才能改正不良的饮食习惯。

三、膳食指南和平衡膳食宝塔

　　膳食指南是根据营养学原则和百姓健康需要，结合当地食物生产供应情况及人群生活实践，给出的食物选择和身体活动的指导意见。《中国居民膳食指南》是中国营养学会和中国预防医学科学院营养与食品卫生研究所的专家委员会以科学研究的成果为依据，针对我国居民的营养需要及膳食中存在的主要缺陷而制定的，对改善和优化食物结构，倡导平衡膳食和合理营养具有指导意义，从而达到促进生长发育，提高学习和工作效率，减少与膳食有关的疾病，增强国民体质并延年益寿等目的。

　　为了指导居民合理选择食物，科学搭配食物，吃得营养，吃得健康，从而增强体质，预防疾病，我国于1989年首次发布了《中国居民膳食指南》，之后于1997年和2007年进行了两次修订。在此基础上，2016年5月，国家卫生计生委（现"中华人民共和国国家卫生健康委员会"）正式发布《中国居民膳食指南（2016）》，结合中华民族饮食习惯以及不同地区食物可及性等多方面因素，参考其他国家膳食指南制定的科学依据和研究成果，提出符合我国居民营养健康状况和基本需求的膳食指导建议，目的在于优化饮食结构，减少与膳食失衡有关的疾病发生，提高全民健康素质。

　　《中国居民膳食指南（2016）》由一般人群膳食指南、特定人群膳食指南和中国居民平衡膳食实践三个部分组成。同时推出修订版中国居民平衡膳食宝塔、中国居民平衡膳食餐盘和儿童平衡膳食算盘等三个可视化图形，指导大众在日常生活中进行具体实践。

　　具体内容如下。

　　1.一般人群膳食指南

　　针对2岁以上的所有健康人群提出6条核心推荐，分别为：食物多样，谷类为主；吃动平衡，健康体重；多吃蔬果、奶类、大豆；适量吃鱼、禽、蛋、瘦肉；少盐少油，控糖限酒；杜绝浪费，兴新食尚。

　　第一，食物多样，谷类为主。

　　平衡膳食模式是最大程度保障人体营养和健康的基础，食物多样是平衡膳食模式的基本原则。食物可分为五大类，包括谷薯类、蔬菜水果类、畜禽鱼蛋奶类、大豆坚果类和油脂类。不同食物中的营养素及有益膳食成分的种类和含量不同。除供6月龄内婴儿的母乳外，没有任何一种食物可以满足人体所需的能量及全部营养素。因此，只有多种食物组成的膳食才能满足人体对能量和各种营养素的需要。建议我国居民的平衡膳食应做到食物多样，平均每天摄入12种以上食物，每周25种以上食物。平衡膳食模式能最大程度的满足人体正常生长发育及各种生理活动的需要，并且可降低包括高血压、心血管疾病等多种疾病的发病风险。

谷类为主是指谷薯类食物所提供的能量占膳食总能量的一半以上，也是中国人平衡膳食模式的重要特征。谷类食物含有丰富的碳水化合物，是提供人体所需能量的最经济和最重要的食物来源，也是提供B族维生素、矿物质、膳食纤维和蛋白质的重要食物来源，在保障儿童青少年生长发育，维持人体健康方面发挥着重要作用。近30年来，我国居民膳食模式正在悄然发生着变化，居民的谷类消费量逐年下降，动物性食物和油脂摄入量逐年增多，导致能量摄入过剩；谷类过度精加工导致B族维生素、矿物质和膳食纤维丢失而引起其摄入量不足，这些因素都可能增加慢性非传染性疾病（以下简称"慢性病"）的发生风险。因此，坚持谷类为主，特别是增加全谷物摄入，有利于降低2型糖尿病、心血管疾病、结直肠癌等与膳食相关的慢性病的发病风险，以及减少体重增加的风险。建议一般成年人每天摄入谷薯类250～400g，其中全谷物和杂豆类50～150g，薯类50～100g。

第二，吃动平衡，健康体重。

食物摄入量和身体活动量是保持能量平衡、维持健康体重的两个主要因素。如果吃得过多或活动不足，多余的能量就会在体内以脂肪的形式积存下来，体重增加，造成超重或肥胖；相反，若吃得过少或活动过多，会由于能量摄入不足或能量消耗过多引起体重过低或消瘦。体重过高和过低都是不健康的表现，易患多种疾病，缩短寿命。成人健康体重的体质指数（BMI）应为18.5～24.0。

小知识4-2

体质指数法

目前世界公认的一种成年人评定肥胖程度的分级方法为"体质指数法"，其公式为：体质指数=体重（kg）/[身高（m）]²，成人体质指数分类为18.5～24.0时属正常，18.5以下为体重不足，24.0～28.0为超重，超过28.0为肥胖。

资料来源　WS/T 428-2013成人体重判定。

目前，我国大多数的居民身体活动不足或缺乏运动锻炼，能量摄入相对过多，导致超重和肥胖的发生率逐年增加。超重或肥胖是许多疾病的独立危险因素，如2型糖尿病、冠心病、乳腺癌等。增加身体活动或运动不仅有助于保持健康体重，还能够调节机体代谢，增强体质，降低全因死亡风险和冠心病、脑卒中、2型糖尿病、结肠癌等慢性病的发生风险；同时也有助于调节心理平衡，有效消除压力，缓解抑郁和焦虑等不良精神状态。食不过量可以保证每天摄入的能量不超过人体的需要，增加运动可增加代谢和能量消耗。

各个年龄段人群都应该天天运动、保持能量平衡和健康体重。推荐成人积极参加日常活动和运动，每周至少进行5天中等强度身体活动，累计150分钟以上，平均每天主动身体活动6 000步。多运动多获益，减少久坐时间，每小时起来动一动。多动会吃，保持健康体重。

第三，多吃蔬果、奶类、大豆。

新鲜蔬菜水果、奶类、大豆及豆制品是平衡膳食的重要组成部分，坚果是膳食的有益补充。蔬菜水果是维生素、矿物质、膳食纤维和植物化学物的重要来源，对提高膳食微量营养素和植物化学物的摄入量起到重要作用。循证研究发现，提高蔬菜水果的摄入量，可维持机体健康，有效降低心血管、肺癌和糖尿病等慢性病的发病风险。奶类富含钙，是优质蛋白质和B族维生素的良好来源。增加奶类摄入有利于儿童少年生长发育，促进成人骨骼健康。大豆富含优质蛋白质、必需脂肪酸、维生素E，并含有大豆异黄酮、植物固醇等多种植物化学物。多吃大豆及其制品可以降低乳腺癌和骨质疏松症的发病风险。坚果富含脂类和多不饱和脂肪酸、蛋白质等营养素，适量食用有助于预防心血管疾病。

近年来，我国居民蔬菜摄入量逐渐下降，水果、大豆、奶类摄入量仍处于较低水平。基于其营养价值和健康意义，建议增加蔬菜水果、奶和大豆及其制品的摄入。推荐每天摄入蔬菜300～500g，其中深色蔬菜占1/2；水果200～350g；每天饮奶300g或相当量的奶制品；平均每天摄入大豆和坚果25～35g。坚持餐餐有蔬菜，天天有水果，把牛奶、大豆当作膳食的重要组成部分。

各国膳食指南对成年人乳制品的建议摄入量见表4-1。

表4-1　　　　　　　　　各国膳食指南对成年人乳制品的建议摄入量

国家	每天建议量	国家	每天建议量
美国	3杯（720ml）	土耳其	3杯（600ml）
加拿大	2～3份（500～750ml）	南非	1杯（250ml）
法国	3份（450ml）	印度	3份（300ml）
瑞士	3份（600ml）	智利	3杯（600ml）
澳大利亚	3份（750ml）	日本	2～3份（200～300ml）
英国	每天要吃乳制品	韩国	1杯（200g）
芬兰	500ml	中国	1.5份（300ml）

第四，适量吃鱼、禽、蛋、瘦肉。

鱼、禽、蛋和瘦肉均属于动物性食物，富含优质蛋白质、脂类、脂溶性维生素、B族维生素和矿物质等，是平衡膳食的重要组成部分。此类食物蛋白质的含量普遍较高，其氨基酸组成更适合人体需要，利用率高，但脂肪含量较多，能量高，有些含有较多的饱和脂肪酸和胆固醇，摄入过多可增加肥胖和心血管疾病等的发病风险，应当适量摄入。

水产品类脂肪含量相对较低，且含有较多的不饱和脂肪酸，对预防血脂异常和心血管疾病等有一定作用，可首选。禽类脂肪含量也相对较低，其脂肪酸组成优于畜类脂肪，选择应先于畜肉。蛋类各种营养成分比较齐全，营养价值高，但胆固醇含量也高，摄入量不宜过多。畜肉类脂肪含量较多，但瘦肉中脂肪含量较低，因此吃畜肉应当选瘦肉。烟熏和腌制肉类在加工过程中易遭受一些致癌物污染，过多食用会增加肿瘤发生的风险，应当少吃或不吃。

目前我国多数居民摄入畜肉较多，禽和鱼类较少，对居民营养健康不利，需要调整比例。建议成人每天平均摄入水产类40~75g，畜禽肉类40~75g，蛋类40~50g，平均每天摄入总量120~200g。

第五，少盐少油，控糖限酒。

食盐是食物烹饪或加工食品的主要调味品。我国居民的饮食习惯中食盐摄入量过高，而过多的盐摄入与高血压、胃癌和脑卒中有关，因此要降低食盐摄入，培养清淡口味，逐渐做到量化用盐用油，推荐每天食盐摄入量不超过6g。

烹调油包括植物油和动物油，是人体必需脂肪酸和维生素E的重要来源。目前我国居民烹调油摄入量过多。过多脂肪摄入会增加肥胖，反式脂肪酸会增高心血管疾病的发生风险。每日反式脂肪酸摄入量不超过2g。

小知识4-3

什么是"反式脂肪酸"

在油脂的化学结构中，脂肪酸的氢原子分布在不饱和键的同侧，称为顺式脂肪酸；反之，氢原子在不饱和键的两侧，称为反式脂肪酸。常用植物油的脂肪酸均属于顺式脂肪酸。部分氢化的植物油可产生反式脂肪酸，如氢化油脂、人造黄油、起酥油中都含有一定量的反式脂肪酸。

研究表明，反式脂肪酸摄入量多时可升高低密度脂蛋白，降低高密度脂蛋白，增加患动脉粥样硬化和冠心病的危险性。摄入来源于氢化植物油的反式脂肪酸会使冠心病的发病风险增加16%，如女性将反式脂肪酸摄入量降至总能量的2%，可使冠心病的危险性下降53%。还有研究表明，反式脂肪酸可干扰必需脂肪酸代谢，可能影响儿童的生长发育及神经系统健康。《中国居民膳食营养素参考摄入量（2013版）》提出我国2岁以上儿童和成人膳食中来源于食品工业加工产生的反式脂肪酸的最高限量为膳食总能量的1%，大致相当于2g。

2012年国家食品安全风险评估专家委员会对我国居民反式脂肪酸膳食摄入水平进行了评估，按供能比计算，反式脂肪酸主要来自加工食品，占71%，其中又以所使用的植物油来源最高，约占50%，如植物人造黄油蛋糕、含植脂末的奶茶等；天然食品，如奶类等，占29%，由于膳食模式不同，我国居民膳食中反式脂肪酸目前摄入量远低于欧美等国家。2002年全国营养调查显示，我国居民反式脂肪酸供能比为0.16%，2011年专项调查显示北京、广州两城市居民反式脂肪酸供能比为0.30%。

应减少烹调油和动物脂肪用量，每天的烹调油摄入量为25~30g。对于成年人，脂肪提供能量应占总能量的30%以下。

添加糖是纯能量食物，过多摄入可增加龋齿，引发超重肥胖发生的风险。建议每天摄入添加糖提供的能量不超过总能量的10%，最好不超过总能量的5%。对于儿童和青少年来说，含糖饮料是添加糖的主要来源，建议不喝或少喝含糖饮料和食用高糖食品。

过量饮酒与多种疾病相关，会增加肝损伤、痛风、心血管疾病和某些癌症发生的风险。因此应避免过量饮酒。若饮酒，成年男性一天饮用的酒精量不超过25g，成年女性一天不超过15g，儿童少年、孕妇、乳母等特殊人群不应饮酒。

水是膳食的重要组成部分，在生命活动中发挥着重要功能。推荐饮用白开水或茶水，成年人每天饮用量为1 500~1 700ml（7~8杯）。

推荐的不同人群（轻身体活动水平）食盐、烹调油和饮水摄入量见表4-2。

表4-2　　　　推荐的不同人群（轻身体活动水平）食盐、烹调油和饮水摄入量

项目	幼儿（岁）		儿童少年（岁）			成人（岁）	
	2~	4~	7~	11~	14~	18~	65~
食盐（g/d）	<2	<3	<4	<6	<6	<6	<5
烹调油（g/d）	15~20	20~25	20~25	25~30			
水（ml/d）	总1 300	总1 600	1 000~1 300	1 200~1 400		1 500~1 700	
（杯/日）			5~6杯	6~7杯		7~8杯	

注：2~6岁儿童的总水摄入量包括了来自粥、奶、汤中的水和饮水。1杯水约为200~250ml。

2~4岁总脂肪占能量的35%，4岁以上20%~30%。

资料来源　中国居民膳食指南2016版。

第六，杜绝浪费，兴新食尚。

食物是人类获取营养、赖以生存和发展的物质基础。勤俭节约是中华民族的传统美德。食物资源宝贵、来之不易；应尊重劳动，珍惜食物，杜绝浪费。

优良饮食文化是实施平衡膳食的保障。新食尚鼓励优良饮食文化的传承和发扬。家庭应按需选购食物，适量备餐；在外点餐应根据人数确定数量，集体用餐时采取分餐制和简餐，文明用餐，反对铺张浪费。倡导在家吃饭，与家人一起分享食物和享受亲情。

食物在生产、加工、运输、储存等过程中如果遭受致病性微生物、寄生虫和有毒有害等物质的污染，会导致食源性疾病，威胁人体健康。因此，应选择新鲜卫生的食物、当地当季的食物；学会阅读食品标签、合理储藏食物、采用适宜的烹调方式，提高饮食卫生水平。

基于我国人口众多，且食物浪费问题比较突出、食源性疾病状况不容乐观。减少食物浪费、注重饮食卫生、兴饮食文明新风，对我国社会可持续发展、保障公共健康具有重要意义。

2.特殊人群膳食指南

特殊人群膳食指南包括孕妇乳母膳食指南、婴幼儿喂养指南（0~24月龄）、儿童少年膳食指南（2~5岁、6~17岁）、老年人膳食指南（≥65岁）和素食人群膳食指南。除0~24月龄婴幼儿喂养指南外，特殊人群膳食指南是根据不同年龄阶段人群的生理和行为特点，在一般人群膳食指南的基础上进行了补充。为了更好地传播和实践膳食指南的主要内容和思想，修订了2007版的中国居民平衡膳食宝塔、新增了中国居民平衡膳食餐盘和儿童平衡膳食算盘，以突出可视性和操作性。

①中国孕妇乳母膳食指南。

A.备孕妇女膳食指南。调整孕前体重至适宜水平；常吃含铁丰富的食物，选用碘盐，孕前3个月开始补充叶酸；禁烟酒，保持健康的生活方式。

B. 孕期妇女膳食指南。补充叶酸，常吃含铁丰富的食物，选用碘盐；孕吐严重者，可少量多餐，保证摄入含必要量碳水化合物的食物；孕中晚期适量增加奶、鱼、禽、蛋、瘦肉的摄入；适量身体活动，维持孕期适宜增重；禁烟酒，愉快地孕育新生命，积极准备母乳喂养。

C. 哺乳期妇女膳食指南。增加富含优质蛋白质及维生素A的动物性食物和海产品，选用碘盐；产褥期食物多样不过量，重视整个哺乳期的营养；愉悦心情，充足睡眠，促进乳汁分泌；坚持哺乳，适度运动，逐步恢复适宜体重；忌烟酒，避免浓茶和咖啡。

②中国婴幼儿喂养指南。

A. 6月龄内婴儿母乳喂养指南。产后尽早开奶，坚持新生儿第一口食物是母乳；坚持6月龄内纯母乳喂养；顺应喂养，建立良好的生活规律；生后数日开始补充维生素D，不需补钙；婴儿配方奶是不能纯母乳喂养时的无奈选择；监测体格指标，保持健康生长。

B. 7~24月龄婴幼儿喂养指南。继续母乳喂养，满6月龄起添加辅食；从富含铁的泥糊状食物开始，逐步添加达到食物多样；提倡顺应喂养，鼓励但不强迫进食；辅食不加调味品，尽量减少糖和盐的摄入；注重饮食卫生和进食安全；定期监测体格指标，追求健康生长。

③中国儿童少年膳食指南。

A. 学龄前儿童（2~5岁）膳食指南。规律就餐，自主进食不挑食，培养良好的饮食习惯；每天饮奶，足量饮水，正确选择零食；食物应合理烹调，易于消化，少调料、少油炸；参与食物选择与制作，增进对食物的认知与喜爱；经常户外活动，保障健康生长。

B. 学龄儿童（6~17岁）膳食指南。认识食物，学习烹饪，提高营养科学素养；三餐合理，规律进餐，培养健康饮食行为；合理选择零食，足量饮水，不喝含糖饮料；不偏食节食，不暴饮暴食，保持适宜的体重增长；保证每天至少活动60分钟，增加户外活动时间。

④中国老年人膳食指南。

少量、多餐、细软；预防营养缺乏；主动足量饮水；积极户外活动；延缓肌肉衰减；维持适宜体重；摄入充足食物；鼓励陪伴进餐。

⑤素食人群膳食指南。

谷类为主，食物多样；适量增加全谷物；增加大豆及其制品的摄入，每天50~80g；选用发酵豆制品；常吃坚果、海藻和菌菇；蔬菜、水果应充足；合理选择烹调油。

3. 平衡膳食模式及实践

（1）中国居民平衡膳食模式和图示

《中国居民膳食指南（2016）》覆盖人群为2岁以上健康人群，遵循以食物为基础的原则，充分考虑食物多样化；以平衡膳食模式（balanced dietary pattern）为目标，并考虑实践中的可行性和可操作性。

平衡膳食模式是经过科学设计的理想膳食模式。平衡膳食模式（理想膳食模式）所推荐的食物种类和比例能最大限度地满足不同年龄阶段、不同能量需要水平的健康人群的营养与健康需要。平衡膳食模式是中国居民膳食指南的核心。

①中国居民平衡膳食宝塔。

中国居民平衡膳食宝塔（以下简称宝塔）是根据《中国居民膳食指南（2016）》的核心内容和推荐，结合中国居民膳食的实际情况，把平衡膳食的原则转化为各类食物的数量和比例的图形化表示。

中国居民平衡膳食宝塔（Chinese Food Guide Pagoda）形象化的组合，遵循了平衡膳食的原则，体现了一个在营养上比较理想的基本构成（如图4-1所示）。平衡膳食宝塔共分5层，各层面积大小不同，体现了5类食物和食物量的多少；5类食物包括谷薯类、蔬菜水果、畜禽鱼蛋类、奶类、大豆和坚果类以及烹调用油和盐，其食物数量是根据不同能量需要而设计的，宝塔旁边的文字注释，标明了在能量1 600~2 400kcal之间时，一段时间内成人每人每天各类食物摄入量的平均范围。

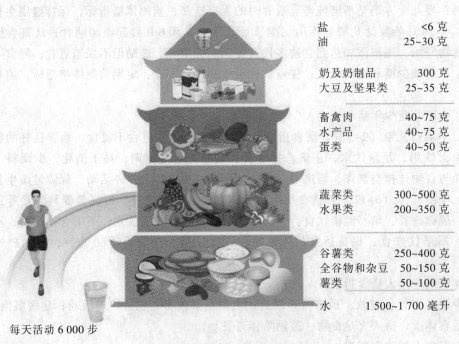

盐	<6克
油	25~30克
奶及奶制品	300克
大豆及坚果类	25~35克
畜禽肉	40~75克
水产品	40~75克
蛋类	40~50克
蔬菜类	300~500克
水果类	200~350克
谷薯类	250~400克
全谷物和杂豆	50~150克
薯类	50~100克
水	1 500~1 700毫升

每天活动6 000步

图4-1　中国居民平衡膳食宝塔

A.第一层谷薯类食物。

谷薯类是膳食能量的主要来源（碳水化合物提供总能量的55%~65%），也是多种微量营养素和膳食纤维的良好来源。膳食指南中推荐2岁以上健康人群的膳食应食物多样、谷物为主。一段时间内，成人每人每天应该摄入谷、薯、杂豆类250~400g，其中全谷物50~150g（包括杂豆类），新鲜薯类50~100g。

谷类、薯类和杂豆是碳水化合物的主要来源，谷类包括小麦、稻米、玉米、高粱等及其制品，如米饭、馒头、烙饼、面包、饼干、麦片等。薯类包括马铃薯、红薯等，可替代部分主食。杂豆包括大豆以外的其他干豆类，如红小豆、绿豆、芸豆等。全谷物保留了天然谷物的全部成分，是理想膳食模式的重要选择，也是膳食纤维和其他营养素的来源。我国传统膳食中整粒的食物常见的有小米、玉米、绿豆、红豆、荞麦等，现代加工产品有燕麦片等，因此把杂豆与全谷物归为一类。2岁以上所有年龄的人都应该保持全谷物的摄入量，以此获得更多营养素、膳食纤维和健康益处。

B.第二层蔬菜水果。

蔬菜水果是膳食指南中鼓励多摄入的两类食物。在1 600~2 400kcal能量需要水平下，推荐每人每天蔬菜摄入量应在300~500g，水果200~350g。蔬菜水果是膳食纤维、微量营养素和植物化学物的良好来源，蔬菜包括嫩茎、叶、花菜类，根菜类，鲜豆类，茄果瓜菜类，葱蒜类及菌藻类，水生蔬菜类等。深色蔬菜是指深绿色、深黄色、紫色、红色等有色的蔬菜，每类蔬菜提供的营养素略有不同，深色蔬菜一般富含维生素、植物化学物和膳食纤维，推荐每天占总体蔬菜摄入量的1/2以上。

水果包括仁果、浆果、核果、柑橘类、瓜果、热带水果等。建议吃新鲜水果，在鲜果供应不足时可选择一些含糖量低的干果制品和纯果汁。新鲜水果能提供多种微量营养素和膳食纤维。蔬菜和水果各有优势，虽在一层，但不能相互替代。很多人不习惯摄入水果，或者摄入量很低，应努力把水果作为平衡膳食的重要部分。多吃蔬菜水果也是降低膳食能量的不错选择。

C.第三层鱼、禽、肉、蛋等动物性食物。

鱼、禽、肉、蛋等动物性食物是膳食指南推荐适量食用的一类食物。在能量需要1 600~2 400kcal水平下，推荐每天鱼、禽、肉、蛋摄入量共计120~200g。新鲜的动物性食物是优质蛋白质、脂肪和脂溶性维生素的良好来源，建议每天畜禽肉的摄入量为40~75g，少吃加工类肉制品。目前我国汉族居民的肉类摄入以猪肉为主，且增长趋势明显。猪肉含脂肪较高，应尽量选择瘦肉或禽肉。常见的水产品是鱼、虾、蟹和贝类，此类食物富含优质蛋白质、脂类、维生素和矿物质，推荐每天摄入量为40~75g，有条件可以多吃一些替代畜肉类。

蛋类包括鸡蛋、鸭蛋、鹅蛋、鹌鹑蛋、鸽蛋及其加工制品，蛋类的营养价值较高，推荐每天1个鸡蛋（相当于50g左右），吃鸡蛋不能弃蛋黄，蛋黄有着丰富的营养成分，如胆碱、卵磷脂、胆固醇、维生素A、叶黄素、锌、B族维生素，无论对于多大年龄的人群都具有健康益处。

D.第四层乳类、大豆和坚果。

乳类、豆类是被鼓励多摄入的。乳类、大豆和坚果是蛋白质和钙的良好来源，营养素密度高。在1 600~2 400kcal能量需要水平下，推荐每天应摄入相当于鲜奶300g的奶类及奶制品；在全球乳制品消费中，我国摄入量一直很低，多吃多种多样的乳制品，有利于提高乳品摄入量。

大豆包括黄豆、黑豆、青豆，其常见的制品包括豆腐、豆浆、豆腐干及千张等。推荐大豆和坚果制品摄入量为15~25g。

坚果包括花生、葵花籽、核桃、杏仁、榛子等，部分坚果的蛋白质与大豆相似，富含必需脂肪酸和必需氨基酸，作为菜肴、零食等都是食物多样化的良好选择，建议每周70g左右（每天10g左右）。10g重量的坚果仁如2~3个核桃，4~5个板栗，一把松子仁（相当于一把带皮松子30~35g）。

E.第五层烹调用油和盐。

油、盐作为烹饪调料，是建议尽量少用的食物。推荐成人每天烹调油为25~30g，食盐摄入量不超过6g。按照DRI中脂肪在总膳食中的能量提供，1~3岁人群脂肪摄入量占膳食总能量35%；4岁以上人群占20%~30%。在1 600~2 400kcal膳食总能量需要水平下，为36~80g。脂肪提供高能量，很多食物含有脂肪，所以烹饪用油需要限量，按照25~30g计算，烹饪油提供膳食总能量10%左右。烹调油包括各种动植物油，植物油包括花生油、豆油、菜籽油、芝麻油、调和油等，动物油包括猪油、牛油、黄油等。烹调油也要多样化，经常更换种类，食用多种植物油可满足人体各种脂肪酸的需要。

我国居民食盐用量普遍较高，盐与高血压关系密切，限制盐的摄入是我国的长期目标，除了少用食盐外，也需要控制隐形高盐食品的摄入量。

F.运动和饮水。

身体活动和水的图示仍包含在可视化图形中，强调增加身体活动和足量饮水的重要性。水是膳食的重要组成部分，是一切生命必需的物质，其需要量主要受年龄、身体活动、环境温度等因素的影响。轻体力活动的成年人每天至少饮水1 500~1 700ml（7~8杯）。在高温或强体力活动的条件下，应适当增加。饮水不足或过多都会给人体健康带来危害。膳食中水分大约占1/3，推荐一天中饮水和整体膳食（包括食物中的水，如汤、粥、奶等）水摄入共计2 700~3 000ml。

运动或身体活动是能量平衡和保持身体健康的重要手段。运动或身体活动能有效地消耗能量，保持精神和机体代谢的活跃性。鼓励养成天天运动的习惯，坚持每天多做一些消耗体力的活动。推荐成年人每天进行至少相当于快步走6 000步的身体活动，每周最好进行150分钟中等强度的运动，如骑车、跑步、庭院或农田的劳动等。一般而言，轻体力活动的能量消耗通常占总能量消耗的1/3左右，而重体力活动者可高达1/2。加强和保持能量平衡，需要通过不断摸索，关注体重变化，找到食物摄入量和运动消耗量之间的平衡点。

值得提出的是，平衡膳食模式中提及的所有食物推荐量都是以原料的生重可食部计算的，每类食物又覆盖了多种多样的不同食物，熟悉食物营养特点，是保障膳食平衡和合理营养的基础。

②中国居民平衡膳食餐盘。

中国居民平衡膳食餐盘（Food Guide Plate）是按照平衡膳食原则，在不考虑烹调用油盐的前提下，描述了一个人一餐中膳食的食物组成和大致比例。餐盘更加直观，一餐膳食的食物组合搭配轮廓清晰明了。

餐盘分成4部分，分别是谷薯类、动物性食品和富含蛋白质的大豆、蔬菜、水果，餐盘旁的一杯牛奶提示其重要性。此餐盘适用于2岁以上人群，是对一餐中食物基本构成的描述。

③中国儿童平衡膳食算盘。

平衡膳食算盘（Food Guide Abacus）是根据平衡膳食的原则转化各类食物的分量图形化的表示，算盘主要针对儿童。与宝塔相比，在食物分类上，把蔬菜、水果分为两类，算盘分成6行，用不同色彩的彩珠标示食物多少，橘色表示谷物，绿色表示蔬菜，蓝色表示水果，紫色表示动物性食物，黄色表示大豆和奶类，红色是油盐。此算盘分量按8~11岁儿童中等活动水平计算，在宣传和知识传播中可以寓教于乐，可与儿童很好地沟通和记忆一日三餐食物基本构成的多少。

"中国儿童平衡膳食算盘"（如图4-2所示）简单勾画了膳食结构图，给儿童一个大致的膳食模式的认识。跑步的儿童身挎水壶，表达了鼓励喝白开水、不忘天天运动、积极活跃地生活和学习。

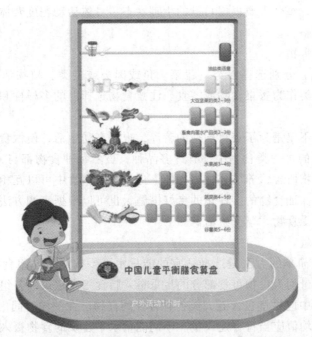

图4-2 中国儿童平衡膳食算盘（2016）

（2）平衡膳食模式的应用

中国居民膳食指南的应用和实践，是把营养和健康科学知识转化为平衡膳食模式的促进和推广过程。在营养和健康宣传教育中，膳食指南为全体营养和健康教育工作者、健康传播者提供了最新最权威的科学证据和资源。我们鼓励营养教育工作者在实践中加入自己的经验和知识，帮助消费者应用，并在生活中加以实践提高。

中国居民膳食指南是消费者健康生活的指导，在生活实践中可广泛运用，特别是：

①设计平衡膳食，自我管理一日三餐。

②了解并实践"多吃"的食物。

③了解并控制"少吃"的食物。

④合理运动和保持健康体重。

⑤评价个人膳食和生活方式，逐步达到理想要求。

其中，设计和计划家庭一日三餐的基本原则有：食物种类和数量能满足一家的营养需要；是全家喜爱的食物和菜肴、价格适宜；烹饪用较短时间和较少劳动、最大限度地保持了营养；三餐饭菜食物多样并有饱腹感；挑选食物时考虑其营养和健康功能等。膳食设计包括以下4个基本步骤：

A.确定膳食营养目标。

膳食指南是基于食物的平衡膳食指导，按照不同能量需要水平的食物量，可以轻松设计一日三餐。

根据中国营养学会膳食营养素参考摄入量DRIS（2013版），可以简单地根据自己的年龄范围和劳动强度来确定能量需要量，直接采用对应的能量值作为膳食设计的目标。

在实际生活中，每个人要根据自己的生理状态、身体活动程度及体重情况，以及食物资源可及性进行调整。

B.确定和选择食物。

根据食物分组，分别选择谷类、蔬菜、鱼或肉类或蛋类、植物油作为主食和烹饪菜肴；选择水果、奶类作为餐桌食物或零食。注意食物选择上的多样性和深色叶菜、全谷物的充足性等。

食物多种多样不仅是为了获得均衡的营养，也是享受生活，使饮食更加丰富多彩的措施。膳食宝塔包含的每一类食物中都有许多品种，虽然每种食物都与另一种不完全相同，但同一类中各种食物所含营养成分往往大体上近似，在膳食中可以互相替换。

食物小分量是保证食物的多样化的良好措施，也可以根据烹调方法、形态、颜色、口感的多样变换，享受食物，享受生活。

C.确定食物用量。

确定食物量最简单的方法是选择适宜的能量水平，按照不同组食物的量进行对应选择，其中食物建议量均为食物可食部分的生重量。膳食指南建议的各组食物摄入量是一个平均值，每天膳食中应尽量包含五大类各种各样的食物。在一段时间内，比如1~2周，各类食物摄入量的平均值应当符合建议量。不同能量水平建议的食物摄入量见表4-3。

表4-3　　　　　　　不同能量水平建议的食物摄入量（g/日）

能量水平	6 700kJ	7 550kJ	8 350kJ	9 200kJ	10 050kJ	10 900kJ	11 700kJ
	1 600kcal	1 800kcal	2 000kcal	2 200kcal	2 400kcal	2 600kcal	2 800kcal
谷类	225	250	300	300	350	400	450
大豆类	30	30	40	40	40	50	50
蔬菜类	300	300	350	400	450	500	500
水果类	200	200	300	300	400	400	450
肉类	50	50	50	75	75	75	75
乳类	300	300	300	300	300	300	300
蛋类	25	25	25	50	50	50	50
水产品	50	50	75	75	75	100	100
烹调油	20	25	25	25	30	30	30
食盐	6	6	6	6	6	6	6

建议食物量所提供的能量及营养素水平表见表4-4。

表4-4　　　　　　　　　　　　建议食物量所提供的能量及营养素水平表

能量水平 kJ (kcal)	蛋白质量 (g)	脂肪量 (g)	碳水化合物量 (g)	膳食纤维量 (g)	维生素B₁量 (mg)	维生素B₂量 (mg)	烟酸量 (mg)	维生素C量 (mg)	维生素E量 (mg)	钙量 (mg)	铁量 (mg)	锌量 (mg)	维生素A量 (μgRE)
6 700 (1 600)	58.8	50.0	210.9	18.0	1.0	1.1	11.5	116.9	28.6	624.7	18.4	9.6	684.4
7 550 (1 800)	66.9	56.9	230.3	19.2	1.0	1.1	12.7	117.5	34.0	665.8	20.2	10.5	697.2
8 350 (2 000)	75.0	59.6	282.0	23.9	1.2	1.2	14.6	150.0	37.7	724.8	23.8	12.0	821.7
9 200 (2 200)	83.2	69.0	284.9	25.1	1.3	1.4	16.1	161.7	39.0	764.3	25.8	13.2	989.4
10 050 (2 400)	87.6	75.0	333.2	28.9	1.5	1.5	17.7	194.2	44.5	805.0	28.6	14.4	1 110.4
10 900 (2 600)	99.8	78.3	373.3	32.4	1.7	1.6	19.8	206.7	47.8	881.1	32.1	16.0	1 155.9
11 700 (2 800)	103.5	79.1	419.7	35.0	1.8	1.7	21.2	227.9	49.2	899.5	34.3	17.0	1 244.1

不同能量水平推荐食物摄入量所提供蛋白质构成比表见表4-5。

表4-5　　　　　　　　不同能量水平推荐食物摄入量所提供蛋白质构成比表

能量水平 kJ (kcal)	蛋白质量 (g)	脂肪量 (g)	碳水化合物量 (g)	膳食纤维量 (g)	维生素B₁量 (mg)	维生素B₂量 (mg)	烟酸量 (mg)	维生素C量 (mg)	维生素E量 (mg)	钙量 (mg)	铁量 (mg)	锌量 (mg)	维生素A量 (μgRE)
6 700 (1 600)	58.8	50.0	210.9	18.0	1.0	1.1	11.5	116.9	28.6	624.7	18.4	9.6	684.4
7 550 (1 800)	66.9	56.9	230.3	19.2	1.0	1.1	12.7	117.5	34.0	665.8	20.2	10.5	697.2
8 350 (2 000)	75.0	59.6	282.0	23.9	1.2	1.2	14.6	150.0	37.7	724.8	23.8	12.0	821.7
9 200 (2 200)	83.2	69.0	284.9	25.1	1.3	1.4	16.1	161.7	39.0	764.3	25.8	13.2	989.4
10 050 (2 400)	87.6	75.0	333.2	28.9	1.5	1.5	17.7	194.2	44.5	805.0	28.6	14.4	1 110.4
10 900 (2 600)	99.8	78.3	373.3	32.4	1.7	1.6	19.8	206.7	47.8	881.1	32.1	16.0	1 155.9
11 700 (2 800)	103.5	79.1	419.7	35.0	1.8	1.7	21.2	227.9	49.2	899.5	34.3	17.0	1 244.1

D.同类食物可以互换。

互换可以更好地增加主食和菜肴的丰富性。同类互换如以粮换粮、以豆换豆、以肉换鱼或蛋。例如大米可与面粉或杂粮互换，馒头可与相应量的面条、烙饼、面包等互换；大豆可与相当量的豆制品互换；原则上动物性食品可以互换，或者瘦猪肉可与等量的鸡、鸭、牛、羊、兔肉互换；鱼可与虾、蟹等水产品互换；牛奶可与羊奶、酸奶、奶粉或奶酪等互换。谷类食物互换表见表4-6至表4-9。

表4-6　　　　　　　　　谷类食物互换表（相当于100g米、面）

食物名称	重量（g）	食物名称	重量（g）
大米、小米、糯米	100	烧饼	140
富强粉、标准粉	100	烙饼	150
玉米面、玉米糁	100	馒头、花卷	160
挂面	100	窝头	140
面条（切面）	120	鲜玉米	750～800

表4-7　　　　　　　　　豆类食物互换表（相当于40g大豆）

食物名称	重量（g）	食物名称	重量（g）
大豆（黄豆）	40	豆腐干、熏干、豆腐泡	80
腐竹	35	素肝尖、素鸡、素火腿	80
豆粉	40	素什锦	100
青豆、黑豆	40	北豆腐	120～160
膨化豆粕（大豆蛋白）	40	南豆腐	200～240
蚕豆（炸、烤）	50	内酯豆腐（盒装）	280
五香豆豉、千张、豆腐丝（油）	60	豆奶、酸豆奶	600～640
豌豆、绿豆、芸豆	65	豆浆	640～800
豇豆、红小豆	70		

表4-8　　　　　　　　　乳类食物互换表（相当于100g鲜奶）

食物名称	重量（g）	食物名称	重量（g）
鲜牛奶	100	酸奶	100
速溶全脂奶粉	13～15	奶酪	12
速溶脱脂奶粉	13～15	奶片	25
蒸发淡奶	50	乳饮料	300
炼乳（甜）	40		

表4-9 肉类互换表（相当于100g生肉）

食物名称	重量（g）	食物名称	重量（g）
瘦猪肉	100	瘦牛肉	100
猪肉松	50	酱牛肉	65
叉烧肉	80	牛肉干	45
香肠	85	瘦羊肉	100
大腊肠	160	酱羊肉	80
蛋青肠	160	鸡肉	100
大肉肠	170	鸡翅	160
小红肠	170	白条鸡	150
蒜泥肠	180	鸭肉	100
猪排骨	160~170	酱鸭	100
兔肉	100	盐水鸭	110

任务二 世界各地居民的膳食结构

目前，一般根据人均国民生产总值、人年均占有粮食量、粮食保障指数（国家粮库存粮维持天数）、人均摄入热能供需比以及恩格尔指数（食物消费支出占生活支出的百分比）等几项经济指标将膳食结构划分为四种类型：

第一种类型为贫困温饱型膳食结构。恩格尔系数超过50%，其他指标都较低，居民的营养状况不良，可描述为"吃饱求生存"的膳食结构。

第二种类型为嗜好型膳食结构。恩格尔系数在50%左右，其他指标较高，肉、蛋、鱼等消耗剧增。在这个阶段，人们追求美味佳肴，可描述为"吃好求口味"的膳食结构。

第三种类型为营养过剩型膳食结构。恩格尔系数低于50%，其他指标较高，动物性食品供应丰富，以高热能、高脂肪、高蛋白饮食为特点。

第四种类型为合理营养型膳食结构。植物性与动物性食物并重，蛋白质、热能基本符合人体的需要。

由于世界上各个地区或国家在自然环境、社会历史、文化背景、民风民俗、经济发展水平等方面存在差异，使不同国家或地区的膳食营养结构及饮食习惯也各不相同。目前，世界饮食结构模式大致可分为欧美模式、发展中国家模式、日本模式三种。

一、欧美模式

欧美各国由于社会经济发达，农、畜、牧、食品工业发展得好，为居民提供了大量丰富多样的食物。食物消费构成具体表现为以畜禽肉、蛋、乳及乳制品，以及鱼类等动物性食物为主，蔗糖和酒类消费量大，淀粉及膳食纤维类食物相对较少。据有关资料统计，美国人均日摄入热能约 3 200kcal，蛋白质 100g 左右，脂肪 130～150g，是典型的"高热量、高脂肪、高蛋白"的膳食结构，属于营养过剩型膳食结构，并由于摄入的多数食物是精细加工过的，加之谷物、蔬菜食用量少，粗纤维摄入量不足，膳食脂肪及含糖量又较高，因此，很容易引起肥胖症、高血压、心脑血管疾病等，同时也使肿瘤发病率上升。由于各种慢性病发病率的增高，其引起人们的重视，近年来欧美各国已经开始改变自己的饮食习惯，一些营养学家也提出了本国营养结构改进的方向。美国农业部和卫生与公众服务部2011 年 1 月 31 日联合发布新版《美国人饮食指南》，该《指南》每 5 年更新一次。此次新版强调"享受食物，但吃少一点"，建议美国人少吃盐、多吃素。在保证日常热量需求的前提下，个人的健康饮食方案应该遵循以下建议：增加蔬菜和水果的食用量；食用多种蔬菜，特别是墨绿色、红色和橙色的蔬菜以及豆类；食用的粗粮至少应该占到谷物食用量的一半。用粗粮来替代细粮以增加粗粮的食用量；增加脱脂或低脂的牛奶以及牛奶制品的食用量，例如牛奶、酸奶、奶酪；选择富含蛋白质的食物，包括海产品、瘦肉、家禽、鸡蛋、豆类以及豆类制品和无盐的干果；增加海产品食用的数量和种类，选择海产品以取代肉类和家禽类食物；选择能够提供大量钾、膳食纤维、钙和维生素 D 的食物，包括蔬菜、水果、粗粮以及奶制品。

二、发展中国家模式

发展中国家模式属热能与蛋白质不足型。多数发展中国家，如泰国、印度尼西亚等国家都属于这一类型。该类型膳食结构植物性食品消费量大，动物性食品消费量低，虽然能量能够满足人体需要，但蛋白质、脂肪摄入量均不足，尤其是动物性食品更加缺乏，还有相当一部分人连温饱问题都未能解决。据有关资料统计，发展中国家三大生热营养素供给量占总热量的比例分别是：蛋白质 10%，脂肪 11.7%，碳水化合物 78.3%。因此，发展中国家属于贫困温饱型膳食结构。这些国家要想做到平衡膳食，还需付出很大的努力。

三、日本模式

日本的膳食营养结构是在本国传统的素食基础上，融合了西方膳食中合理的部分后形成的较合理的营养结构。传统的日本饮食以米饭为主，伴以酱菜、咸菜、海鱼。后来，日本政府为了提高国民素质，提出了科学的膳食计划，培养了大批营养专业人员，指导国民平衡膳食，使动物蛋白和豆制品被大量摄入，提高了国民的身体健康，人均身高增加，人均寿命延长。日本人均每日摄入热能为 2 300～2 500kcal，蛋白质约 80g（其中动物性蛋白质 50%），脂肪约 70g。膳食组成中食品品种多样，美味食品、方便食品营养丰富。整体上蛋白质、脂肪、碳水化合物以及热量的比例均较为理想。目前，他们年平均消费的谷物在 110kg 左右，动物食物 137kg 左右，动植物食物近似相等，属于合理营养型膳食结构。

日本的膳食保持了东方以大米为主食的习惯，吸取了欧美膳食的一些长处。相对于欧美而言，日本膳食在肉类、乳及乳制品、油脂、蔗糖等方面消费较少，在谷类、豆类、蔬菜类，特别是在海产品等方面消费较多；和发展中国家相比，其蛋白质摄入量充足，每日营养及热量供应协调合理。因此，日本模式是一种较理想的膳食模式。

四、目前我国居民的模式

我国目前的膳食结构属于以植物性食品为主，动物性食品为辅的膳食类型。我国烹饪文化源远流长，饮食营养古已有之，"五谷为养，五果为助，五畜为益，五菜为充"的传统饮食思想一直影响着我国居民的膳食。

1.我国传统膳食结构的特点

由于我国人口众多，经济、文化发展不平衡，食物消费现状也存在相当大的差异，即"营养不良与营养过剩同在，贫困病与富裕病并存"。虽然这样，我国居民长期以来形成的以粮为主，适量搭配肉类和一些蔬菜、水果的膳食结构，还将在今后较长时期存在下去。

（1）优点。我国传统的膳食结构除了以色、香、味、美、形俱佳的优点早在世界享有盛名外，中国的膳食结构在避免西方膳食模式所带来的"文明病"方面很有效果。我国膳食结构与西方膳食结构相比，其优点为：

①植物性食物为主，动物性食物为辅，荤素搭配，各种营养素的比例对成年人较为适宜。

②膳食纤维含量丰富，故降低了肠道疾病的发生率等。

（2）缺点。我国膳食结构虽有很多优点，但也有一些明显的不足，归纳起来有以下几点：

①动物性食物和豆类食物含量较低，使少数矿物质和维生素的供应量不足，如钙、铁、核黄素、维生素A等；虽然热能和蛋白质的供应量基本满足需要，但蛋白质的利用率不够理想。

②一些不科学、不文明的饮食习惯依然存在，如酒消费过多等。

③食物消费的不平衡问题突出，营养过剩与营养不良并存的状况有加剧趋势等。

2.改进我国传统的膳食结构的几点建议

国务院办公厅发布的《中国食物与营养发展纲要（2014—2020年）》指出：

（1）食物消费量目标。推广膳食结构多样化的健康消费模式，控制食用油和盐的消费量。到2020年，全国人均全年消费口粮135kg、食用植物油12kg、豆类13kg、肉类29kg、蛋类16kg、奶类36kg、水产品18kg、蔬菜140kg、水果60kg。

（2）营养素摄入量目标。保障充足的能量和蛋白质摄入量，控制脂肪摄入量，保持适量的维生素和矿物质摄入量。到2020年，全国人均每日摄入能量2 200～2 300kcal，其中，谷类食物供能比不低于50%，脂肪供能比不高于30%；人均每日蛋白质摄入量78g，其中，优质蛋白质比例占45%以上；维生素和矿物质等微量营养素摄入量基本达到居民健康需求。

（3）营养性疾病控制目标。基本消除营养不良现象，控制营养性疾病增长。到2020年，全国5岁以下儿童生长迟缓率控制在7%以下；全人群贫血率控制在10%以下，其中，孕产妇贫血率控制在17%以下，老年人贫血率控制在15%以下，5岁以下儿童贫血率控制在 12% 以下；居民超重、肥胖和血脂异常率的增长速度明显下降。

任务三　平衡膳食的工作方法

一、膳食调查

为了了解人群的全面营养状况，就必须对该人群进行全面的膳食调查。膳食调查是通过调查了解群众中有代表性的一些人，平均一天所吃食物的种类和数量，然后根据所吃的各种食物中的营养素含量，计算出每人每天的各种营养素的平均摄入量，并将其与推荐的营养素供给量标准进行比较，从而评估该群体的膳食质量是否能够满足人体需要。

常用的调查方法有记账法、询问法、称重法、化学分析法等，调查时，可以选取一种或两种方法合并应用。一般来说，调查的日数不应该少于 5 日，也可根据情况延长或缩短。

1.记账法（查账法）

此法简单易行，其方法是调查饮食单位在某一时间段（如一个月）内的各种食物的发票及账本，查出该段时间内单位消费的食物种类及数量，再准确统计出就餐人数，然后根据这些数据统计出每人每天各种食物的平均摄入量，再按食物成分表计算出每人每天各种营养素及能量的摄入量。这种方法适合饮食账目清晰的集体饮食单位，有利于进行较长时间段的膳食调查。这种方法是从购货的角度进行调查的，不能忽视食物在加工过程中的损耗，因此，进行数据统计时，必须将饮食单位的损耗，以及可能存在的食物浪费现象，在计算消耗时加以扣除。

2.询问法

这种方法是通过问答的方式，由被调查者回顾其最近 24 小时内所吃食物的种类及数量，再由此估算出其摄入的能量及各种营养素。该方法简单易行，由于是通过调查对象进行回顾的，再加之只统计了调查对象一日的进餐情况，因此，结果不是十分准确，但此种方法还是可以了解群体在膳食中的明显缺陷及膳食质量的概况。

3.称重法

这种方法是将饮食单位或个人每日食用的各种食物，都分别称出生重，烹调之后，再称出熟重，并计算出生熟的比例，再由实际食入的熟食换算出生食重量，然后根据食物成分表计算出每人每日的能量和各种营养素的摄入量。该方法能较准确地反映出被调查对象的营养摄入情况，但比较费力，为了使调查更加准确，一般应最少调查一个星期。

4.化学分析法

该方法是将被调查者一日中各餐食物备留等质、等量的另一份送实验室进行营养分析，通过化学的方法得出被调查者一日中各种营养素及能量的摄入量。该法一般连续分析 3 ~ 5 日，结果准确，但需专业人员及专业仪器才能完成。

小知识4-4

正确认识"食物酸碱平衡论"

在食物化学研究中，食物分为成酸食物和成碱食物（或称酸性食物和碱性食物），其分类是按照食物燃烧后所得灰分的化学性质而定。如食物灰分中含较多的磷、硫、氯元素，溶于水后因酸性阴离子占优势而呈酸性；如灰分中含较多的钾、钠、钙、镁，则呈碱性。这种分类主要用于区分食物的化学组成。

食物进入人体后，会经过消化吸收和复杂的代谢过程，形成的代谢产物有的呈酸性、碱性，还有的呈中性。尽管人体代谢过程中不断产生酸性和碱性的代谢产物，但正常人体具有完整的缓冲系统和调节系统，具有自我调节酸碱平衡的能力，血液的酸碱度是各种代谢产物综合平衡的结果，食物的酸碱性不会改变人体的酸碱平衡。《中国居民膳食指南》强调食物多样和平衡膳食，使人们在享受丰富食物的同时，汲取充足而合理的营养，没有必要顾忌"酸性"还是"碱性"。

二、科学调配膳食

1.科学调配膳食的原则

（1）了解用餐者的具体情况。科学调配膳食的最终目的是满足用餐者的合理营养。由于用餐者在性别、年龄、劳动强度、生理状况不同时所需要的各种营养素的比例及数量均不一致，所以只有弄清用餐者的身体情况，才能做到合理配膳。就像医生开药方时，要对症下药。例如，儿童膳食与成人膳食就存在很大差别。

（2）注重选料的多样性，合理摄入营养素。人的任何活动都离不开能量及全面的营养素支持，每天必须有足够的热能及营养素维持人体的正常生理活动及工作、学习等。自然界中的食物多种多样、丰富多彩，不同的食物所含营养素的成分各不相同，只有注意选择原料的多样性，才能保证足够的能量及营养素的摄入，维持人体的一切生理活动。但各种营养素又不是孤立地发挥其生理作用，它们之间存在着互相依赖、互相制约的关系，当某种营养素过多或过少时，都会对人体产生危害，因此，各种营养素的适量配合尤其重要。例如，糖类和脂肪对蛋白质有节约作用；高蛋白膳食有利于维生素 B_2 的利用和保存；过量的脂肪摄入会干扰钙的吸收。因此，应当使各营养素的供应量及比例合理。

（3）科学的配菜方法及烹调技法。配菜直接决定了菜肴中各种营养素的含量，因此，配菜时不仅要做到色、香、味、形整体的合理搭配，更要注意，根据所选原料的营养价值、理化性质进行科学配菜。例如，动物肝脏中含有丰富的铁，蔬菜中含有丰富的维生素C，二者烹调在一起，维生素C可以使不易吸收的有机铁还原为二价铁，便于人体吸收利用。研究表明，肉和蔬菜合吃，蛋白质的消化吸收率可提高10%～20%。

采用科学的烹调技术不仅可以使菜肴的色、香、味、形俱佳，提高用餐者的食欲，更能使食物中的营养素尽可能地保留，提高消化吸收率。

（4）适应季节特点。不同的季节气温不同，气温既可影响人们对营养素的需要，也影响人们的食欲。因此，不同的季节对膳食的质量和感官性状也有不同要求。春季，易出现"春困"现象，应注意维生素的摄入，尤其应注意配给足量的B族维生素和维生素C。选料时注意豆制品、新鲜蔬菜和山间野菜的选择。夏季，出汗多，易流失较多的维生素、无机盐等，同时人们的食欲普遍下降，饭菜应以清淡、爽口为原则，多配给蔬菜、水果。当然，也应注意蛋白质的供应。烹调方法以拌、炝为主，也可适当选用辛辣、酸味食品，以刺激食欲。秋季，人们的食欲往往大大增强，可适当增加些厚味食物，如肉类、鱼类等，但应特别注意食物体积和内在的营养素的关系，避免过食使身体发胖或导致某些疾病。冬季，天气寒冷，热能消耗多，易于饥饿，此时的饭菜应以浓厚、味重、热食为主，应多供给些含热量较高的动物性食品，同时注意维生素C的配给。

（5）符合卫生要求。所有菜肴、主食要符合卫生要求，以避免由于卫生不合格而降低了营养价值和食用价值。

2.科学调配膳食的方法

科学调配膳食的方法包括合理编制食谱、合理设计筵席等。编制食谱和设计筵席时，除了解用餐者的年龄、性别、劳动强度、生理状况等以确定能量及各种营养素的供给标准外，还应尽可能地照顾到用餐者的经济状况、饮食习惯、民族或地方风俗等情况，并根据平衡膳食的要求，以《中国居民膳食指南》为参考，精心设计并编制出切实可行而又完善的食谱和筵席菜单。这是合理利用食物，提高用餐者健康水平的重要措施之一。

（1）食谱编制。

①食谱编制的概念与目的。

食谱编制是指为了满足合理营养的需要，对膳食计划调配的方法。食谱是将一日或一周膳食中的各餐主、副食品的名称、数量、烹调方法等内容列成的一种表格。通过编制食谱可明显地反映出膳食质量的好坏及食物的配制是否符合平衡膳食的原则；指导采购人员合理采购烹饪原料并为成本核算提供依据；指导烹饪工作者充分利用烹饪原料，有计划地配膳并采取合理的烹调方法；引导用餐者合理进餐，使其获得的热能和各类营养素都能适应生理需要。食谱可按日或周进行编制。

②食谱编制的方法。

A.由所需热能算出产热营养素的推荐摄入量。根据用餐者的生理状态和劳动强度查表确定所需热能，再由适当的百分比算出糖类、脂肪和蛋白质的供给量。如某进餐者每日需2 700kcal的热能，若按糖类占65%、脂肪占23%、蛋白质占12%计算，则：

糖类=2 700×65%÷4=439（g）

脂肪=2 700×23%÷9=69（g）

蛋白质=2 700×12%÷4=81（g）

B.由糖类算出所需主食量。每日糖类可95%由粮食提供，5%由单糖、双糖或点心、水果等提供。若按粮食含糖量为70%计算，则主食量约为596g（439×95%÷70%）。

C.由主食中蛋白质含量与推荐摄入量的差额算出优质蛋白质食物供给量。粮食中的蛋白质含量约为10%，则由主食提供的蛋白质约为59.6g，差额为21.4g（81-59.6），应由蛋类、奶类、肉类、鱼虾类、豆制品等来提供，通过查"营养成分表"算出具体数量。大约可由一个50g左右的鸡蛋、一包250g左右的鲜奶、100g豆腐（含蛋白质分别约为7.5、8.5、7.5g）来提供；也可由50g瘦肉、100g鱼虾（含蛋白质分别约为8.5、15g）来提供等等。一般应由几种食物混合配膳以补充差额，而不提倡多量食用同一种食物。

D.由食物中脂肪含量与标准量的差额算出烹调用油等纯油脂的数量。一般主食中脂肪含量少，按1%计算约提供6g；动物性食品中含量较多，但不同品种的具体含量差别较大，可提供20～50g。其来源可由植物油和动物脂（猪大油、奶油等）两部分提供。但食物中既有鸡蛋又有肉类、奶类等动物性原料，则烹调用油应适当降低，为20～30g。

E.由维生素C及其他维生素的含量计算蔬菜、水果的供给量。各种蔬菜、水果中所含的维生素C及其他维生素的数量有一定的差别，一般情况下每日蔬菜、水果的总供给量为500～700g，即可满足维生素的推荐摄入量。

F.估计无机盐的供给量。在每日膳食中蛋白质、脂肪、糖类、维生素供给量得到满足的情况下，无机盐也是不会缺少的，因而不需要再进行计算。若因特殊需要，则可重点选用含某种无机盐多的食物。如为改善缺钙的营养状况，可尽量选择奶类、鱼虾类和豆制品等；为改善贫血的营养状况，可尽量选瘦肉、肝脏、蛋类、海产品、豆制品、大枣、桂圆等。

G.选料制表。根据食谱编制的原则，使三餐膳食中的各种营养素都保持较为合理的比例，以提高各种营养素的利用率。一般认为，组成每日膳食的基本食物有如下几类：米、面和薯类；绿色或黄色蔬菜；水果和瓜茄；蛋白食品类（肉、蛋、奶、鱼虾、豆制品等）；烹调用油；食盐及其他调味品；少量个人特殊爱好的食品等。至于具体品种的选择，可根据生活习惯、经济水平和季节特点等灵活掌握。

［例4-1］一位男中学生的一日食谱。

根据《中国居民膳食营养素参考摄入量（2013年版）》中的推荐摄入量，男生14～18周岁每日所需热能约2 850kcal（11.92MJ），根据食谱编制的原则和方法，列出表4-10。表4-10中膳食可获糖类约428g、脂肪约72g、蛋白质约122g，占热能总数分别为：60.1%、22.8%、17.1%，基本符合要求。除能量外，还可获得钙约1 100mg、铁约20mg、维生素C约100mg，其他营养素也基本能满足其生长发育、学习及体育活动等方面的需要。

表4-10　　　　　　　　　　一位男中学生的一日食谱

餐别	饭菜名称	原料名称	数量（g）	说　明
早餐	热牛奶	鲜牛奶	250	葱、姜、蒜、味精等调味品适量
	豆沙包	面粉	100	
		豆沙	50	
	煎鸡蛋	鸡蛋	100	
		花生油	8	
	咸菜	辣榨菜丝	10	
课间	水果	苹果	100	若早餐没喝牛奶，可加酸奶或其他奶制品

续表

餐别	饭菜名称	原料名称	数量（g）	说　明
午餐	米饭	大米	220	
	炒大白菜	大白菜	150	葱、姜、蒜、味精等调味品适量
		豆腐	50	
		瘦肉	20	
	炸鸡腿	鲜鸡腿	100	
	番茄鸡蛋汤	番茄	50	葱、姜、蒜、味精等调味品适量
		鸡蛋	20	
		花生油	12	
晚餐	馒头	面粉	150	
	海米炝芹菜	鲜芹菜	150	葱、姜、蒜、味精等调味品适量
		虾米	10	
	红烧鲅鱼	鲜鲅鱼	50	
		花生油	13	
	稀饭	玉米面	50	

[例4-2] 假设用膳者为成年办公室女性职员，属从事轻微体力劳动者，其一日食谱见表4-11；该食谱营养分析见表4-12。

表4-11　　　　一位办公室女职员的一日食谱

餐别	饭菜名称	原料名称	数量（g）
早餐	牛奶	牛奶	150
	面包	面粉	50
	酱黄瓜	黄瓜	50
午餐	蒸米饭	大米	200
	西红柿炒蛋	西红柿	100
		鸡蛋	50
		花生油	10
	金菇肉丝	金针菇	100
		肉丝	40
		花生油	5
晚餐	肉丝烩面	肉丝	10
		面粉	200
	菠菜带鱼	菠菜	300
		带鱼	50
		花生油	10
	水果	芒果	100

表4-12						一位办公室女职员的食谱营养分析表						
指标\食物	重量 (g)	能量 (kcal)	蛋白质 (g)	脂肪 (g)	碳水化合物 (g)	膳食纤维 (g)	视黄醇当量 (μg)	硫胺素 (mg)	核黄素 (mg)	抗坏血酸 (mg)	钙 (mg)	铁 (mg)	锌 (mg)
大米	200	696	15.4	1.2	153.6	1.2	—	0.32	0.16	—	22	2.2	2.9
面粉	250	860	28	3.75	178.5	5.25		0.7	0.2		77.5	8.75	4.1
鸡蛋	50	78	6.9	5.6	0.65		97	0.065	0.16		22	1.7	0.5
带鱼	50	64	8.8	2.4	2	—	14	0.01	0.03		14	0.6	0.35
瘦猪肉	50	72	10.2	3.1	1		22	0.27	0.05	—	3	1.5	1.5
牛奶	150	81	4.5	4.8	4.5	—	36	0.45	0.21	1.5	156	0.45	0.63
西红柿	100	19	0.9	0.2	3.5	0.5	92	0.03	0.03	19	10	0.4	0.13
金针菇	100	26	2.4	0.4	3.3	2.7	5	0.15	0.19	2	—	1.4	0.39
菠菜	300	72	7.8	0.9	8.4	5.1	1 461	0.60	0.54	246	1233	77.7	11.7
黄瓜	50	12	1.5	0.15	1.1	0.6	15	0.03	—		26	1.9	0.45
芒果	100	32	0.6	0.2	7.0	1.3	1 342		0.04	23		0.2	0.09
花生油	25	225		25							3	0.7	0.12
合计	1 425	2 237	87	47.7	363.55	16.65	3 084	2.635	1.61	291.5	1 566.5	97.5	22.86

（2）合理设计筵席。筵席，是人们为了一定的社交目的，根据接待规格和礼仪程序编排的一整套菜点，带有规格化和聚餐化，也称之为"菜品的组合艺术"，是中国饮食文化最为精彩的内容之一。我国传统的筵席属高脂肪（占40%～60%）、高蛋白（占40%～50%）、低糖类（不足20%）的不合理膳食。精细食品过多，重荤轻素，追求山珍海味，注重菜品的味与形等感观要求，往往忽视了菜肴的营养平衡，造成了筵席上各营养素的调配不够平衡，某些营养素过剩，而另一些营养素又不足，违反了平衡膳食的原则。因此，筵席在设计时应遵循以下原则：

①注重选料的多样性。原料的多样性不仅可以丰富筵席的菜品，更重要的是能保证饮食者摄取人体所需的各种营养素。

②重视蔬菜、水果在筵席中的作用。受我国传统筵席及烹调技术的影响，筵席中某些维生素和矿物质往往数量不足，达不到平衡膳食的要求，而蔬菜、水果中钾、钙、铁等矿物质和胡萝卜素、维生素C、维生素B_2等含量较丰富。同时，良好的色、香、味、形等感官特点以及丰富的纤维素、果胶、有机酸等成分都对人体具有重要意义。

③注重荤素搭配。除了一些具有特色的菜肴使用单一原料外，筵席中尽量少用单料菜，提倡多用荤素结合的菜肴，这对于提高和改善菜肴的营养价值意义重大。筵席的荤素搭配合理可使人体内酸碱平衡，有利于各种营养素的吸收及人体健康。

④满足筵席对菜肴色、香、味、形、卫生等的要求，并注重筵席菜肴的季节性。

筵席中各种菜肴的比例关系大致为：

一般筵席冷盘约占10%，热炒菜约占40%，大菜与点心约占50%；中档筵席冷盘约占15%，热炒菜约占30%，大菜与点心约占55%；高档筵席冷盘约占20%，热炒菜约占30%，大菜与点心约占50%。

［例4-3］10位男性中等体力劳动者参加的筵席。

筵席的热能含量和分配不能等同于日常饮食，既要满足入席者的实际需要，又要体现出筵席的喜庆氛围，还要考虑到应有适当的剩余，所以，热能总量应比就餐者实际需要高出一个劳动强度。三种产热营养素的分配一般认为蛋白质占15%～20%，脂肪占40%～45%，糖类占35%～40%比较适宜。筵席一般是安排在午餐或晚餐时间，所以热能数量应占总热能的40%～50%，而一般不以30%来计算。由于参加筵席的是10位男性中等体力劳动者，则总热能应为13 500kcal（2 700×10×50%），上下浮动10%都是合理范围。

筵席设计如下：

①筵席名称：一般筵席。

②进餐者：10位男性中等体力劳动者。

③进餐方式：自选式。

④席单编制：以荤素搭配为原则。

A.凉菜：海蜇皮拌黄瓜、陈皮牛肉、菠菜拌粉丝、姜汁松花蛋、酸辣白菜、酱猪肝、海米拌芹菜、火腿肠等。

B.热菜、大菜：青椒炒肉片、宫保鸡丁、蒜茸茼蒿、大虾、四季豆炒肉丝、清炖加吉鱼、家常豆腐、鱼香肉丝、糖醋里脊、什锦菜心及几款汤菜等。

C.面点、水果：八宝饭、菊花酥、锅贴、花卷、豆沙包及适量的应时水果等。

⑤编制生热营养素含量及热比值分析表：依以上菜肴、面点、水果查食物成分表，列出表4-13。表4-13中数字基本符合营养筵席的热比值分配原则，同时，维生素和无机盐的数量能满足人体需要。

表4-13　　　　一般筵席生热营养素含量及热比值分析表

项目＼营养素	蛋白质（g）	脂肪（g）	糖类（g）	热能（kcal）
凉菜	150	80	100	1 720
热菜	400	450	350	7 050
面点、水果	100	200	1 000	6 200
总计	650	730	1 450	14 970
热比值（%）	17.4	44	38.6	

一般营养筵席所提供的菜品举例及营养素分析见表4-14。

表4-14　　　　　一般营养筵席所提供的菜品举例及营养素分析

菜品	能量 (kcal)	蛋白质 (g)	脂肪 (g)	碳水化 合物 (g)	膳食 纤维 (g)	视黄醇 当量 (μg)	硫胺素 (mg)	核黄素 (mg)	抗坏 血酸 (mg)	钙 (mg)	铁 (mg)	锌 (mg)
什锦冷拼	404	21	11	46	2.1	68	0.57	0.41	36	132	14	6.2
栗子黄焖兔	1 390	195.4	23.4	100	3.4	2 184	1.38	1.34	48	154	22.2	14.14
脆皮乳鸽	1 507	113	106.5	11.3	—	353.3	0.4	1.33	—	200	25.3	5.47
松子玉米	1 758	12.4	82.6	201.2	39	2	1.79	1.35	160	78	15.3	13.61
鱼香茄子煲	476	11	32	36	13	80		0.4	50	240	5	2.3
木耳炒白菜	242	16	12.25	40.95	32.15	49.5	0.245	0.54	70	334.5	98.9	4.7
干煸苦瓜	275	5	21	14	7	85	0.15	0.15	280	60	3.5	1.8
蜜枣扒山药	1 543	10.65	2.45	254.4	17.3	73	0.56	0.44	71	296	7.65	3.795
银耳莲子汤	544	17.2	3.4	101.1	33.4	8	0.21	0.33	5	133	7.7	5.81
南瓜饼	1 095	21.2	2.1	246	4.5	444	0.69	0.27	24	111	6.9	5.73
蒸米饭	1 755	36	4.5	390	3			0.45		105	33	20.4
果盘（葡萄、猕猴桃）	495	6.5	2	109	15	150	0.45	0.2	435	160	8	3.75
合计	11 484	465.35	305.2	1 549.95	169.85	3 496.8	6.645	7.21	1 179	2 003.5	247.45	87.705
人均	1 148.40	46.54	30.52	155.00	16.99	349.68	0.66	0.72	117.90	200.35	24.75	8.77

109

小知识 4-5

如何看待营养强化食品和营养素补充剂

营养强化食品是指在食物加工过程中添加了人体必需但在日常膳食中又易缺乏的营养素。我国主要有食盐加碘及添加了维生素 B1、维生素 B2、烟酸、钙、铁等微量营养素的强化食品。

营养素补充剂是指由一种或多种人体必需的微量营养素组成的产品，如多种维生素和矿物质营养素补充剂、钙铁锌营养素补充剂等。营养素补充剂与营养强化食品的区别是它不以食物为载体。大部分营养素补充剂为胶囊、片剂、口服液等剂型，但它不是药物，也不能替代食物，而是作为膳食营养补充品，以弥补营养不足。

食用营养强化食品和营养素补充剂应注意以下几个方面：

（1）优先从膳食中获取各种充足的天然营养素。对于健康人来说，除碘等个别营养素外，通常可以通过合理膳食满足机体对营养素的需要。因为天然食物中除了含有多种营养成分外，还含有其他许多有益健康的成分，对预防慢性病、促进健康具有重要的作用。因此，只有当膳食不能满足营养需要时，才可根据自身的生理特点和营养需求，选择适当的营养素补充剂或营养强化食品。

（2）科学选购，合理食用。应根据可能缺少的某些营养素，有针对性地选择所需要的营养素补充剂产品。选购前应注意阅读营养标签，根据该产品中所含营养素的含量及适宜人群，恰当选择相关产品及食用剂量。

（3）缺乏才补。值得注意的是，营养强化食品和营养素补充剂都不是越多越好，不能盲目食用，应该在营养师或医师指导下使用。

能力迁移

1.营养的核心是"合理"

随着人们生活水平的提高，饮食也从"吃饱"转向"吃好"，但是由于营养知识的缺乏，不少人对"吃好"的认识出现偏差，误认为把肥甘厚腻、香甜美味的东西吃个心满意足，就是"吃好"，以至于过量摄入油脂、糖类等高热量食物，结果是在一部分经济条件较好的人群中，肥胖病、糖尿病、高血脂等与膳食营养摄入不当有关的疾病显著增多，这说明物质条件改善后教会人们合理营养是一项紧迫而又十分艰巨的任务。

如何才能做到合理营养？

［分析提示］

要想做到合理的膳食营养，应从三个方面入手：

①合理的膳食调配和膳食结构。

②合理的膳食制度。

③合理的烹调方式。

2.配菜的技巧

配菜需根据菜肴品种和各自的质量要求，把经过刀工处理的两种或两种以上的主料和辅料适当搭配，使之成为一个（或一桌）完整的菜肴原料。配菜的恰当与否，直接关系到菜的色、香、味、形和营养价值，也决定着成桌菜肴能否协调，请运用营养学的知识分析配菜应掌握的技巧。

［分析提示］

应注意：

①营养素的搭配；

②量的搭配；

③质的搭配；

④味的搭配；

⑤色的搭配；

⑥形的搭配。

知识掌握

△ 填空题

1.膳食调查的方法有_____、_____、_____、_____四种。

2.每日用餐次数以_____次为佳。

3.实现合理营养的基本条件有_____、_____、_____、_____、_____、_____。

△ 选择题

1.一般筵席中各菜肴的分配比例为（ ）。

A.冷盘约占10%，热炒菜约占40%，大菜与点心约占50%

B.冷盘约占15%，热炒菜约占30%，大菜与点心约占55%

C.冷盘约占20%，热炒菜约占30%，大菜与点心约占50%

D.冷盘约占25%，热炒菜约占30%，大菜与点心约占45%

2.进餐间隔时间以（ ）小时为宜。

A.5～6   B.2～3   C.3～5   D.6～7

3.根据中国居民平衡膳食宝塔的建议，奶类和豆类食物，每天应分别吃（ ）。

A.150g和50g   B.100g和150g   C.100g和100g   D.100g和50g

△ 简答题

1.简要说明《中国居民膳食指南（2016版）》的内容。

2.平衡膳食宝塔将我们的主要食物分为哪5类？

3.为什么说日本的饮食结构模式是较合理的营养结构模式？

4.我国居民膳食结构的特点有哪些？以你自己的观点提出一些改进意见。

5.如何用记账法展开膳食调查？

6.筵席设计的原则有哪些？

7.科学调配膳食的原则有哪些？

△ 案例题

1.下面是一烹饪班学生为其做会计的母亲设计的一日食谱，试结合中国居民平衡膳食宝塔分析该食谱的优劣。

    早餐：花卷（标准粉50g）

            榨菜（榨菜25g）

            豆浆（豆浆200g）

    午餐：蒸米饭（粳米200g）

            红烧肉（肥瘦猪肉100g）

            炒芹菜（芹菜200g、猪油10g）

    晚餐：馒头（标准粉150g）

            小米粥（小米50g）

            青椒肉丝（青椒100g、精猪肉丝50g、猪油10g）

2.有一位40岁的男性白领，由于平日摄入的食物主要是精白米和面、鸡、鸭、鱼、肉，大量海鲜，少量蔬菜、水果，所以其体液的pH值范围是7.30～7.35，请分析此人属于什么体质，他将面临哪些健康问题，并提出改进意见（参阅小知识4-4）。

实践训练

1.请你结合当地实际为自己的老师设计一套一日食谱，并指出该食谱的营养素供给情况。

（1）实训项目：食谱设计。

（2）实训地点：校内或校外。

（3）实训要求：定量或不定量。

（4）实训内容：一般为轻劳动者的一日食谱。

（5）完成实训报告。

2.查找一种中国传统名筵，试分析中国传统筵席的营养状况。

（1）实训项目：传统筵席的营养分析。

（2）实训地点：校外或校内。

（3）实训要求：定量或定性分析都可。

（4）实训内容：主要从能量和维生素方面分析。

（5）完成实训报告。

项目五
合理烹饪

【学习目标】

知识目标：掌握合理烹饪的含义及其重要意义；知晓食物中营养素与烹饪的关系；理解烹饪方法会影响营养素的含量；深刻认识合理烹饪的重要意义。

能力目标：能根据工作任务需要，正确认识合理烹饪的含义及其重要意义，食物中营养素与烹饪的关系，烹饪方法会影响营养素的含量，合理烹饪的重要意义。科学合理地运用这些知识。

素质目标：热爱为消费者提供合理营养与卫生安全食品的烹饪工作；具有高尚的职业道德和科学严谨的工作态度；具有求真务实的工作作风；具有一定的人文科学素质；具有较强的团队合作意识、沟通意识和管理意识。

【情境导入】

烹饪时怎样避免食物营养流失

众所周知，在烹饪食物的过程中，由于不当的操作很有可能造成营养的流失，这样一来，我们吃进去的营养也就少之又少了。那么，为了更多地留住食物的营养，我们应该怎样烹饪呢？当然，烹饪时是有技巧可循的！下面我们就来看看几个避免食物营养流失的烹饪小技巧。

● 先洗后切

各种菜肴原料，尤其是蔬菜，应先清洗再切，这样能减少水溶性营养素的损失。蔬菜还应该现切现烹，这样能减少营养素的氧化损失。

相信很多家庭都是这样做的，但也有一些主妇本末倒置了，先切菜，然后再把切好的菜放进水里浸泡一段时间，然后洗净了再烹饪，虽然这样看起来也很干净卫生，但实际上，在洗净的过程当中，也流失了大量的营养，对健康很不利。

● 上浆挂糊

原料先用淀粉和鸡蛋上浆挂糊，不但可使原料中的水分和营养素不致大量溢出，而且不会因高温使蛋白质变性、维生素被大量分解破坏。

● 加醋

由于维生素具有怕碱不怕酸的特性，因此，烹调菜肴时尽可能放点醋。烹调动物性食物时，醋能使原料中的钙溶解得多一些，从而促进钙的吸收。

● 急炒

菜要做熟，但加热时间要尽量短，烹调时应旺火急炒。据报道，猪肉切成丝，用旺火急炒，维生素 B_1 的损失率只有13%，而切成块用慢火炖，损失率则达到65%。

● 勾芡

勾芡能使汤、料混为一体，使浸出的一些成分连同菜肴被一同摄入。

● 慎用碱

碱会破坏蛋白质、维生素等多种营养素。因此，在焯菜、制面食等烹调过程中，最好避免用碱。

温馨提示：以上已经详细介绍了有关避免食物营养流失的几个烹饪小技巧，希望主妇们在烹饪食物时重视起来，不要在烹饪的任何一个环节让营养流失掉，以至于影响到家人的健康，如果长期摄入的营养不足，有可能会造成营养的匮乏，引起疾病上身。

资料来源　佚名.烹饪时怎样避免食物营养流失［EB/OL］.［2021-03-22］.http://sp.chinadaily.cn/lxjk/jkss/20140821/837426.html.

【课堂讨论】

（1）合理烹饪的概念和意义是什么？

（2）食物中的营养素在烹饪中会怎样变化？

（3）合理的烹饪加工措施有哪些？

任务一　合理烹饪的概念和意义

烹饪对食物的质量有重大的影响。中国烹饪十分注重刀工、调味、烹饪方法及艺术造型。其目的不仅仅是为了提高食物的感官品质，增进食欲，更重要的是通过合理烹饪可以改善食物的质量、促进人体对食物的消化吸收，其是实现营养合理化的重要环节之一。实践证明，如果烹饪方法不合理，往往会造成营养素的破坏或损失，成为减少或丧失食物营养价值的最主要和最直接原因。因此，如何对食物进行合理的烹饪和采用正确的烹饪方法是极为重要的营养问题，这也是营养学的重要内容。

一、合理烹饪的概念

合理烹饪是指根据不同烹饪原料的营养特点和各种营养素的理化性质，合理地采用我国传统的烹饪加工方法，使菜肴和面点既在色、香、味、形等方面达到烹饪工艺的特殊要求，又要在烹饪工艺过程中尽可能多地保存营养素，消除有害物质，易于消化吸收，更有效地发挥菜肴的营养价值。

任何烹饪原料经过加工与烹饪，其营养成分的含量、质量都会有一定程度的改变。由于各种原料的属性不同，营养素的性质不同，以及洗涤、切配、烹饪等的方法不同，导致改变的情况及程度也不尽相同。因此，为了充分满足人体对营养素的需要，应对烹饪原料进行合理的搭配，采用适宜的加工措施和烹饪方法，以满足菜点本身必备的属性要求和减少营养素的破坏和损失。

二、合理烹饪的意义

1.杀灭有害生物

在烹饪过程中，通过对原料进行洗涤和加热等，可除去或杀死原料中的寄生虫卵和有害微生物，起到消毒作用，使食品对人体无害。

2.除去或减少某些有害化学物质

随着科技的进步，人们合成了农药、激素，并应用于农业和畜牧业，如其中的某些植物生长调节剂、孕激素等，能导致人们患肥胖病。另外，一些植物含有的酶类、生物碱等亦可使人中毒。通过合理烹饪，可以有效地减少其在食物中的含量，降低其危害。

3.最大限度地保存原料中的营养素

原料在烹饪时，其中的某些营养素会发生不同程度的破坏或损失，如一些不稳定的营养素，可在加热时失去原有的生物学活性，水溶性维生素和无机盐也会在洗切过程中溶于水而遭受损失。因此，我们应掌握造成一些营养素损失的机理，采取适当措施，进行合理烹饪，以最大限度地保存原料中的营养素，为进食者提供尽量多的营养素。

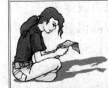

小知识5-1

鱼类初加工最好不破肚取内脏

为了保持鱼体的完整、减少营养素的流失，在加工鱼类时最好不破肚取内脏，而是由鳃进入腹部取出内脏。

4.改善食物的感官性质，使之易于消化吸收

在烹饪过程中，食物中的物质之间会发生一系列的物理、化学变化，由于组成食物的成分非常复杂，再加上烹饪方法的多样化，食物在烹饪时所发生的变化是十分复杂的综合性理化变化过程。加热烹饪时，蛋白质发生凝固，植物纤维出现软化，细胞膜被破坏，水溶性物质浸出，芳香物质挥发，有色物质形成。加热还可以使某些营养素发生不同程度的水解，如蛋白质分解为肽和各种氨基酸，淀粉转化为糊精，甚至分解为双糖和单糖。通过以上各种变化，以及加入调味品的配合，可使食物除去原有的腥邪气味，增加令人愉快的色、香、味等感官性质，促进消化腺分泌更多的消化酶，有利于消化吸收，提高了所含营养素的利用率。

任务二　食物中的营养素在烹饪中的变化

在烹饪过程中，食物原料的变化极为复杂，但大体可分为物理变化和化学变化两种。客观地讲，这两种变化的程度是不一样的，而究竟以何种变化为主，主要取决于原料本身所含物质的构成及所采取的烹饪方法和烹饪温度等。烹饪工作者只有很好地掌握食物在烹饪中的各种变化规律，才能更好地进行合理烹饪，做到使菜点在合乎色、香、味、形要求的前提下，最大限度地保存其中的营养素。

一、蛋白质在烹饪中的变化

蛋白质在烹饪过程中因加热、加水和受酸或碱的影响，可发生变性和水解等一系列的变化。

1.蛋白质的变性作用

蛋白质在热、酸或碱等理化因素的影响下，其固有性质改变的现象，称为**蛋白质的变性作用**。从分子结构来看，蛋白质的变性作用是蛋白质分子内部氢键的断裂，即蛋白质分子结构的变化。此种变化使得蛋白质分子内部的一些非极性基团暴露于分子表面，因而降低了蛋白质的溶解度，同时也暴露了酶的作用部位，有利于酶的分解作用，故变性后的蛋白质有利于消化吸收。

（1）热变性：蛋白质受热而发生的变性是烹饪过程中最常见的变性现象。热变性常表现为蛋白质的凝固、脱水、胶原的"熔化"和明胶的生成及缩合以及肌红蛋白变色等。

①蛋白质的凝固：蛋白质受热时分子结构被破坏，促进了蛋白质分子间的相互结合，使其体积缩小，出现凝固现象，如煮熟的鸡蛋、烫过或划过油的肉丝、煎过的鱼等。

蛋白质的热变性一般开始于45℃～50℃，于55℃时变性速度加快，凝固则常开始于90℃左右。如鱼体受热，在60℃～80℃时，细胞膨胀，凝胶蛋白开始软化为液体蛋白，一部分水浸出，使鱼体软化，此时蛋白质尚未变成固体蛋白，故鱼易碎。若高温煎鱼，鱼体蛋白受高热，变性速度加快，鱼体表面蛋白质凝固，起结体保护作用，所以鱼体不碎。

②脱水：随着蛋白质的凝固，亲水胶体体系受到破坏而失去保水能力，发生脱水现象，使食品原料的总重量减少。脱水作用的大小既取决于蛋白质凝固的程度，也取决于加热温度的高低。一般来说，加热温度越高，蛋白质的凝固速度越快，脱水率也就越大。在一般烹饪过程中，食品原料的脱水率约为50%。如果持续高温加热，会使原料过度脱水，会影响菜肴的品质和口感。

③胶原的"熔化"、明胶的生成及缩合：胶原是皮、骨、肌腱等结缔组织中的主要蛋白质。胶原分子通常呈棒状，许多胶原分子横向联合成胶原纤维，存在于结缔组织中。胶原纤维具有高度的结晶性，当加热到一定温度时，会发生突然收缩，如牛肌肉中的胶原纤维，在65℃时发生这一变化，并产生结晶区域的"熔化"，使肉汤、骨头汤变得较为黏稠和滋味鲜美。

明胶是胶原分子的热分解产物，它可溶于热水。当溶液中含有1%明胶时，该溶液在15℃左右时即可凝结成富有弹性的凝胶。明胶和凝胶具有热可塑性，加热时熔化，冷却时凝固。如肉皮冻、鱼汤冻就是动物结缔组织中的固态胶原蛋白受热后水解生成的分子结构较为简单的白明胶。这些白明胶有较大的亲水力，在继续加热时，又可吸收大量水分而溶为胶体溶液，含在汤汁中。冷却后，这些多肽类化合物发生缩合作用，凝结为胶冻。另外，在蛋白质发生凝固、脱水的同时，也常伴有多肽类化合物的缩合作用。缩合作用的直接后果是导致溶液的黏度增加。

④肌红蛋白的变色：肌肉的红色是由于含有一种肌红蛋白所致。当加热至70℃以上时，由于肌红蛋白的变性，肌肉的红色开始消失，而逐渐变为灰白色，此种现象称为肌红

蛋白的变色。在烹饪过程中，可以根据肌肉的颜色变化来判断肉的加热程度。

（2）酸、碱变性作用：在常温下，蛋白质在一定的pH值范围内，保持天然状态，一旦超出这一特定范围，蛋白质就会发生变性。酸、碱不仅本身就可使蛋白质变性，而且还可加速热变性的速度，如水果罐头杀菌所用的温度，一般较蔬菜罐头低，就是因为水果中含有有机酸，加热时会使细菌蛋白质变性，达到杀菌消毒的目的。

（3）盐变性作用：盐类也可引起蛋白质变性。因为盐类的金属离子，可与蛋白质分子中的某些基团（如羧基）结合形成复合物而沉淀，同时破坏了蛋白质分子的立体结构，使其发生变性。如果溶液中有电解质存在，蛋白质凝结变性更加迅速，如豆浆中加入硫酸钙或氯化镁等电解质后，大豆蛋白质就会沉淀凝结而形成豆腐。在烹制含蛋白质较多的动物性食品时，如果过早加入食盐，原料表层蛋白质变性、凝固，影响原料内部传热，菜肴常不易熟烂、熟透。若制汤时，加入食盐过早，蛋白质凝固过早，浸出物的溶出受阻，会影响汤汁的浓度和味道。

综上所述，在烹饪过程中，蛋白质的变性作用以热变性为主，但同时也会发生盐变性作用和酸、碱变性作用。变性作用的主要意义在于增加酶与蛋白质分子的接触面积和机会，有利于酶的作用，促进蛋白质的消化。但是，过分加热常导致蛋白质的过度变性，反而使蛋白质的消化率降低。这是因为过分加热时，蛋白质分子结构发生变化，影响酶的作用，使消化吸收率降低。因此，烹饪时应掌握火候，这样既可减少营养素的损失，又有利于蛋白质的消化。在滑溜、滑炒肉类原料时，温度不宜超过130℃，如果必须使用高温烹饪，那么主料要用鸡蛋清或干、湿淀粉上浆加以保护，以防止蛋白质过度变性。

2.蛋白质的分解

蛋白质凝固后，如果继续加热，部分蛋白质会逐渐分解，生成蛋白胨、肽类和少量氨基酸，如鸡汤、鱼汤、肉汤中就溶有蛋白质分解的各种产物和一些能溶于水的含氮浸出物，如肌凝蛋白原、肌肽、肌酐和各种氨基酸等，所以汤汁浓稠鲜美可口。

二、食用油脂在烹饪中的变化

食用油脂是膳食的重要组成部分，是人体不可缺少的营养物质，在其烹饪过程中也会发生一系列变化。

1.油脂的水解

食用油脂在水中加热时，主要发生水解作用，生成甘油和脂肪酸。其反应式如下：

脂肪+水（3分子）→脂肪酸（3分子）+甘油

2.酯化反应

在食物的烹饪过程中，加入料酒、醋等调味品，酒中的乙醇就会与醋酸或脂肪分解后产生的脂肪酸发生酯化反应，生成具有芳香气味的酯类物质。由于酯类物质分子结构较简单，分子量较小而易于挥发，故人们可以在烹饪时嗅到酯的芳香气味。其反应式如下：

醋酸+乙醇→醋酸乙酯+水

脂肪酸+乙醇→脂肪酸乙醇酯+水

肉类、鱼类的脂肪组织，在烹饪过程中一般不发生质的变化。

3.高温加热时油脂的变化

食用油脂经高温加热时，必需脂肪酸和脂溶性维生素 A、维生素 D 和维生素 E 遭到氧化破坏，使油脂的营养价值降低，并会使甘油生成丙烯醛，使脂肪酸生成聚合物，这两种物质对人体都具有毒性作用。因此，应尽量避免长时间高温加热。

小知识 5-2

吃涮肉会带来多少脂肪和胆固醇

我国北方居民喜爱吃涮肉，每人每次对肥牛肉或肥羊肉的摄入量通常会达到 250g 以上。由于肥牛肉或肥羊肉本身脂肪含量超过 20%，甚至可达 30% 以上，按 20% 计算，每餐涮肉可摄入脂肪 50g 以上，其中 50%~60% 为饱和脂肪，对控制心血管疾病十分不利。从胆固醇角度来说，250g 涮肉可带来 200~300mg 的胆固醇。

故而，对于控制血压、血脂和减肥的人来说，肉类摄入应控制在每日 75g 以下，并尽量选择脂肪含量低的品种。

三、糖类在烹饪中的变化

1.淀粉在烹饪中的变化

（1）淀粉的糊化作用及其应用。

淀粉的种类有两种，能够溶于热水的可溶性淀粉叫直链淀粉（糖淀粉）；只能在热水中膨胀，而不溶于热水的叫支链淀粉（胶淀粉）。它们均不溶于冷水。淀粉遇温水或热水后，首先膨胀，然后淀粉颗粒内各层分离、破裂，形成均匀糊状的溶液，具有胶黏性。此种淀粉在温水或热水中形成胶黏性糊状溶液（糯糊）的现象，被称为淀粉的糊化作用。糊化作用的本质是淀粉颗粒中有序及无序排列的淀粉分子之间的氢键断裂，分散在水中成为胶体溶液。粉丝、粉皮就是利用这一性质制成的；烹饪中勾芡也是利用淀粉的糊化性质。

淀粉的糊化性质在面食的制作中有重要的作用。面粉中的淀粉，在水调面团中具有亲水性，常温下吸水率低，在水温30℃时，淀粉只能结合30%左右的水，颗粒也不膨胀，大体上仍保持颗粒状态。水温在50℃以下时，淀粉吸水和膨胀率也很低，黏度变动不大。但水温升到50℃左右时，淀粉的物理性质发生显著变化，即溶于水的淀粉膨胀糊化。水温在60℃以上时，淀粉颗粒体积比常温下膨胀好几倍，吸水量增大，黏性增强，并大量溶于水中，成为黏度很高的溶胶。至水温90℃以上时，黏度越来越大。这就决定了热水面团的性质是：黏、柔、糯且略带甜味，因为淀粉糊化时常有低聚糖和单糖生成。

（2）淀粉的分解。淀粉在酶、酸和热的作用下，可发生分解现象。淀粉首先分解为糊精，糊精只是淀粉水解过程中的中间产物，其可进一步分解为麦芽糖、葡萄糖。反应式如下：

淀粉+水→糊精

糊精+水→麦芽糖

麦芽糖+水→葡萄糖

含淀粉的食物，在高温（180℃~200℃）作用下，就可变成部分糊精，如常见的烤面包或烤馒头表层的棕黄色硬皮，熬米粥时表层的黏性膜，都是淀粉变成的糊精，它易于被人体消化吸收。

2.蔗糖在烹饪中的变化

蔗糖是重要的甜味调味品，在烹饪过程中不仅能调和菜肴的滋味，使菜肴、面点增加甜味，也可用于菜肴增色。

蔗糖在无水条件下加热生成焦糖（糖色）的过程，叫作**蔗糖的焦糖化作用**。蔗糖形成焦糖的过程，可分为三个阶段：第一阶段从蔗糖熔化开始，经过一段时间后，糖液开始起泡，蔗糖脱去一分子水，生成异蔗糖酐，此时起泡暂时停止。稍停后又发生第二次起泡，这就是形成焦糖的第二阶段，持续时间较第一阶段短，在此期间失水量达90%，形成的产物为蔗糖酐，是一种色素。第二次起泡结束后，即进入第三阶段，进一步脱水形成焦糖素等色素物质。

烹饪中的红烧类菜肴的酱红色，就是利用这一性质。在炒菜和烧菜中加点糖，能增加菜的风味，着色防腐，去腥解腻；而在腌肉中加些糖，则能使肉中的胶原蛋白膨润，使肉组织柔软多汁。

3.饴糖在烹饪中的变化

饴糖的主要成分是麦芽糖，呈黄色，具有吸湿性和高度黏稠性，是常用的烹饪原料，如烤鸭、烤烧饼等在制作时常用饴糖。由于饴糖中的麦芽糖受热时常出现不同的色泽变化，即由浅黄变红黄再变酱红，所以可以改进食品的色泽和润滑性，并可使烤鸭的表皮发脆。

四、无机盐和维生素在烹饪中的变化

在主食制作和菜肴烹饪过程中，无机盐和维生素随着温度的变化，常发生不同程度的溶解和损失。如生的蔬菜和新鲜水果，细胞中充满水分，细胞与细胞之间有一种连接各个细胞的果胶物质，加热前一般较硬且饱满，加热使果胶物质分解，而与水混合成胶液；同时细胞膜破裂，部分细胞内容物，如无机盐、维生素等溶于水中，整个组织变软，所以蔬菜加热后，锅中出现汤汁。这些汤汁含有丰富的无机盐和维生素。

1.无机盐的变化

动植物原料中都含有无机盐，不过所含有的种类和数量有所不同。一般说来，动植物原料在受热时，即发生收缩现象，内部的水分和无机盐一起溢出。如煮骨头汤，骨头中所含的可溶性钙质，以及磷脂都溶解到汤中。又如糖醋排骨，骨头中的钙在醋酸的作用下，可以游离出来，而被人体吸收利用。

肉类在加热过程中无机盐溶于汤汁中较多。各种无机盐的流失量见表5-1。

表5-1   **各种无机盐的流失量**

项目	流失量（%）	项目	流失量（%）
钾	64.4	铁	6
钠	62.5	锰	10.3
钙	22.5	铝	58
磷	32	氯	41.7
镁	11.5	硫	7.3

2.维生素的变化

食物在烹饪加工时，损失最大的是维生素，在各种维生素中又以维生素C最易损失。各种维生素损失大小的顺序为：维生素C>维生素B_1>维生素B_2>其他B族维生素>维生素A>维生素E>维生素D，即水溶性维生素较脂溶性维生素易损失。

在烹饪过程中，维生素的破坏和损失可以归纳为以下几个方面：

（1）溶解流失：水溶性维生素易溶于水，因此在用水加工烹饪原料时（如蔬菜切后洗涤、浸泡、水烫等），这类维生素可溶于水并随水流失。

（2）受热破坏：食物烹饪时，加热可使部分维生素（如维生素B_1、维生素B_2、维生素C等）被分解破坏。加热温度越高，持续时间越长，损失也就越大。

（3）氧化分解：某些维生素（如维生素A、维生素C、维生素E）遇空气易被氧化分解而遭破坏，因此在烹饪时，可采取上浆挂糊、加盖锅盖等方法，以减少原料与空气接触的机会，从而减少这些维生素的损失。

（4）加碱破坏：某些维生素（如维生素C、维生素B_1、维生素B_2）在酸性环境下比较稳定，而在碱性环境中很容易被分解破坏，故烹饪时加碱可使维生素被破坏而损失。

［例5-1］烹饪工作者为什么要对烹饪原料进行合理烹饪，怎样对含维生素C丰富的蔬菜、水果进行烹饪。

要求：尽最大可能保存其中的营养素。

分析：烹饪过程中营养素的流失主要是溶解流失、受热破坏、氧化分解、加碱破坏等。因此，应从这几个方面加以预防。

具体操作：

①蔬菜应先洗涤后切配，以减少水溶性维生素的损失。

②原料切块不宜太小，如切得太碎，原料中易氧化的营养素（维生素C等）与空气中的氧气接触机会增加，其被氧化破坏的数量也会增加。

③原料应做到现切、现烹，现做、现吃，以减少营养素的氧化破坏。

④烹制蔬菜或制作馅料时，不要为了色泽鲜艳而加食用碱或小苏打，若能加醋或其他食用酸最好，从而保护维生素C等酸性维生素。

⑤尽量不用油炸或炖煮的方法烹制蔬菜，最好用爆炒等高温短时间的烹调方法以减少维生素C因长时间加热的损失。

⑥蔬菜、水果若能生食，最好在洗涤洁净后生吃，以减少维生素在烹饪的各环节的损失。

任务三　烹饪对食物营养素含量的影响

食物经过烹饪后，其中营养素的含量有一定程度的改变。但由于各种营养素的性质不同，在烹饪中含量改变的程度也不同。就一般烹饪方法而言，食物中的维生素最易损失，无机盐次之，蛋白质、脂肪和糖类在通常情况下量与质的改变不甚显著。

一、主食在烹饪中营养素的损失

制作米饭时，在米的淘洗过程中即会发生营养素的损失，特别是 B 族维生素和无机盐最易受到影响。据报道，淘米时每 100g 米维生素 B_1 损失 $25 \sim 70\mu g$（见表 5-2），维生素 B_2 和尼克酸损失 $20 \sim 25\mu g$，无机盐约损失 70mg，蛋白质约损失 15.7mg，糖类约损失 2mg。水量越多、浸泡时间越长、淘米水温越高，各种营养素的损失越严重。

表5-2　　　　　　　　　　淘米对米中维生素B_1含量的影响

稻米种类	每100g稻米中维生素B_1的含量（μg）		损失率（%）
	未 淘	淘 后	
头 号 米	87	50	43
二 号 米	105	58	45
九 二 米	160	90	44
碎 籼 米	110	45	59
机 籼 米	80	55	31

米饭制作方法不同，营养素损失的多少也不同。如捞米饭，会使大量维生素、无机盐、蛋白质和糖类溶于米汤中造成损失。据报道，捞米饭和蒸米饭相比，维生素 B_1 和维生素 B_2 多损失 50%，尼克酸多损失 40%，铁则多损失 60%。所以捞米饭是一种不合理的制作方法，应采用蒸米饭或焖米饭的制作方法。

制作一般面食时，蛋白质和无机盐的含量很少变化，只有煮面条时有部分营养素浸入汤内。在维生素方面，一般蒸、烤、烙等制作方式，维生素 B_1、维生素 B_2 及尼克酸损失较少；水煮面条时会有 30% ~ 40% 溶于汤中。制作油条时，因加碱和经过高温，可使维生素 B_2 和尼克酸被破坏 50% 左右，维生素 B_1 则损失殆尽（见表 5-3）。熬粥和发酵面团加碱，会使 B 族维生素遭受严重损失（见表 5-4）。

表5-3　　　　　　　　米面制品烹饪后B族维生素的保存率（%）

名 称	原 料	烹饪方法	维生素B_1	维生素B_2	尼克酸
米饭	特二稻米	捞、蒸	17	50	21
米饭	特一稻米	捞、蒸	33	50	24
米饭	标一稻米	捞、蒸	62	100	30
粥	小米	熬	18	30	67
馒头	富强粉	发酵、蒸	28	62	91
馒头	标准粉	发酵、蒸	70	86	90
面条	富强粉	煮	69	71	73
面条	标准粉	煮	51	43	78
大饼	富强粉	烙	97	86	96
大饼	标准粉	烙	79	86	100
烧饼	标准粉	烙、烤	64	100	94
油条	标准粉	炸	0	50	52
窝头	75%玉米面+25%黄豆粉	蒸	100	100	100

表5-4　　　　　　　　　　　　糠米在烹饪中维生素B₁的损失率

项目	原有含量	淘米后含量	煮后含量	加碱煮后含量
米中维生素B₁含量（mg/100g）	0.2	0.14	0.11	0.05
维生素B₁损失率（%）	—	30	45	75

在制作面包、饼干等食品的烤制过程中，食物蛋白质中赖氨酸的氨基会与羰基化合物（特别是还原糖）起反应产生褐色物质，使赖氨酸失去效能。为此，应注意控制烘烤温度和糖的用量。

[例5-2] 用大米做稀饭或米饭时，首先要用水淘去沙子、杂质等，现在市场上出现了一种"免淘米"，若你用此米做稀饭或米饭，也要用水淘洗吗？试用所学知识加以分析。

要求：尽最大可能保存其中的B族维生素。

分析：烹饪过程中B族维生素的减少主要是溶解流失、受热破坏、氧化分解、加碱破坏等。因此，应从这几个方面加以预防。

具体操作：

①符合国家强制性标准的"免淘米"由于加工过程中去掉了泥沙、杂质等，故卫生有所保障。

②完全可以不用淘洗而直接烹制，这样可以减少B族维生素的溶解流失。

③烹制时尽量不加碱或少加碱（加碱可促进淀粉糊化和蛋白质变性，使稀饭快熟、有糯性、有香味、口感好，同时可以除去可能存在的黄曲霉毒素，但不能加多，即不能使稀饭变黄），以减少加碱破坏的损失。

二、副食在烹饪中营养素的损失

1.烹饪对蔬菜中营养素的影响

烹饪可使蔬菜中所含维生素受到不同程度的破坏。除脂溶性维生素外，无机盐和水溶性维生素都会溶于水中受到损耗，其中损失最大的是维生素C，而对糖类、脂肪和蛋白质的影响甚微。

蔬菜中营养素损失的程度，取决于所采用的加工措施和烹饪方法。蔬菜在烹饪前的清洗和切配过程中即会造成水溶性维生素和无机盐的损失；先切后洗损失较多，而洗后再切或保持原料于较完整状态下清洗，维生素和无机盐一般无损失或损失很少。

蔬菜在烹饪前先经开水烫后，再挤汁烹制的做法，维生素、无机盐的损失较一般炒菜多，如若为了保持蔬菜的嫩绿色泽，而在烫菜或炒菜时加碱，维生素B₁、维生素B₂和维生素C的损失将会大大增加。

不适当地加热，也会使维生素遭受破坏。一般来说，加热的温度越高，时间越长，维生素的损失也就越多。蔬菜在一般的油炒情况下，加热时间如控制在10～15分钟，维生素C的保存率为50%～70%；胡萝卜素的保存率较高，为80%～90%。熬煮菜时，由于用水量多，加热时间长，维生素C的保存率比急火快炒的方法低得多。但煮菜时，如果水沸后再放菜，则维生素C的损失较少（约15.3%）。蒸菜比熬、煮保存的维生素C多，但随着蒸菜时间的延长，维生素C的损失显著增加。炒菜是较好的烹饪方法，维生素C损失较少（见表5-5）。

表5-5 　　　　蔬菜经过烹饪后维生素C和胡萝卜素的保存率（%）

蔬菜名称	烹饪方法	维生素C	胡萝卜素
绿豆芽	水洗，油炒9～13分钟	59	—
豇豆荚	切段，油炒23～26分钟	67	93
土豆	去皮、切丝，油炒6～8分钟	54	—
土豆	去皮、切块，用大火煮10分钟后，改小火煮20分钟	71	—
土豆	去皮、切块，油煸5～16分钟后，水煮5～6分钟	98	—
胡萝卜	切片，油炒6～12分钟	—	79
胡萝卜	切块，加水炖20～30分钟	—	93
大白菜	切块，油炒12～18分钟	57	—
小白菜	切段，油炒11～13分钟	69	94
圆白菜	切丝，油炒11～14分钟	68	—
油菜	切段，油炒5～10分钟	64	76
雪里红	切段，油炒7～9分钟	69	79
菠菜	切段，油炒9～10分钟	84	87
韭菜	切段，油炒5分钟	52	94
西红柿	去皮、切块，油炒3～4分钟	94	—
辣椒	切丝，油炒15分钟	78	90

2.烹饪对动物性原料中营养素的影响

烹饪对肉、鱼、蛋等动物性原料中营养素的影响，除维生素的损失外，其他营养素的变化不大。通常的烹饪、加工方法对蛋白质质量的影响不大，只有在极度加热时会降低蛋白质的生物学价值。肉类、鱼类在烹饪时，水分、可溶性蛋白、无机盐和脂肪可从原料内溶出而溶于汤汁中，使汤汁味道鲜美，但原料总重量减少。如果是整只或大块原料，上述物质的溶出则较少；小块原料溶出物较多，汤味更佳，但小块原料的味道却差些。不耐热的维生素的损失与蔬菜大致相同（见表5-6）。

小知识5-3

麦当劳杀鸡不用刀——用"安眠死"替代宰杀

鸡块是麦当劳的招牌产品，为了使鸡免遭宰杀"酷刑"，麦当劳采用一种控制空气屠宰的方法：待宰的鸡被赶入一个封闭的环境中，氧气慢慢被替换为氩气和氮气，鸡会很快处于无痛的睡眠状态，不会感觉到死亡的痛苦。这种方法被美国农业部认定为"最不使其紧张的最人性化的宰杀动物的方法"。

表5-6　　　　　　　　　动物性原料烹饪后维生素的保存率（%）

原料名称	烹饪方法	维生素 B_1	维生素 B_2	维生素 PP	维生素 A
猪肉	肉丝炒1.5~2.5分钟	87	79	55	—
猪肉	丸子蒸约1小时	53	13	70	—
猪肉	里脊炸约1.5分钟	57	63	47	—
猪肉	清炖：加5倍水，大火煮沸后小火煨1小时	35	59	25	—
猪肉	红烧：油煸3分钟，大火煮沸后小火煨1小时	40	62	50	—
猪肝	油炒5分钟	68	99	83	50
猪肝	卤：大块放沸水中煮约1小时	45	63	45	50
鸡蛋	油炒1~1.5分钟	87	99	100	—
鸡蛋	煮：整蛋煮沸10分钟	93	97	96	—

表5-6表明：猪肉中维生素 B_1 在红烧、清炖时损失最多（65%），红烧次之，炒肉则损失较少，仅为13%左右。维生素 B_2 于猪肉蒸（丸子）时损失最大，约为87%；其次是清炖、红烧，损失40%左右；炒肉损失较少，约21%。炒猪肝时，维生素 B_1 损失约32%，维生素 B_2 几乎全部保留。卤猪肝时，维生素 B_1 损失55%，维生素 B_2 损失37%。鸡蛋在炒、煮、蒸时，维生素的损失很少。

三、烹饪方法对营养素含量的影响

1.煮

糖类和蛋白质在煮时，会有部分水解，而脂肪则无显著变化。因此，煮有助于食物的消化。水煮对营养素的影响，主要是水溶性维生素（如维生素C、维生素 B_1）及无机盐（如钙、磷）溶于水中。根据实验结果，一般蔬菜与水同煮20分钟，维生素C被破坏30%左右，另有30%溶于汤内，耐热性不强的维生素 B_1 也会遭到破坏。煮菜时若加点碱，B族维生素和维生素C会全部被破坏。

水煮面条有部分蛋白质和无机盐浸入汤内，B族维生素会有30%~40%溶于汤内，所以食用面条时提倡面、汤同食。

2.蒸

蒸对营养素的影响和煮相似，只有部分B族维生素和维生素C被损失破坏，但无机盐在蒸时并无损失。

3.炖

炖能使水溶性维生素和无机盐溶于汤内，仅维生素遭受部分破坏。肉中的蛋白质部分水解，肌凝蛋白、肌肽、氨基酸等溶于汤中，而使汤呈鲜味。

结缔组织受热遭受破坏，其胶原蛋白有部分水解生成白明胶而溶于汤中，使汤汁具有黏性。烧和煨对营养素的影响与炖相似。

4.焖

焖会使部分营养素遭受损失，但营养素损失的程度与焖的时间长短有关。焖的时间长，B族维生素和维生素C的损失大；时间短，则损失少。食物经过焖后，消化吸收率将有所提高。

5.卤

卤可使食物中的维生素和无机盐部分溶于卤汁中，并有部分遭受损失。部分蛋白质也会进入卤汁中，脂肪也有部分减少。

6.炸

油炸温度高，故对一切营养素均有不同程度的破坏。蛋白质会因高温炸焦而过度变性，使营养价值降低。高温油炸不仅会使部分脂肪的结构发生变化，丧失生理作用，甚至会产生有毒物质（脂肪酸聚合物），使油脂的食用价值降低。如果烹饪原料在油炸时，外面裹一层淀粉糊加以保护，不仅可防止蛋白质的过度变性，也可减少其他营养素的损失。

7.烤

烤可分为明火烤和暗火烤两种。明火烤即在火上直接烤原料，如烤鸭、烤肉、烤烧饼等。明火烤会使维生素A、维生素B、维生素C受到相当大的损失，也会使脂肪受损失。直接火烤还产生3、4-苯并芘等致癌物质。火烤食品中3、4-苯并芘的含量与烤的方法和时间的长短有关。火烤时间长，3、4-苯并芘含量多；反之，则含量少。一般3小时以内的火烤对其影响较小。暗火烤又叫烘，它对营养素的破坏程度较轻。

8.熘

原料一般是先经油炸后再熘。由于原料外面裹了一层糊，在油炸时糊受热可形成焦脆的外壳，从而对营养素起到保护作用，减少其损失。

软熘对营养素的影响与蒸法差不多。

9.爆

爆要求操作动作迅速，旺火热油。由于原料先经蛋清或湿淀粉上浆拌匀，形成薄膜保护，再下油锅划散成熟，沥去油，加配料，快速翻炒，营养成分基本没有损失。

10.炒

急火快炒是一种较好的烹饪方法。凡是经蛋清或湿淀粉上浆拌匀，形成保护膜的原料，急炒时各种营养素损失都较少。

干煸法对营养素的破坏较大，除维生素外，蛋白质也受干热而过度变性，影响消化，降低吸收率，如干煸黄豆、干煸牛肉丝等。

11. 熏

熏的方法可使食品别具风味，但也会有致癌物3、4-苯并芘的产生。同时也会使维生素遭受部分破坏，特别是维生素C的损失较多。脂肪也会因烟熏而有部分损失。

12. 煎

煎法用油较少，但由于油的热含量大，温度比煮、炖时高，对维生素不利，但损失不太大，其他营养素变化不大。

小知识5-4

吸收胡萝卜素一定要用油炒吗？

一项菲律宾进行的研究把小学生分成3个组，一餐中摄入富含胡萝卜素的煮熟蔬菜，但是其中油脂的数量很少，每餐只有2g、5g和10g脂肪。孩子们的每日脂肪总摄入量仅相当于一日能量摄入的12%、17%和24%。同时检测血液中胡萝卜素和维生素A的含量变化。结果发现，各组孩子血液中胡萝卜素和维生素A的含量都增加了，而且增加的幅度并无明显差异。

此前也有文献报道，如果蔬菜能够煮熟，或直接用纯胡萝卜素加入到食品当中，那么只需要3～5g脂肪就可以达到有效促进吸收的效果。可见，要吸收蔬菜中的胡萝卜素，并不需要放很多油进行烹调，也不一定油炒。只要把蔬菜烹熟，少量的油就可以促进胡萝卜素的吸收。但如果蔬菜未经加热软化细胞壁，则胡萝卜素吸收所需要的油脂数量会显著提高。

任务四 合理的烹饪加工措施

食物原料在烹饪时营养素的损失，虽然不能完全避免，但根据现有的知识，在烹饪过程中采用某些合理的烹饪加工方法，可以减少原料中营养素的损失。

一、合理洗涤

各种烹饪原料在烹饪前都要洗涤，洗涤能减少原料表层微生物的数量，除去寄生虫卵和泥沙杂物，符合食品卫生要求。米在淘洗前应先挑出沙子等杂物，再用适量的水淘洗2～3次即可。淘米次数不宜多，不要用流水冲洗或热水淘洗，更不可用力搓洗或将米浸泡后再淘洗。如果淘米之后又浸泡，应将浸泡后的水同米一起下锅煮饭。如果米中有霉变米粒或农药残留，可先挑除霉粒，再用温水多搓洗几次，可减少黄曲霉毒素和农药对人体健康的影响。各种副食原料，特别是蔬菜应在切前清洗，不要在水中浸泡，洗涤次数也不宜过多，洗去泥沙即可，以减少无机盐和维生素的流失。

二、科学切配

蔬菜应先洗涤后切配，以减少水溶性维生素的损失。如果蔬菜切完浸泡一定时间后，再清洗，水溶性营养素的损失将会大大增加，实验表明：小白菜先洗后切立即测定，维生素C无损失；切后冲洗2分钟，维生素C损失8.4%；切后浸泡5分钟，维生素C损失14.1%；切后浸泡30分钟，维生素C损失23.8%。

原料切块不宜太小、太碎，切配的数量应估计准确；一次切配过多，如不及时烹饪或食用，在放置过程中也会增加营养素的氧化破坏。例如，黄瓜切成片后，放置1小时，维生素C损失33%~35%；放置2小时，损失则达41%~49%。蔬菜炒熟后，放置1小时，维生素C损失10%；放置2小时损失则达14%；5小时后再回锅烹饪其损失更多。因此，要使菜肴保留较多的营养素，应讲究原料的科学切配和切配后的及时烹饪、及时食用。

[例5-3] 将烹饪原料进行合理切配。

要求：尽可能保存其中的营养素。

分析：切配的过程中营养素的流失主要是切后的创伤面，汁液流失、氧化破坏、水洗时溶解流失等。因此，应从这几个方面加以预防。

具体操作步骤：

①蔬菜应先洗涤后切配，以减少水溶性维生素的损失。

②原料切块不宜太小，如切得太碎，原料中易氧化的营养素（如维生素C等）与空气中的氧气接触机会增加，其被氧化破坏的数量也增加。

③原料应做到现切现烹，现做现吃，以减少营养素被氧化破坏。

三、沸水烫料

高温水烫可使不耐热维生素（如维生素C、维生素B_1和维生素B_2等）遭受较严重的破坏。如小白菜用开水烫后，维生素C损失51.9%，故蔬菜最好不经水烫而直接烹饪。但为了达到除去原料中的草酸和异味，改善色、香、味或调整各种原料的烹饪成熟时间等目的，许多原料必须要经水烫处理，如菠菜、芹菜、菜花等。水烫时，一定要火大水沸，加热时间宜短，操作速度宜快，原料应分次下锅，使水温不致降低。由于火旺水温很快又达沸点，原料在沸水中翻转两下即可捞起，这样不仅能减轻原料色泽的变化，同时还可减少维生素的损失。由于蔬菜原料含有抗坏血酸氧化酶易使维生素C被氧化破坏，此酶在50℃~60℃时活性最大，温度达80℃以上时则被破坏，活性丧失，故高温短时水烫可破坏此酶，保存较多的维生素C。经测定表明：原料如此处理出水后，维生素C平均损失率仅为5.3%；土豆放入热水中煮熟，维生素C损失约为10%；若放入冷水中煮熟，维生素C的损失可达40%。

蔬菜经沸水烫后，虽然有部分维生素的损失，但却可除去较多的草酸（约60%），有利于钙、铁等无机盐在人体内的吸收利用。

原料出水后，不要挤去汁水，否则会使水溶性营养素大量流失。例如，白菜切后煮2分钟捞出，挤去汁水，会使水溶性维生素损失77%。

此法用于动物性原料，也需旺火沸水，原料（一般是大块原料）投入水中时，因骤然受高温作用，原料表层蛋白质凝固，阻止内部营养素外溢，否则，水溶性物质的溢出及脂肪流失都较多。

[例5-4] 将烹饪原料进行科学的烫料。

要求：尽可能保存其中的营养素。

分析：烫料的过程中营养素的流失主要是切后的创伤面，汁液流失、受热破坏、用水浸泡时溶解流失等。因此，应从这几个方面加以预防。

具体操作步骤：

①一定要火大水沸。

②加热时间宜短，1~2分钟即可。

③操作速度要快，快进快出。

④原料应分次下锅，使水温不至于降低。

四、上浆挂糊

烹饪原料如肉片、虾段、鱼块等先用淀粉或鸡蛋上浆挂糊，烹饪时就在原料表面形成一层保护外壳。这样首先可阻止原料中的水分和其他营养素大量溢出；其次是保护了营养素不被更多氧化；还有，原料受糨糊层的保护，间接传热，不会因直接接触高温使蛋白质变性过甚，又可使维生素少受高温被分解破坏。这样烹制出的菜肴不仅色泽好、味美鲜嫩、营养素保存多，而且消化吸收率也高。

五、勾芡保护

勾芡不仅使汤汁浓稠且与菜肴融合，菜肴更味美可口，并且也有保护营养素的作用。这主要是因为芡汁中的谷胱甘肽含有巯基（-SH）具有强还原性，可保持维生素C的还原状态，以减少维生素C的氧化破坏。同时，由于汤汁浓稠也减少了无机盐等营养素的流失。另外，某些动物性原料，如肉类等也含有谷胱甘肽，所以肉类与蔬菜在一起烹饪也有同样效果。

六、适当加醋

很多维生素都具有在碱性环境中易被破坏而在酸性环境下较为稳定的性质。因此，在菜肴烹制时适当加点食醋具有保护某些维生素（如维生素C、维生素B_1和维生素B_2等），减少其被氧化破坏的作用。凉拌菜宜提前放醋；烹制某些动物性原料时也可先加醋，如红烧鱼、糖醋排骨等。先放醋可使原料中的钙被溶解得多一些，促进人体对钙的吸收。骨头敲成碎段加醋少许煮汤，可促进钙从骨中的溶出，增加钙的吸收量。

在烹饪时，如煮粥为了增加黏稠度，煮牛肉、豆类或粽子为加速煮软等常常加碱烹制，这样会使维生素大量损失。因此，在烹饪各种食品时，应尽量不加碱，但可以适当加醋，这样能起到同样效果。

七、酵母发酵

制作面食时，要尽量使用鲜酵母发酵面团，酵母菌具有合成B族维生素的能力。因此，在面团发酵过程中，随着酵母菌的大量繁殖，面团中B族维生素的含量也会增加。另外，使用酵母菌发酵时，由于产热可提高植酸酶的活性（此酶在55℃时活性最强），使面粉中的植酸盐释放出游离的钙和磷，增加钙、磷的利用率。植酸的减少也可消除其对铁、锌、铜等元素吸收的影响。有时面食在发酵过程中产酸过多，必须使用碱来中和，则应以能中和过多的酸为准，不宜多加；否则，会使B族维生素遭受严重损失。

八、急火快炒

在菜肴要做熟的前提下，尽量缩短加热时间是减少原料中营养素损失的重要原则之一。大火热油快炒是符合这个原则的。烹饪原料经过急火快炒，由于缩短了菜肴的成熟时间，也就减少了维生素受高温分解破坏的机会，可使原料中维生素的损失率大大降低。例如，猪肉切成丝，急火快炒，维生素 B_1 的损失率为13%；维生素 B_2 为21%；维生素PP为45%。而切成块用文火炖，则维生素 B_1 的损失率为65%；维生素 B_2 为41%；维生素PP为75%。西红柿去皮油炒3～4分钟，维生素C的损失率仅为6%。

实验证明：叶菜类采用急火快炒的方法，维生素C的平均保存率为60%～70%，胡萝卜素的保存率为76%～96%。因此，蔬菜在烹饪时，应尽量采用急火快炒的方法。

在急火快炒时，应注意加盐不宜过早。过早加盐，由于渗透压增大会使原料中的水分和水溶性营养物质溶出，而遭受氧化破坏或流失。

能力迁移

1.蛋白质的热变性——蛋白质的凝固原理应用

目前，人们食用的某些蔬菜，如黄瓜等，在买回家后还会长粗，原因是在种植过程中使用了植物激素；而鸡、鱼、猪、牛等动物在养殖过程中添加催长激素，特别是其中的动物激素，能导致肥胖。如何减少它们的危害？

［分析提示］

就动植物激素的本质而言，它们是由蛋白质组成的生理活性物质，当受到热作用时，就会发生变性，特别是经90℃以上高温烹制，蛋白质发生凝固，丧失生理活性，失去了对人体的危害，故使用此类原料时，应采用高温烹制。

2.蛋白质的热变性作用——脱水作用原理应用

学生王大力，在做实习菜肴"干煸肉丝"时，除了煸炒的时间长了一些之外，其余都是按老师表演的做法和要求操作，但做出的菜肴却咬不动，不符合要求，他百思不得其解。

［分析提示］

这是因为肉丝煸炒时间过长，造成过度脱水，使肉丝变韧，失去脆嫩之感，难以嚼碎。

3.酯化反应应用

某些烹饪原料，如鱼、羊肉等带有腥、膻气味，导致有些食用者大倒胃口。怎样利用酯化反应原理，将其去除或减轻并增加芳香气味？

［分析提示］

在烹饪过程中，充分利用酯化反应，不仅可使菜肴增加芳香气味，而且可以去除或掩盖某些烹饪原料（如鱼、羊肉）的腥膻气味。鱼类蛋白质被细菌污染后，就会分解成三甲基胺、六氢化吡啶、δ—氨基戊醛等腥味物质。烹饪时如要去除鱼的腥味，可先将鱼洗净，用油煎好，然后放点醋和酒一起烹制即可。一方面是因为酒中的乙醇是很好的有机溶剂，三甲基胺等易被溶解，随着加热而与乙醇一起挥发掉；另一方面是因为乙醇和醋酸发生了酯化反应，生成了具有芳香气味的酯类物质，所以既去除了鱼腥味，又增加了鱼类食品的鲜美味道。

知识掌握

△ 填空题

1.合理烹饪的意义有_____、_____、_____、_____等几方面。

2.在烹饪过程中食用油脂也发生_____、_____、_____等一系列变化。

△ 选择题

1.食物在烹饪加工时，其中的维生素最易损失的是（　　）。

A.维生素B₁   B.维生素B₂   C.维生素C   D.维生素E

2.下列烹饪方法中，能使维生素损失较少的是（　　）。

A.炸   B.炒   C.烤   D.熏

3.某些蔬菜，如菠菜、茭白、鲜竹笋等，要经沸水烫料，其主要目的是除去它们所含的（　　）。

A.维生素   B.恶味   C.寄生虫卵   D.草酸

4.合理烹饪的意义是（　　）。

A.杀灭有害生物   B.去除或减少某些有害化学物质

C.最大限度地保存营养素   D.改善食物的感官性质，使之易于消化吸收

5.蛋白质的热变性作用包括（　　）。

A.蛋白质的变性   B.脱水

C.胶原的"熔化"、明胶的生成及缩合   D.肌红蛋白的变色

6.维生素的变化有（　　）。

A.溶解流失   B.受热破坏   C.氧化分解   D.加碱破坏

△ 简答题

1.合理烹饪的意义是什么？

2.蛋白质的热变性有哪些表现？

3.何谓淀粉的糊化作用、蔗糖的焦糖化作用、饴糖的变色，在烹饪上三者有何应用？

4.在烹饪时，维生素损失的原因有哪些？

5.哪些烹饪方法对营养素的含量影响较小？

6.如何减少烹饪过程中营养成分的损失？

△ 案例题

1.菠菜、茭白、鲜竹笋等含有较多的草酸，若不将其去除，则在烹饪中草酸会与原料中的钙质发生反应，结果生成不溶性的草酸钙，造成人体所需的钙白白损失掉了。可以采用冷水长时间浸泡的方法，但除去草酸的量少；也可以采取瞬时沸水烫料的方法，且除去草酸的量多。厨师小陈用冷水浸泡，你会采取何种方法？

2.在烩制菜肴时，菜中的汤汁比较多，内含丰富的营养素，马师傅的做法是汤清清的，什么也不加，而刘师傅选择的是用淀粉勾芡的做法。你认为哪位师傅的做法更科学，为什么？

实践训练

（1）实训项目：用小型无骨且鲜嫩的烹饪原料（如里脊）做一份"炸里脊"。

（2）实训地点：校内烹饪、营养实验室。

（3）实训要求：找出使营养素的损失降到最低的工艺方法。

（4）实训内容：先将里脊用营养素含量分析仪测出其维生素B₁的含量，再用里脊挂糊和不挂糊各做一份"炸里脊"，最后用营养素含量分析仪测试含量，得出结果，进行比较。

（5）完成实训报告。

项目六
食品卫生学基础知识

【学习目标】

知识目标：掌握引起食品腐败变质的原因和条件、食品污染的分类、预防食品腐败变质和食品污染的具体措施；理解食品腐败变质和食品污染的概念；了解微生物的有关知识、食品腐败变质的现象、食品污染的来源。

能力目标：能够根据任务需要，正确应用各项控制措施，有效预防食品腐败变质和食品污染。

素质目标：具有透过现象分析本质的科学思维；树立食品安全意识；具有较强的团队合作意识和沟通交流意识。

【情境导入】

过期面包做汉堡、养海参放敌敌畏　3·15晚会曝光多起食品安全事件

2020年7月16日晚，受疫情影响推迟多日的3·15晚会在央视播出。晚会曝光了山东即墨养海参整箱投放敌敌畏、南方海参冒充北方海参等问题，晚会一经播出即引起一片哗然。根据我国农药管理条例相关规定，敌敌畏的使用范围并不包括海参养殖。很显然，山东即墨部分海参养殖户违规使用了农药。同时，晚会上还曝光了汉堡王门店里制作汉堡时使用过期面包制作汉堡，随意更改鸡腿排的保质期的案例。有记者发现，汉堡王员工在制作过程中偷工减料，少放西红柿、芝士等原料。更严重的是，门店存在员工修改食材保质期标签，使用过期的面包、鸡腿等食材的行为。很显然，汉堡王的这种做法欺骗了消费者，损害了消费者权益，同时这也是对消费者健康安全不负责任的表现。

资料来源：央视新闻公众号. 过期面包做汉堡、养海参放敌敌畏 "3·15" 晚会曝光了这些企业！[EB/OL]．（2020-07-17）. https://finance.sina.com.cn/wm/2020-07-17/doc-iivhvpwx5840756.shtml.

【课堂讨论】

（1）与食品安全相关的微生物都有哪些类别？影响微生物生长繁殖的因素有哪些？

（2）引起食品腐败变质的原因和条件有哪些？如何有效控制食品的腐败变质？

（3）食品污染的分类？如何预防和控制？

任务一　微生物有关知识

微生物不是自然类群，而是一个相沿成习的人为组合，人们将那些形体微小、结构简单的低等生物体统称为**微生物**。由于这些生物躯体微小，用肉眼难以看到，所以必须借助光学显微镜或电子显微镜才能观察清楚。但在日常生活里，微生物所引起的许多现象是经常可以遇到的。例如，夏天牛奶容易变酸，天热时吃的食物容易腐败发馊、发霉、发臭，春天多雨季节衣服容易长霉，人喝脏水容易得肠胃病和各种传染病，用粮食可以酿酒、制醋、制酱油、做馒头、做面包等，都是微生物生命活动引起的。这是因为微生物属于生物体，它们能够进行生命活动，即代谢、生长、繁殖和适应环境，并能积极地参加自然界的物质转化活动。

食品是微生物良好的培养基，有的微生物参加食品的制造过程（如发酵微生物）；有的微生物能破坏食品（如腐败微生物）；还有的微生物会引起食物中毒和传染疾病（如病原微生物）。因此，自然界微生物的生命活动与食品的质量变化或卫生状况有密切的关系，我们应当了解微生物生命活动的一般规律和基本常识，从而在食品制作和保藏过程中采取措施，控制腐败微生物的影响，避免食品的变质和中毒。

一、微生物的分类

微生物可分为非细胞型微生物、原核细胞型微生物和真核细胞型微生物三种。

1.非细胞型微生物

没有典型的细胞结构，不具备代谢必需的酶系统，只能在活细胞内生长繁殖，病毒属于此类。

2.原核细胞型微生物

仅有原始核质，无核膜与核仁，细胞器不完善。这类微生物种类较多，包括细菌（真细菌和古细菌）、放线菌、衣原体、立克次氏体、支原体、蓝细菌、螺旋体等。

3.真核细胞型微生物

细胞核分化程度高，有核膜和核仁，细胞质内细胞器完整，包括真菌和原生生物（藻类和原生动物）。

二、微生物的分布

1.土壤中的微生物

土壤中含有一定的矿物质、各类有机物、水分和 CO_2、O_2、N_2 等气体，因此是微生物最理想的天然生存环境。土壤中微生物数量大、种类繁多且多变化，土壤中也含有一部分病原体。

2.水中微生物

由于水中含有一定的有机物、可溶性无机盐以及其他微生物生长繁殖的条件，所以水成为微生物栖息的第二天然场所。流经城市的河水，由于流入大量人、畜排泄物，生活污水及工业污水，有机物含量增加，腐败微生物大量繁殖，同时也有一些致病微生物流入水体。

3.大气中的微生物

大气中仅在对流层内有基本数量的微生物，而且这些微生物均来源于水圈及岩石圈，是暂时的、可变的。大气微生物随着气候、气象、季节的不同也发生着很大变化。室外空气中的微生物，主要有各种革兰氏阳性球菌、芽孢杆菌、产色素细菌和对干燥、射线抵抗力较强的真菌孢子等。室内空气微生物含量较高，特别是医院候诊大厅、门诊或病房常可分离到致病微生物。

三、微生物与人类生活

1.人体的正常菌群

在人的体表及与外界相通的腔道中都有一层微生物附着，在正常情况下对人无害，有些还是有益的或不可缺少的，称为**正常菌群**。

人体是一个开放的生态环境，经常有来自空气、水、食物中的微生物进入肌体，如果其找不到合适的寄生位置就会被排出体外，这些微生物称为过路菌群；有一部分可以在体内某一部位定居下来，并终生保持相对稳定的状态，称为常住菌群。

正常菌群在宿主皮肤黏膜定植与繁衍，形成一层保护性菌膜，具有抵抗外袭菌群、抵御致病菌的入侵和群集、增强肌体抗感染的非特异性免疫力、合成B族和K族维生素等有益作用。但是，如果宿主的肌体抵抗力下降，或大剂量应用抗生素，以及菌群移位等都有可能造成菌群失调，甚至造成自身感染或二重感染。

2.食品细菌

在食品中存在的细菌只是自然界已知细菌中的一部分。一般将那些在食品中常见的细菌，称为食品细菌，其中包括致病性、相对致病性和非致病性细菌。它们是评价食品卫生质量的重要指标，而且这些细菌往往与食品出现特异颜色、气味、荧光、磷光以及相对致病性有关。此类细菌一般只鉴定到属。

小知识6-1

肠道菌群该如何保护

肠道菌群，作为寄居在人体肠道内微生物群落的总称，是近年来微生物学、医学、基因学等领域最引人关注的研究焦点之一。近年来的研究逐渐揭示了肠道菌群的构成、数量、如何进入人体、如何辅助消化、如何影响肠道发育，以及肠道菌群失衡如何影响整体健康。肠道菌群并不是简单的细菌群落，很多科学家认为，肠道菌群甚至可以看作是人体内的另一个器官，需要细心呵护。美国华盛顿大学Jeffery Gordon教授的研究成果表明，肥胖症、糖尿病这些高发疾病，都与肠道菌群失调密不可分。

保护肠道菌群，首先是平衡膳食。多吃蔬菜、杂粮等富含纤维素的食物，既喂饱了肠道菌群，也能为身体提供多种维生素和微量元素；而长期大鱼大肉、高热高脂饮食，既不利于肠道菌群的生长，也会增加自身罹患三高的风险。

其次是规律作息和饮食。肠道菌群在与人体的长期磨合中，也形成了自己固定的生物钟和食谱。很多年轻人起居不规律，动辄熬夜通宵；饮食不规律，饥一顿饱一顿，喜尝新鲜食物；长期下来，肠道菌群势必失调，引发多种疾病。

再者还可适度进补。多进食一些富含益生菌的发酵食物，比如酸奶、豆制品，相当于把益生菌吃进去，在一定程度上也能壮大肠道共生菌群的队伍。

此外，长期服用、滥用抗生素，特别是广谱抗生素，会将共生菌和致病菌同时杀掉，对肠道菌群造成严重影响，破坏肠道菌群平衡。因此，必须遵照医嘱，按量使用。

四、影响微生物生长的环境因素

微生物在环境中有着不同的生存环境，对微生物的影响是生存环境中诸因素的综合作用，但各因素中仍有主要因素或次要因素。对微生物影响的物理和化学因素主要有温度、水分、辐射、氧气、化学物质等。

1.温度对微生物活动的影响

微生物的生长繁殖跟环境温度有密切关系，不同的微生物有不同的温度适应范围，高于或低于这个温度范围便不能很好地生长，甚至不能生存。从微生物这一总体来看，生长温度的范围为0℃~80℃。但按各微生物生长最适温度区分，大致分为：嗜冷性微生物，最适生长温度为5℃~10℃；嗜温性微生物，最适生长温度为25℃~37℃；嗜热性微生物，最适生长温度为50℃~60℃。

嗜温性微生物在自然界中分布最广，数量最多，引起各种食品发霉、发酵和腐败变质的微生物均属这一类。存在于土壤或空气中的发酵微生物和腐败微生物大多数在25℃~30℃温度范围内生长最快，寄生于人体的病原菌则以37℃最合适。嗜热性微生物在食品中不多见，主要存在于温泉、热带地区及农业堆肥中。嗜冷性微生物常见于寒带、海洋及食品冷藏环境中，冷藏食品发霉和腐坏变质就是这一类微生物活动的结果。

高温和低温对微生物的损害作用不同，低温对微生物起抑制作用，冷藏就是利用低温抑制微生物发育的原理进行食品贮藏的。但微生物对低温的抵抗力一般较强，特别是杆菌的芽孢和霉菌的孢子具有更大的耐寒性。因此，低温只能暂时阻止微生物的生命活动，而没有使其丧失生命力（通常在0℃~5℃温度下微生物便处于休眠状态），当温度增高时，其又恢复活动。因此，冷冻食品一旦离开冷库，仍会腐坏，但反复冷冻与融解对微生物有致死作用。高温能使菌体的蛋白质凝固变性，同时能破坏菌体内酶的活性。因此，微生物在高温度中比在低温度中受害大，一般的菌体在100℃的情况下均可被杀死，所以人们常利用高温来进行灭菌。

2.水分对微生物活动的影响

水是生命之源，微生物的代谢活动离不开水。任何微生物的细胞内都含有75%~85%的水分，水是细胞胶质体的重要组成部分；水分是微生物生存的必要条件。细菌在食品上生长发育所需要的水分为20%~30%，霉菌在食品含水量为15%时即可发育。一切微生物都必须在有水分的条件下才能进行生命活动，如水分减少或干燥时，则细胞失去膨胀性，生命活动减弱甚至死亡。

在实际工作中，常利用干燥使微生物停止生长繁殖，如干鱼、干菜、果干、饼干等就是减少食物的含水量，达到长期保存的目的。

3.辐射对微生物活动的影响

光线对微生物有很强的杀伤作用，由于菌种和光照的时间不同而有差异，一般照射

1～4小时，大多数微生物完全死灭。因此，利用太阳光照晒衣服、床铺、器具、包装物外表，就能够达到杀菌目的，但食品一般不能受阳光照晒。

光线中以紫色和青色的杀菌力较强，红色和黄色极弱，几乎没有。低于300nm波长的电磁波使蛋白质、核酸的吸收作用增强，对微生物有杀灭作用，如紫外线、X射线和Y射线均属于此波长范围。因此，紫外线杀菌灯广泛地使用于室内杀菌。其缺点是只对照射过的表面有杀菌的效能。

紫外线的杀菌作用被用来对水、牛乳、各种器皿等进行消毒，照射时间一般为半小时。

4.氧气对微生物活动的影响

微生物根据其对氧的要求可分好气性微生物、兼性嫌气微生物、嫌气性微生物三大类。因为不同微生物的呼吸方式不同，因而对氧气的要求也不同。

氧气对好气性微生物是必需的，如果没有氧气（分子态的氧）其就不能生长繁殖，绝大多数的微生物属于这一类，如醋酸菌、枯草菌、结核菌、白喉菌等，霉菌也属于这一类。兼性嫌气微生物，不论有氧无氧都能繁殖，如葡萄球菌、大肠杆菌等大部分细菌，酵母菌也属于这一类。嫌气性微生物如果有氧存在，就不能繁殖，如破伤风杆菌、肺炎双球菌、丙酮丁醇梭菌等。

5.化学物质对微生物活动的影响

化学物质包括一些酸、碱及各种杀菌剂、防腐剂和植物杀菌素等。食品中一般不用人工合成的化学杀菌剂（如氯气、漂白粉、高锰酸钾、甲醛、石碳酸等）。而防腐剂在某些食品中可以添加，例如果汁、酱油、醋等有时加入苯甲酸钠。防腐剂一般对微生物起抑制作用。植物杀菌素对微生物有杀灭作用，对人体无害。

任务二 食品的腐败变质

由于内外因素的影响，使食品原有的色、香、味、形和营养价值发生了从量变到质变的变化，导致食品质量降低，甚至完全不能食用，这种现象叫作**食品腐败变质**。

一、引起食品腐败变质的原因和条件

1.微生物的作用

引起食品腐败变质的许多因素中，微生物是导致食品腐败变质的根本原因。外界污染的微生物常常和内在因素、环境因素结合在一起，在食品腐败变质中起主要作用。微生物在适宜的环境条件下，大量滋长繁殖。引起食品腐败变质的微生物主要以非致病性的腐败细菌为主，霉菌次之，酵母菌再次之。但由于食品的化学成分不同，所以引起腐败变质的微生物种类也不同。如引起肉类等动物性食品变质的，大多数是分解蛋白质和脂肪的细菌。而水果和蔬菜的腐烂，大多是在pH值较低、温度较高的条件下繁殖生长的霉菌和酵母菌。粮食和用粮食做的含水较少的副食品糕点，它们的腐败多为霉菌引起的。总之，微生物的大量繁殖会使食品发生一系列复杂的变化，以至腐败变质。

2.酶的作用

烹调加工之前的各种食品本身含有一种活性物质,叫作酶。而大多数食品是动植物组织或其组织制品,含有有机的营养物质和水分,在适宜的环境条件下,由于所含酶的作用,使食品不断进行生物化学变化过程,如肉类的尸僵和自溶、粮食和蔬菜的呼吸等。这些食品常常呈胶体状态,其胶体结构极易被破坏和改变。同时食品中含有一些不饱和脂肪酸、色素等不稳定物质,极易氧化。食品组成上的这些理化特点,如果让其继续分解下去不加控制,则给微生物提供了生长繁殖的良好条件,以致引起食品腐败,不能食用。

3.化学物质的作用

食品中含有一些不稳定的物质,如色素、维生素和不饱和脂肪酸等,它们都容易被氧化,引起食物感官性质和营养成分的改变。如不饱和脂肪酸经氧化后产生醛、醛酸和过氧化物,不仅降低脂肪的营养价值,而且产生使人不愉快的异味,食后还对健康有害。

4.环境因素的作用

一定的温度、湿度、阳光(紫外线)、空气等自然条件,对微生物的生长繁殖有着重要影响,从而成为食品腐败变质的重要条件。

二、食品腐败变质的现象

引起食品腐败变质的原因较多,但微生物在食品腐败变质中起主要作用。由于微生物广泛分布于自然界,而且因种类和外界条件不同,所以引起食品变质的现象也不同。其主要有以下几种:

1.腐败

在腐败微生物分泌的蛋白酶的水解作用下而引起的蛋白质分解的过程称为腐败作用。在有氧的条件下,微生物常常使蛋白质彻底分解(即有机物的完全矿质化),在缺氧条件下,蛋白质分解过程中经常出现有毒性和臭气的产物。引起蛋白质分解的微生物很多,如枯草杆菌、肉毒杆菌、香肠杆菌、大肠杆菌、变形杆菌、土豆杆菌、霉菌等。

2.霉变

霉菌在食品中生长繁殖,从而改变食品原有的外观、滋味、品质等现象称为霉变。引起霉变的微生物有青霉、毛霉、根霉和曲霉,它们主要是分解碳水化合物,使食品成分和感官性质改变。

3.酸败

在微生物的作用下,食品中的脂肪被水解为甘油和脂肪酸,脂肪酸又氧化生成酮酸,酮酸再失去 CO_2,而形成低分子酮,使食品产生哈喇味,这种现象就叫酸败。

4.变色

有些细菌可在食品内产生色素,使食品染有各种颜色。如嗜盐性细菌可使咸鱼变红;赤酵母使泡菜变红;黏质沙氏霉菌、玫瑰红细球菌等使食品变红;荧光假单胞菌、黄杆菌属、黄细球菌等可以使食品变黄至橙色和绿色;黑色假单胞菌可以使肉的表面变蓝。

5.发光

发光菌属中的磷光发光菌可使肉、鱼产生磷光,荧光杆菌在夜间使鱼产生荧光、磷光。

6.黏液化

黏液产碱杆菌、类产碱杆菌、无色菌属和气杆菌属等细菌可使食品产生黏液或黏丝；耐热的枯草芽孢杆菌、土豆芽孢杆菌、巨大芽孢杆菌和梭状芽孢杆菌等，可引起米饭、面包的黏液化。

7.被膜

接合酵母属有的对食盐的抵抗力强（耐盐酵母），可在酱油的表面形成被膜，使酱油变质，也可在酸泡菜等酸性食品表面生膜并氧化有机酸，为不耐酸的腐败菌败坏食品创造条件。

8.红斑

赤酵母可产生色素，使食品变红，如肉上的红斑。

9.黑斑

腊叶芽枝酶是冷冻肉产生黑斑点的原因。

10.发酸

发酸是火腿变质的行业术语，其变化过程为：先分解成无味的胘，然后引致腐败，继而产生非常可厌的硫醇、硫醇胺和吲哚等。这是许多嗜冷性细菌和耐盐性细菌所引起的。无色杆菌属、芽孢杆菌属、假单胞菌属、变形杆菌属、赛氏杆菌属、梭状芽孢杆菌属和产生硫化氢的有孢连杆菌属等，是引起火腿发酸的原因。

11.油臭

火腿暴露于空气中，引起曲霉和青霉的侵入，能使火腿的脂肪分解，产生油臭。

12.败坏

糖浆、蜂蜜的败坏是由耐高糖酵母属引起的；酒精败坏系由耐高浓度酒精的酒精酵母所致。皮膜酵母可在葡萄酒、啤酒、干酪、泡菜中发育，使之败坏。

13.腐烂

蔬菜、水果表皮如有损伤，细菌、霉菌、酵母皆能进行繁殖，分解有机物，这种由于微生物的作用而导致蔬菜、水果变质的现象叫腐烂，如土豆、红薯、苹果、梨、柑橘、甘蓝等出现的腐烂、干腐、软腐、黑斑等现象。

14.发酵

食品发酵有酒精发酵、醋发酵、乳酸发酵、丁酸发酵（令人讨厌的气味）、果胶质发酵等。发酵菌属按照食品的种类来分，大致如下：①在鲜鱼贝类中主要是水中菌：球菌、假单孢菌、黄色杆菌、无色杆菌、赛氏杆菌等。②在畜肉中主要是土壤菌：好气性和嫌气性芽孢杆菌、变形杆菌等。③经过加热的食品中主要是空气中的菌：好气性芽孢杆菌、球菌、霉菌、酵母等。

三、预防食品腐败变质的措施

预防食品腐败变质，延长食品可供食用的期限，常对食品进行加工处理，其原理是通过对温度、水分、氢离子、渗透压的调节以及采用其他抑菌杀菌措施，将食品中微生物杀灭或使其减殖，主要采取以下几种措施：

1.低温法

一般原料都可采用低温法，因为低温（4℃以下）可抑制微生物的生长繁殖，同时能延缓或完全停止其内部组织的变化过程。因此，可以用冷却、冷藏、冷冻等方法。冷藏的温度要随不同原料而定，如鱼类可以在0℃以下，而蔬菜则不宜过低。

2.高温法

食品经高温处理，可杀灭其中绝大部分微生物，破坏食品中的酶类，并结合密闭、真空、冷却等手段，可以明显地控制食品腐败变质，延长保存时间。细菌、霉菌和酵母菌等各种不同的菌种，对高温的耐受力虽有所不同，但一般说来，繁殖型微生物绝大部分可在60℃左右30分钟内死亡。高温灭菌效果，不仅取决于温度高低、时间长短，而且取决于微生物种类、食物pH值和加热方式。例如，湿热效果比干热好；食物pH值偏高或偏低和食盐浓度较高，均可增强杀菌效果，但食物的正常组成成分则对微生物有保护作用。

控制食品腐败变质所用的高温法主要有高温灭菌和巴氏消毒。高温灭菌的目的在于杀灭一切微生物，获得无菌食物，但实际上只能是接近无菌。在实际工作中，常用100℃~120℃的温度对罐头食品进行灭菌。罐头以高温灭菌为主并配合密闭等措施来控制食物腐败变质。巴氏消毒是高温防腐的另一种方法，具体做法：一种是在60℃加热30分钟；另一种是在80℃~90℃温度下加热30秒或1分钟。前者称为低温长时间巴氏消毒法，后者称为高温瞬间巴氏消毒法。巴氏消毒法的特点是可以杀灭食物中绝大多数繁殖型微生物（以牛奶为例可杀灭99%以上繁殖型微生物），同时又可以最大限度地减少加热对食物质量的影响。巴氏消毒法主要应用于牛奶、酱油、果汁、啤酒及其他饮料。经巴氏消毒法消毒后的食物应迅速降温，否则继续在消毒温度下会影响食物质量，失去巴氏消毒法的意义。巴氏消毒法与前述高温灭菌不同，它只能杀灭繁殖型微生物，并不能完全灭菌。

3.干燥法

用晒干、吹干、烘干、晾干等办法，使原料中所含的水分部分或全部脱出，保持一定的干燥状态。微生物在这种干燥的食物上，由于缺水而使其繁殖困难，达到保藏食物的目的。肉松、鱼松、鱼肚、虾片、墨鱼干、干海参、黄花菜、木耳、脱水土豆、脱水蔬菜等干燥食物，就是利用了干燥脱水法。

4.高渗法

利用提高渗透压来杀灭或抑制食品中的微生物，防止腐败变质，达到延长可食用时间的目的。食品保藏中常用的提高渗透压的方法是盐腌和糖渍。

（1）盐腌：向食物中加入食盐，使其成为高渗环境以杀灭食品中存在的微生物。盐浓度达10%即可抑制大多数腐败菌与致病菌的生长，但有些细菌还不能被杀灭。例如沙门氏菌在食盐浓度为10%~19%时，尚可存活75~85天；能引起食物中毒的葡萄球菌在食盐浓度为20%~25%时才能死亡。副溶血性弧菌可通过盐腌食品引起食物中毒。盐沙雷氏菌能使咸鱼或咸肉变质。这表明这些细菌能耐受很高的渗透压，有些酵母和霉菌也是如此。

（2）糖渍：糖渍食品本来主要是改善食品风味的一种加工方法，由于加入大量的糖，构成了能抑菌的高渗环境，故有一定的防腐作用。糖的浓度必须达到60%～65%防腐保藏的作用才较可靠。有某些酵母霉菌仍可在加糖炼乳、蜜饯食品和果酱中生长并使食品变质。由于低分子可溶性物质（如糖），极易由环境中吸收水分，因此糖渍食品容易变质。

5.其他方法

经研究并试用可防止食品腐败变质的方法，还有超声波和植物杀菌素等。超声波系指频率超过2万赫兹的高频声波。据报告，80万赫兹的超声波可以杀死酵母，其机理可能是使菌体碎裂、变性以及氧化等，目前尚未大规模应用。

植物杀菌素系指高等植物组织中所含的杀菌物质。如将含有植物杀菌素的植物或其提取物与食品放在一起，有一定的制菌作用。此种作用以大蒜、葱和芥末较为明显。但此方法只能作为一种辅助手段，解决少量食品短期存放的变质问题。

任务三　食品污染

一、食品污染的概念

食品行业每天向市场提供种类繁多的食品，而作为食品就必须具有三个基本条件：

（1）具有本身应有的营养价值。

（2）在正常摄食条件下，不应对人体产生任何有害的影响。

（3）具有良好的感官性状（色、香、味、形、质等）。

一般情况下食物中不含有毒有害物质或含量极少，但食物在生产、加工、运输、贮藏、销售、烹制和食用的各个环节都有可能受到来自外界环境的不同因素的污染，因此，我们把食品中混入了外来的危害人体健康的病原生物、化学物质或放射性物质的现象叫**食品污染**。食品污染会对人体健康带来不同程度的危害。食品污染的有害物质来源广泛、成分复杂，主要来自：环境污染（如霉菌的有毒代谢物、化学农药、工业有害污染物）；不合卫生要求的食品添加剂；食品包装容器、工具、管道等材料中的有害物质；食品加工、烹调过程中产生的某些热解物、氧化物等。

二、食品污染的分类

污染食物的有害物质，按其性质可概括为以下三类：

1.生物性污染

生物性污染包括微生物、寄生虫、昆虫污染等。

微生物污染主要是病原微生物如病毒、细菌及细菌毒素和霉菌及霉菌毒素的污染。病毒或致病菌的主要来源是病禽、病畜、病人和带菌者，某些含有致病菌的动物性食品可使人感染一些人畜共患的传染病。

寄生虫及虫卵、昆虫及虫卵的污染。常见污染食品的寄生虫有囊虫、蛔虫、绦虫、华支睾吸虫等。昆虫易污染粮食和各种食品，在不良贮存条件下容易滋生各种害虫（如甲虫类、蛾类及蝇、蛆等），从而使食品的感官性状恶化，降低营养质量甚至产生危害等。

2.化学性污染

化学性污染包括化学农药、工业"三废"、食品添加剂以及食品容器与包装材料等的污染。

3.放射性污染

天然放射性物质、核爆炸以及和平利用原子能的"三放"都会污染环境，直接或间接污染食品。另外，还有放射性物质的开采、冶炼以及国防、生产和生活中的应用和排放等都可能污染食品。

三、食品污染对人体健康的危害

食品污染对人体健康的危害，根据污染物的种类和数量不同而有所不同。食品受病原微生物和寄生虫污染可使人患某些传染病或寄生虫病。大量的病原微生物或化学性污染会引起人的急性中毒，如沙门氏菌污染易引起急性胃肠炎等食物中毒症状；黄曲霉毒素易引起肝脏损伤等。某些毒素和化学污染物除了能引起急性中毒外，达到一定数量时还可能引起慢性中毒、致畸、致突变、致癌及对生殖造成影响等。慢性中毒：长期（一年以上）摄入含少量污染物的食物引起的中毒状态称慢性中毒。如摄入含有机汞农药残留较高的粮食数月后，出现乏力等症状，尿中含汞量增高等，长期摄入微量黄曲霉毒素污染物会引起肝脏的病理变化、肝功能异常（血中转氨酶、碱性磷酸酶的活力升高）等。由于污染食品引起的慢性中毒不易发现，原因较难查，但影响面往往比急性中毒还大，所以更要重视。

小知识6-2

环境恶化严重威胁人类健康

2002年9月在南非召开的可持续发展世界首脑会议的代表们指出，全球可预防疾病病例中的25%与环境恶化有关。环境恶化影响了健康和经济发展水平，而健康和经济发展水平的下降又将影响全球环境。因此，应高度重视环境恶化对人类健康的影响。

发展中国家每年死于水和空气污染所引发疾病的人数在500万~600万人。这些疾病包括腹泻、疟疾和急性呼吸道感染等。健康问题严重影响了经济发展。如果疟疾在30年前就得到根治，那么非洲国内生产总值或许会增加1 000亿美元。

WHO负责可持续发展和健康环境的主任戴维·纳巴罗指出，健康水平下降导致经济发展能力受损。现在国际社会已认识到，低收入阶层的健康问题是贫困的一个根源。他还呼吁国际社会增加在健康领域的投入，目前这一领域每年缺少资金130亿美元。如果投入足够资金的话，将挽救成千上万人的生命。

四、食品污染的来源及预防措施

食品污染的来源是多方面的，但是食品污染的主要来源是农药、金属毒物、多环芳烃、硝酸盐类和放射物等。因此，对这些污染源进行处理是关系到能否解决食品污染的关键，应采取下列措施：

1.预防农药污染

加强对农药的生产和使用管理，农药部门要贯彻"农药安全使用试行标准"，化工部门要尽快提供更多高效、低毒、低残留农药来代替高残留的有机汞、有机氯农药。积极推广生物防治，果蔬茶叶等作物上使用的有机氯农药应停止使用。

注意防止粮食的霉变，加强运输和保管过程中的管理，并研究霉变后的去毒方法。

2.预防金属毒物污染

金属毒物污染主要来源于工业"三废"，对产生"三废"的厂矿要采取积极防治措施，不准随便排放污水、倾倒废渣、排放有毒气体。凡不积极治理并排放超标准污染物的单位，要给予严肃批评处理，责成整顿改造，并给予经济制裁、征收超标准排污费等。

3.预防多环烃的污染

（1）改进食品烹调加工过程：粮食谷物在烟道中直接烘干或熏制肉、鱼及豆制品（如熏鱼、腊肉、火腿、香肠、熏豆腐干、熏枣、烤鸭等），特别是熏烤时食品直接和炭火接触，即会受到更多的多环芳烃的污染或产生多环芳烃类。而且，食品熏制后，附着在表面的多环芳烃类，又可渗入食物内部。因此，烘干粮食或熏烤食品时，应改进燃烧过程，选用优质燃料，改进食品烟熏剂，不要使食品与炭火直接接触。

（2）加强环境污染的管理和监测工作，认真做好工业"三废"的综合利用及治理工作，减少对食用作物的污染。

4.预防硝酸盐的污染

（1）在蔬菜的收获和运输过程中，避免严重损伤，存放地点应干燥、通风和阴凉，避免长时间在高温下堆放且要注意保鲜。蔬菜煮熟后不要放在高温下长时间存放，并注意容器和环境卫生，防止微生物污染。在特殊情况下，较集中地大量食用叶菜时，切后可先用水烫3～5分钟，然后再烹调食用。

（2）腌菜必须腌透，至少腌制半个月再食用，并应注意食盐用量和存放条件。

（3）在加工肉、鱼制品时，尽量不用硝酸盐，如必须使用时，应注意使用范围和剂量。另外，还要加强硝酸盐和亚硝酸盐的保管，防止误食。

能力迁移

1.有禽流感地区停止活禽交易

针对部分地区出现的禽流感疫情，2007年9月18日国家市场监督管理总局发出指示：凡是出现了禽流感的地区，一律停止活禽交易，关闭活禽交易市场。广州市番禺区2007年9月5日发生的疑似高致病性禽流感疫情已经国家禽流感参考实验室确诊为H5N1亚型禽流感（9月5日至13日养殖户饲养的鸭共死亡9 830只，截至17日，当地兽医部门已扑杀销毁鸭36 130只，并且对外出车辆都进行消毒，以免造成对其他地区的污染）。

请分析以上做法有哪些意义。

［分析提示］

①对有疫情地区的活禽进行扑杀销毁，不能认为是浪费，而是政府对当地居民的健康负责任。

②停止活禽交易，可从源头杜绝本次的食品生物性污染。

③对外出车辆都进行消毒，也是杜绝本次食品生物性污染的一个重要途径。

2.普查污染源

山东省政府决定，全省污染源普查工作从2007年9月开始，2008年是全面普查阶段，2009年是普查总结和数据发布阶段。这次普查将查清全市工业污染源、农业污染源、生活污染源、集中式污染处理设施的数量、行业和地区分布等，将对普查数据进行全面分析、深入研究，以便采取相应措施解除污染源，打造绿色生存环境，造福子孙后代。

根据你观察到的周边环境的污染状况，谈谈你对上述做法的感想。

[分析提示]

一般人都看到过出现变色、冒泡、散发臭味等异常状况的河水和其他环境污染的状况，因此，彻底清查污染源并采取措施清除污染源，这将是造福人类的重大举措，全国各省都应当这样做。

知 识掌握

△ 选择题

1.一般情况下，下列微生物对人体有益的是（　　　）。

A.乳酸菌　　　　　　　B.沙门氏菌　　　　　　C.黄曲霉毒素　　　　　D.肉毒杆菌

2.一般认为，蔬菜、水果变质的表现是（　　　）。

A.腐败　　　　　　　　B.酸败　　　　　　　　C.腐烂　　　　　　　　D.油臭

△ 简答题

1.微生物是如何分类的？

2.控制微生物生命活动的方法有哪些？

3.食品腐败变质的原因是什么？其有哪些现象？

4.如何预防食品腐败变质？

5.食品污染分哪几类？应如何预防？

△ 案例题

小李在食用了未熟透的四季豆后出现了一些中毒症状，而经检验四季豆确实是绿色食品，有人说小李中毒是食品污染引起的，这种说法对吗？试分析。

实 践训练

设法检验一下食品的农药残留情况。

（1）实训项目：检验蔬菜的农药残留情况。

（2）实训地点：校内实验室或其他食品检验部门。

（3）实训要求：主要按农药快速检验方式认真操作。

（4）实训内容：分别检验韭菜或其他蔬菜的农药残留情况。

（5）完成实训报告。

项目七
烹饪原料的卫生

【学习目标】

知识目标：掌握各种烹饪原料在加工、贮存过程中可能出现的卫生问题和预防措施；了解各种常用烹饪原料可能存在的卫生问题及相应的预防措施；加工性食品和食品添加剂的卫生要求。

能力目标：通过本章的学习，有助于学生更好地对烹饪原料进行鉴定、管理及加工；掌握各类食品的主要卫生问题、卫生要求以及各种烹饪原料的感观鉴定标准。

素质目标：了解添加剂的种类、用量、使用原则及卫生要求，以便更好地对原料及其加工进行管理。

【情境导入】

央视3·15晚会曝光："化妆"出来的土鸡蛋

央视2020年3·15晚会曝光"化妆"的土鸡蛋的案例中，湖北莲田食品开发有限公司被曝涉嫌以笼养伪造散养鸡，并使用饲料添加剂斑蝥黄使鸡蛋变红，变成价格高出不少的土鸡蛋、柴鸡蛋。

据央视报道，湖北莲田食品开发有限公司合作养殖场的大棚里，一排排铁笼养满了蛋鸡。负责销售的武经理向记者表示，我们都是工业化、规模化的笼养。但是记者在该养殖场的库房里看到，用来装鸡蛋的箱子上却写着农家土鸡蛋、优质土鸡蛋等字样。值得关注的是，为了销售"土"鸡蛋，湖北莲田食品开发有限公司合作养殖场负责人称："用饲料添加剂斑蝥黄可以把鸡蛋变红。"

这里的负责人告诉记者，这种添加剂对使用量没有具体限制，只要在适当范围内，不会影响人体健康。虽然销售的并非名副其实的土鸡蛋，但湖北莲田食品开发有限公司并不担心被市场监管部门发现。因为国家根本没有土鸡蛋、柴鸡蛋等相关标准。而商家利用注册"鲜土"商标再加上这番别有用心的设计，鲜土牌鸡蛋，就这样变成了农家"鲜土"鸡蛋。

来源：新浪财经.央视3·15晚会曝光：湖北莲田食品 "化妆" 的土鸡蛋［EB/OL］.（2021-03-15）. https：//finance.sina.cn/2019-03-15/detail-ihsxncvh2862534.d.html.

【课堂讨论】

（1）植物性原料的卫生问题有哪些？

（2）动物性原料的卫生问题有哪些？

（3）加工性食品的卫生问题有哪些？

（4）食品添加剂的卫生问题有哪些？

任务一 植物性原料的卫生

一、粮豆类原料的卫生

粮豆类原料是我国人民的主食，它不仅是热能的主要来源，也是蛋白质、脂肪、维生素以及无机盐的重要来源。这些粮豆类原料经加工、烹调后又可制成各种各样的食品，供人们食用，所以解决其卫生问题有着重要的意义。

1.粮豆类原料的卫生问题

粮豆类原料的卫生问题主要是霉变。引起霉变的原因主要是微生物污染，其次是化学性有毒物质污染、仓储害虫和鼠类污染、异物夹杂污染等。

（1）微生物污染。谷物的表面受霉菌、细菌、酵母菌污染，当环境湿度较大、温度增高时，它们能迅速生长繁殖，并使粮豆产生霉变。这些微生物在生长繁殖的过程中，可以产生多种真菌毒素，不仅使粮豆的感官性状改变，出现异味，加工性能和营养价值降低，而且还会导致真菌毒素的积聚，对人体健康造成危害，使食用者发生真菌性食物中毒。毒性最强的污染来自黄曲霉毒素，其毒性最强的黄曲霉毒素B1比氰化钾和砒霜还毒，会引起肝脏癌变，也会引起急性中毒。此外，黄变米、麦角、黑斑病甘薯及其他霉变粮食等，均会引起人体中毒。花生、花生油、玉米、大米、葵花籽都易被黄曲霉毒素污染。

常见污染粮豆的细菌主要有枯草杆菌、大肠杆菌和乳酸杆菌等。霉菌污染种类多样，主要有曲霉、青霉、毛霉和根霉等

为了防止粮豆的微生物污染可采取的措施是控制环境温度、湿度和氧气含量。应做好如下工作：粮豆收割脱粒后应尽快烘干或晒干，使水分降低到安全线以下，原粮水分降至14%以下；成品粮（米、面、面条）降至13.5%以下。入库贮存时应注意保持粮粒的完整性，并使周围环境的温度降至10℃以下，相对湿度不高于70%。

（2）化学性有毒物质污染。各类谷物在种植时对种子及土壤消毒、生长期田间管理的防治病虫害和除草等环节使用的农药，都会有一定的农药残留。如生活污水及某些工业废水含有重金属、酚、氰化钾、农药等有害物质，其可在土壤中积累并被作物吸收，经食物链作用进入人体，可引起急性或慢性中毒。如为除草、杀虫而喷洒的农药，对农作物及周围环境的水、空气和土壤都有污染。农药会通过各种途径进入农作物，再经食物链进入人体，引起急性或慢性中毒。所以，应严格控制粮食中农药的残留，控制农药的喷洒时期、配制和施用方法，严格遵守《中华人民共和国食品安全法》。

工业废水、废渣、废气及生活污水中常含有有害物质，如重金属、酚、汞、镉、砷、铅、铬、酚和氰化物等。这些物质如果没有经过处理达标就直接排放，也会直接或间接地污染粮食，对人体健康造成损害。因此，对污水灌溉应采取相应的监测措施：

①废水应先处理，达标后方可排放；

②制定灌溉污水中各种有毒物质的最高限量；

③定期检测农作物中有毒物质的残留量；

④采用安全的生物防治法及高效低毒的农药，选择安全的施药期和施药方法，严格执行农药允许残留标准，粮豆包装用具不得有农药污染，使残留量降至最低限度。

（3）仓储害虫和鼠类污染。世界上共发现仓储害虫300多种，我国已发现50多种，如甲虫（大谷盗、米象、谷蠹、黑粉虫等）会损害米、麦、豆类原料；螨类（粉螨）损害面粉；蛾类（螟蛾）损害稻谷。当仓库温度在18℃～21℃，相对湿度65%以上时，这些害虫的卵极易繁殖，常把粮豆蚀空，减轻重量，并在粮豆上排泄粪便和各种分泌物，促进粮豆的霉烂变质，降低了粮豆质量。世界各国在仓储过程中因虫害、鼠害造成的损失高达产量的10%。

为防止仓储中的虫害鼠害，降低损失，要加强粮库的卫生管理，要求库房坚固、不漏、不潮、能通风、防鼠、防雀，做到低温、低湿保存。仓库温度控制在10℃以下时，害虫活动减少。此外，还可采用气调（即缺氧）保藏法，使藏粮呼吸降低，抑制酶的活性与微生物和害虫的生长繁殖。同时，在粮豆入库前对粮库进行彻底的清洁和消毒，粮食入仓前晒干扬净，加强入库时的检查，并定期检查虫害情况，发现虫害，应立即用熏蒸剂杀灭，但应注意熏蒸剂的用量不能超过国家规定的最高限量。近年来我国已制定和颁布了相应的卫生标准。

（4）异物夹杂污染。夹杂的异物有金属、泥土和沙石等。金属主要来自农具和加工机械，而泥土和沙石则主要来自田间和晒场。这些夹杂物可在加工过程中以清洗、过筛、吸铁等方法除去。

人为粮食掺假的方式有以下几种：

①在大米中掺入霉变米、陈米，如将陈小米洗后染色冒充新小米，煮食这类粮食有苦辣味或霉味。

②为了增白而掺入有毒物质，如米粉和粉丝中加入有毒的荧光增白剂；在面粉中掺入滑石粉、太白粉、石膏；在面制品中掺入禁用的吊白块等。

③以次充好，如在粮豆中掺入砂石；糯米中掺入大米，藕粉中掺入薯干淀粉等。

（5）有害植物种子的混入。谷物在收获时，常常混进一些有害的植物种子，最常见的有毒麦、麦仙翁籽（含有皂甙，国家规定粮食中其含量应在0.1%以下）、槐籽（国家规定不超过0.04%）等。这些杂草籽都含有一定的毒素，如混入粮食中达到一定的数量，就会引起食物中毒。因此，要加强田间除草，谷类加工时应认真筛选，使其含量减少至规定的含量以下，或完全剔除。而由于收割不及时，麦粒遭到大的雨水而直接在穗上发芽，食用会引起赤霉病麦中毒，因此应做好以下工作：加强选种工作；实行农作物生长监控。

（6）自然陈化。谷物在贮藏过程中，随着时间的延长，其食用品质会出现不同程度降低的现象，称为自然陈化。产生自然陈化的主要机理：一是谷物籽粒脱离植株后，仍然保持生命活动，不断地进行有氧呼吸或无氧呼吸，消耗着籽粒内含的糖类等物质；二是谷物中含有淀粉酶、脂肪酶、蛋白酶等水解酶能缓慢水解其中的营养物质，使谷物品质逐渐下降。例如，脂肪水解成游离脂肪酸，进一步氧化生成醛和酮，产生异味；陈面粉蒸馒头发酵不良，擀面条易断、糊汤；陈大米有陈腐味，影响食用。

2.粮豆类原料的卫生要求

不同品种的粮豆都具有固有的色泽及气味，有异味时应慎食，霉变的不能食用，尤其是成品粮。优质粮谷在加工、销售食用过程中不受任何限制，其食用品质、蒸煮品质、烘焙品质均保持良好，可放心食用。劣质粮谷则禁止食用，如霉变、运输中被毒物污染、病害污染以及生虫等的谷类应经相应处理，并改作他用。

一些经过油炸、脱水加工而成的豆制品，如油豆腐、腐竹等，由于含有水分，或包装不严密从外界吸收水分，引起霉菌生长及产生霉腐味。

防止豆制品的微生物污染及腐败，要注意选料、生产、包装、运销、销售等过程中的环境卫生、器具卫生、个人卫生。另外低温冷藏可以抑制微生物的大量生长繁殖，因此豆制品放在冷藏柜台出售较为理想。

3.粮豆类原料的卫生质量标准

优质粮豆应颗粒完整、色泽纯正、表面光滑、大小均匀；无霉变、无异味、无虫蛀、无杂质；水分含量低于14%。

符合卫生质量标准的粮豆中，砷≤0.7mg/kg，汞≤0.02mg/kg，六六六≤0.3mg/kg，滴滴涕≤0.2mg/kg。

4.粮豆类原料的贮藏卫生

（1）对水分的要求。粮豆的水分含量与其加工贮藏有密切的关系。为了抑制大部分微生物的生长繁殖和降低粮豆本身的代谢活动，必须将水分控制在"安全线"以下，粮谷类为12%～14%，豆类为10%～13%。

（2）对仓库管理的要求。①控制库内的温度和湿度，注意防潮、防鼠、防虫、防雀，库内不得存放有害、有毒物品。②建立严格的原粮进出库的验收、登记制度；坚持先进先出、质次先出的原则；定期监测粮豆温度和水分含量的变化，如果发现温度或水分过高，可采用通风、摊晾、烘干、冷却等方法。③做好仓库的消毒和清洁工作。

豆类的卫生问题与谷类相同，但豆类中含有多种生理有害物质，如胰蛋白酶抑制因子、植物凝血素、致甲状腺肿胀因子等，这些物质都是水溶性的，经加热处理后会全部被破坏，残存量很少，故豆类的热处理很重要。另外，大豆等豆类在夏天易遭虫害，因此，贮存的时间一般不要超过第二年的夏天，要做到当年收购，当年加工、销售和食用。如数量多需要较长时间贮存，则应采取有效措施和加强夏天对仓库的管理和检查，以确保其安全过夏。

5.豆制品的卫生

大豆制品种类很多，可分为非发酵性豆制品，如豆腐、千张、豆油、豆芽及用豆腐炸卤、熏制、干制的豆制品，其会因加工、销售过程中不符合卫生要求而受到化学毒物及细菌的污染；发酵性豆制品，如豆豉、豆瓣酱、腐乳等，除存在与非发酵豆制品相同的问题外，特别应值得注意的是霉菌污染问题，为此，豆制品加工车间、设备和工具以及贮存、运输、销售过程所用的管道、容器、包装材料等都要有防蝇、防鼠、防尘设备并不得使用对人体有害的材料制成容器及包装用具，其用具应符合国家卫生标准，避免微生物和有害有毒物质对豆制品的污染，而发酵豆制品要选择优良菌种，防止杂菌污染和菌种变异而产生毒素。豆制品的生产用水和添加剂应符合国家卫生标准，豆制品制成小包装，有利于防止运输、销售环节的污染，据研究认为豆腐在流水中浸泡（水温12℃）出售或贮于冷藏柜（温度在5℃～10℃）出售，其防污保鲜效果较好。豆芽生长中禁止使用尿素等化肥。

豆中含有多种酶类，其中脂肪氧化酶是产生豆腥味及其他异味的主要酶类，在适当条件下可使脂肪氧化降解生成多种有豆腥味的物质，同时还可与亚油酸、亚麻酸等不饱和脂肪酸作用生成具有豆腥味的醛、酮等类物质。大豆的脱臭脱腥可用加热方法，但不够彻底，采用乙醇处理后减压蒸发掉乙醇的办法，效果较好。

豆制品的主要卫生问题是生产、加工、销售过程中受到微生物的污染和有害化学物质的污染。在豆类非发酵制品中，铝不得超过1mg/kg，细菌总数不得超过5 000个/g，大肠菌群在出厂和销售时分别不得超过0.7个/g和1.5个/g，肠道致病菌和致病球菌均不得检出。发酵豆制品中砷不得超过0.5mg/kg，铅不得超过1mg/kg，大肠菌群不得超过0.3个/g，肠道致病菌及致病性球菌不得检出。

二、果蔬类原料的卫生

1.蔬菜、水果的卫生问题

在蔬菜、水果生长过程中，来源于农药、人畜粪、生活污水和工业废水中的有害化学物质、致病性微生物、寄生虫卵都可对其造成不同程度的污染。

（1）微生物和寄生虫卵的污染。我国蔬菜以人畜粪肥为主要肥料，肠道传染病患者和寄生虫患者的粪便，可通过果蔬而污染人体。如西红柿、黄瓜和葱等的大肠杆菌检出率为67%～95%，而寄生虫卵的检出率也高达89%，有时还发现致病菌。此外，水生植物中，菱、茭白和荸荠的表面都会污染姜片虫囊蚴，如果生食往往会引起姜片虫病流行。而蔬菜、水果在生长、采摘、运输、销售等过程中，由于经常接触到泥土、灰尘、筐、篮等盛器和脏手等，加之水果味香甜易招惹苍蝇，水果表皮容易被许多病菌及寄生虫卵污染，污染的程度与表皮的破损程度有关。

为防止此类污染，应采取以下措施：人畜粪应先进行无害处理后再使用，推广沼气处理法。蔬菜、水果上市前进行预处理，去除腐烂部分，防止交叉污染。生食水果与蔬菜一定要彻底清洗干净，削皮的水果应立即食用。

（2）化学污染。在蔬菜、水果生长过程中，农药的使用较多，部分农药残留在蔬菜、水果的表皮，特别是化学性质比较稳定的有机氯，其检出率可达95%。这些残留农药会引起急性食物中毒。因此，在施农药时，对施药的品种、用量及安全间隔期等都要严格遵守《中华人民共和国食品安全法》的规定。用未经无害处理或处理不彻底的工业废水和生活污水灌溉，会使蔬菜、水果受到其中有害物质的污染。

（3）腐败变质与亚硝酸盐含量。蔬菜和水果因为含有大量的水分、组织脆弱等，当储藏条件稍有不适时，极易腐败变质。蔬菜和水果的腐败变质，除了本身酵解的酶所起的作用外，主要与微生物大量的生长繁殖有关。

肥料和土壤中的氨氮，除大部分参与了植物体内的蛋白质合成外，还有一小部分通过硝化及亚硝化作用形成硝酸盐及亚硝酸盐。当生长时碰到干旱、收获后在不恰当的环境存放或腌制方式不当等，都会使硝酸盐和亚硝酸盐的含量有所增加。过量的硝酸盐与亚硝酸盐含量，一方面会引起作物的凋谢枯萎；另外人畜食用后会引起中毒。减少蔬菜和水果中硝酸盐和亚硝酸盐含量的办法，主要是合理的田间管理和低温储藏。

2.蔬菜、水果的卫生要求

（1）保持新鲜。为了避免腐败和亚硝酸盐含量过多，新鲜的蔬菜和水果最好不要长时间储藏，采后及时食用不但营养价值高，而且新鲜、可口。如果一定要储藏，应该剔除有外伤的蔬菜和水果并保持其外形完整，以小包装形式进行低温储藏。

（2）清洗消毒。为了安全食用蔬菜，既要杀灭肠道致病菌和寄生虫卵，又要防止营养素的流失，最好的方法是先在流水中清洗，然后在沸水中进行极短时间的热烫。食用水果前也应彻底洗净，最好用沸水烫或消毒水浸泡后削皮再吃。

常用的药物消毒法有：漂白粉溶液浸泡法；高锰酸钾溶液浸泡法；其他低毒高效消毒液浸泡法等。应注意浸泡消毒液后要及时用清水冲洗干净。

3.蔬菜、水果的卫生质量标准

蔬菜、水果的卫生质量主要从理化、微生物、农药残留等几方面来考察，必须通过一定的仪器及方法才能鉴别，要选择经过认证的，有绿色、无公害、有机标志的或信誉良好的供应商的产品。

（1）理化方面：硝酸盐、亚硝酸盐、镉、铬、汞、砷、铅、氟等重金属残留符合相关的标准。工业废水往往含有有毒化学物质如酚、氰化物、重金属、有机农药等，直接灌溉菜地，毒物可通过蔬菜进入人体造成危害。当果蔬生长时遇到干旱、收获后不合理或长期存放、土壤长期过量使用氮肥，其硝酸盐及亚硝酸盐含量将有所增加，尤其是贮存蔬菜及蔬菜腌制品，亚硝酸盐含量增加，会对人体产生不良影响。

（2）微生物方面：微生物和寄生虫卵污染，如肠道致病菌及酵母菌、霉菌、乳酸菌、醋酸菌等。引起新鲜果蔬变质的微生物一部分是其本身的病原微生物，还有采收后运输储藏过程中侵入的腐生微生物，一方面会造成腐败变质，另一方面会引起人体肠道疾病。大肠杆菌、致病菌等要符合相关的标准。

（3）农药残留方面：有机磷和氨基甲酸酯类、有机氯等各种农药残留要符合相关标准。有检测表明蔬菜水果上检出敌百虫、敌敌畏、甲胺磷、乐果、对硫磷五种农药，都是滥用和不合理使用农药所致。我国规定蔬菜、水果中汞含量≤0.01mg/kg，六六六≤0.2mg/kg，滴滴涕≤0.1mg/kg。

4.蔬菜、水果的贮藏卫生

蔬菜、水果的贮藏条件与其保鲜程度有密切关系。如果贮藏温度高，果蔬的呼吸作用旺盛，散热多，易产生大量的二氧化碳和水，会导致果蔬脱水、变黄甚至会使微生物繁殖加快，导致腐烂变质。当贮藏温度低于0℃，果蔬细胞间液结冰，当温度升高，冰溶解流失，使果蔬易腐烂。因此，对果蔬来说，一般采用冷藏的贮存方法（见表7-1）。

表7-1   蔬菜、水果的贮存条件

品 种	温度（℃）	相对湿度（%）	保存期
苹果	−1 ~ 0	85 ~ 90	3 ~ 5个月
香蕉	15 ~ 22	85 ~ 90	5 ~ 10日
梨	−1 ~ 1	85 ~ 90	3 ~ 5个月
葡萄	−1 ~ 3	85 ~ 90	1 ~ 4个月
土豆	10 ~ 13	85 ~ 90	2 ~ 4个月
西红柿	7 ~ 10	85 ~ 90	3 ~ 7日
黄瓜	7 ~ 10	90 ~ 95	10 ~ 14日
茄子	7 ~ 10	85 ~ 90	3 ~ 7日

小知识7-1

蔬菜久存生毒

将蔬菜存放数日后再食用是非常危险的，危险来自蔬菜含有的硝酸盐。硝酸盐本身无毒，然而贮存一段时间之后，由于酶和细菌的作用，硝酸盐被还原成亚硝酸盐，其与人体内蛋白质类物质结合可生成亚硝胺类物质。实验证明，在30℃的屋子里贮存24小时，绿叶菜中的维生素C几乎全部损失，而亚硝酸盐的含量则上升几十倍。因此，凡是已经发黄、萎蔫、水渍化、开始腐烂的蔬菜均不可食用。鲜菜在冰箱内贮存也不应超过3天。

5.果蔬类原料品质变化的判定

（1）水果品质判定。优质水果具有典型果形，表皮色泽光亮，肉质鲜嫩、清脆，有固有的清香味，无机械外伤和病虫害。次质水果表面较干，不够丰满，光泽较暗，肉质鲜嫩度差，营养减少，清香味减退，略有小烂斑点，有少量虫蛀，去除腐烂、虫伤部分后仍可食用。变质水果严重腐烂、虫蛀、变味，不可食用。

（2）蔬菜品质判定。优质蔬菜鲜嫩，外形饱满，表面润泽光亮，无黄叶，无伤痕，无病虫害，无烂斑。次质蔬菜梗硬，外形萎蔫，失去水色光泽，老叶多，枯黄，有少量病虫害、烂斑和空心，挑选后可食用。变质蔬菜则严重霉烂，呈腐臭气味，亚硝酸盐含量增多，有毒或严重虫蛀，空心，不可食用。

任务二 动物性原料的卫生

一、畜禽类原料的卫生

肉类食品包括牲畜、禽类的肌肉、内脏及其制品。其消化吸收率高，味道鲜美，是人体多种营养素的重要来源，可提供优质的蛋白质、无机盐和维生素。然而，由于肉类营养丰富，有利于微生物生长繁殖，很容易发生腐败变质。据统计，肉类是引起食物中毒最多的食品。此外，家畜的一些传染病和寄生虫病，也可以通过肉类传染给人类。因此，必须搞好畜禽屠宰和加工卫生，才能保证广大群众的身体健康。

149

1.肉类及其制品的卫生问题

（1）常见的人畜共患传染病。

①炭疽。病原体为炭疽杆菌，抵抗力弱，形成芽孢时，抵抗力增强。人的感染途径主要为皮肤和呼吸道，也可能因食用被污染的食品使人感染肠胃型炭疽。屠宰过程中发现炭疽病畜应立即采取措施，进行隔离、消毒。病畜严禁屠宰和解体，应采取焚烧或深坑加石灰掩埋。屠宰人员的手和衣服，用2%来苏尔液消毒，屠宰人员注射青霉素预防。

②鼻疽。病原体为鼻疽杆菌，感染途径主要为消化道、呼吸道及损伤的皮肤和黏膜。病畜处理与炭疽相同。

③口蹄疫。病原体为口蹄疫病毒。发现病畜后，将病畜及同群牲畜立即宰杀，病变部位的肉要切除销毁，无明显病变的肉、内脏和副产品经高温无害化处理后可供食用。屠宰场所、工具和屠宰人员的衣服要进行消毒。感染口蹄疫的奶牛的奶不得供人饮用。

④猪瘟、猪丹毒和猪出血性败血症。猪瘟、猪丹毒、猪出血性败血症的病原体分别为猪瘟病毒、丹毒杆菌、猪出血性败血症杆菌。发现病畜应做如下处理：肉、血及内脏病变显著者，做工业用或销毁；病变轻者，高温处理后出厂，但必须在24小时内完成。否则，高温加热时间应延长半小时，内脏做工业用或销毁。脂肪炼制后可食用，猪皮消毒后利用。

⑤结核。病原体为结核杆菌。感染后牲畜一般表现为全身消瘦、贫血、咳嗽。病畜处理：个别淋巴结或脏器发现病灶时，只局部废弃；全身性结核则应全部销毁；无明显症状者则只需销毁病变部分，其余经高温处理后食用。

⑥布氏杆菌病。病原体为布氏杆菌，可经过皮肤、黏膜传染给家畜或人。宰杀前后发现病畜，应采取高温处理或盐腌。高温处理时，肉块8cm厚，2kg重，煮沸2小时，肉中心温度超过80℃；盐腌时，肉块应小于2.5kg，干腌时盐为肉重的15%，湿腌时盐水的波美度为18°~20°。

（2）常见的寄生虫病。

①囊虫病。囊虫病原体在牛体为无钩绦虫，在猪体为有钩绦虫。幼虫在猪或牛的肌肉组织内形成囊尾蚴（又称囊尾蚴病），幼虫多寄生在舌肌、咬肌、臀肌、深腰肌和膈肌内，肉眼可见白色、半透明、绿豆大小的水泡状包囊，包囊一端为乳白色不透明的头节，这种肉称为米猪肉（也叫痘肉）。人吃下含囊尾蚴的肉后，幼虫在肠道里发育为成虫，使人患绦虫病。绦虫通过粪便排出节片和卵，造成环境污染。当肠道发生逆转时，节片或卵逆行入胃，卵孵化出幼虫到达全身肌肉。预防这种疾病应采取如下措施：加强肉的卫生检疫，不吃未熟肉，加强粪便管理，采用高温堆肥杀死虫卵，防止牲畜吃病人粪便或被其污染的饲料、水。

肉在40cm²面积上有3个或3个以下囊尾蚴可采用冷冻或盐腌的方法处理，肌肉中心温度要达到-10℃，再在-12℃下放10天，或肌肉中心温度达到-12℃，再在-13℃下放4天，盐腌时肉块应小于2.5kg，厚度小于8cm，腌20天；有4~6个囊尾蚴时，应采取高温无害化处理；有6个以上囊尾蚴的病畜肉，只能用于工业炼油或销毁。

②旋毛虫病。猪、猫、狗等容易感染旋毛虫病，旋毛虫主要寄生在膈肌、舌肌和心

肌。人吃了煮熟的含旋毛虫的病畜肉，感染此病。进入人体的幼虫，一周后发育为成虫，寄生于肠黏膜并产生新的幼虫，钻入肠壁，经血液进入肌肉。患者会出现恶心、呕吐、腹泻、高烧、肌肉疼痛、运动受限。用显微镜对24个膈肌角切片检查，发现旋毛虫在5个以内的畜肉，经高温处理出厂；超过5个，肉不能食用。内脏和脂肪因无旋毛虫寄生，一般仍可以食用。

（3）人畜共患传染病。

对人有传染性的牲畜疾病，称为人畜共患传染病。对于患有传染性疾病的畜禽肉，应当销毁或进行高温处理后食用。

（4）宰前死因不明。

死畜肉的特点是肉色暗红，肌肉间毛细血管淤血，切开肌肉用刀背按压，可见暗紫色淤血溢出。死畜肉可能来自病死、中毒或外伤死亡牲畜。如为一般疾病或外伤死亡，又未发生腐败变质的，废弃内脏、高温处理后食用，如为人畜共患疾病，则不得任意食用；死因不明的畜肉，一律不准食用。

（5）药物残留。

动物用药包括抗生素、抗寄生虫药、激素及生长促进剂等。畜禽的治疗一般用药量大、时间短，而饲料中的添加用药量虽少，但持续时间长。两者都可能会在畜禽肉体中残留，或致中毒，或使病菌耐药性增强，危害人体健康。

（6）使用违禁饲料添加剂。

常见的有往老牛身上注射番木瓜酶以促进肌纤维的软化，冒充小牛肉卖高价；给圈养的鸡饲以含砷饲料，使鸡皮发黄而冒充散放鸡卖高价；还有给畜禽肉注水以加大重量等。

2.肉类原料质量卫生要求

（1）鲜肉。鲜肉是指畜禽屠宰加工后经兽医检验符合市场鲜销的肉品。按其变质与否，可分为新鲜肉、次鲜肉和变质肉三类（见表7-2）。

表7-2　　　　　　　　　　　　　　**生肉的感观鉴定**

指标	新鲜肉	次鲜肉	变质肉
色泽	肌肉有光泽，红色均匀，脂肪洁白	肌肉色泽稍暗，脂肪缺乏光泽	肌肉无光泽，脂肪灰绿色
黏度	外表微干或微湿，不粘手	外表干燥或粘手，新切面湿润	外表极干燥或粘手，新切面发黏
弹性	指压后凹陷立即恢复	指压后凹陷恢复慢且不能完全恢复	指压后凹陷不能恢复，留有明显压痕
气味	具有鲜猪肉的正常气味	有氨味或酸味	有臭味
肉汤	透明澄清，脂肪团聚于表面，有香味	稍有浑浊，脂肪呈小滴浮于表面，无鲜味	浑浊，有黄色絮状物，脂肪极少浮于表面，有臭味

（2）冻肉。冻肉指畜类屠宰加工后符合市场鲜销、经过预冷并进一步在低温下急冻、深层肉温在-6℃以下的肉品。新鲜冻肉肌肉有光泽、色泽均匀、脂肪洁白或微黄，无霉点，肉质紧密有弹性，肌肉表面微湿润，不粘手，无异味。贮藏较久的冻肉，表面干枯，

脂肪为颗粒状，易碎。被霉菌侵害表层时，可消除霉斑立即出售；若有明显缺陷或霉菌侵入深层时，局部废弃或全部废弃。

小知识7-2

冷却肉、冷冻肉的质量比较

目前市场上的肉类在销售前，一般都经过一定时间的贮存，冷却和冷冻是肉类的主要贮存方式。

冷却肉的来源是经严格检疫合格的生猪，屠宰后经过成熟过程，肉的鲜味增强，肌肉纤维变软，持水性增强，肉质变嫩。冷却肉的加工、流通和销售都在0℃~4℃的条件下进行，其细菌数极少，难以繁殖，并且外加包装，避免了二次污染。

冷冻肉在-18℃的环境中，大量细菌、病虫被冻死或受到抑制，比较卫生。但在冻结过程中，部分细胞破裂，而在解冻时，有部分的汁液流失，其营养成分的损失为5%左右，因而色、香、味不如鲜肉，但其在储备、调节市场和提供加工原料中仍起着不可或缺的作用。

（3）鲜禽肉。鲜禽肉的感观鉴定见表7-3。

表7-3　　　　　　　　　　　　　　鲜禽肉的感观鉴定

指标	新鲜肉	次鲜肉	变质肉
眼球	眼球饱满	眼球皱缩凹陷，晶体稍浑浊	眼球干缩凹陷，晶体浑浊
色泽	皮肤有光泽，呈淡黄、淡红、灰白或灰黑色，肌肉切面有光泽	皮肤色泽转暗，肌肉切面有光泽	体表无光泽，头颈部常带暗褐色，肌肉松软，呈暗红色、淡绿色或灰色
黏度	外表微干或微湿润，不粘手	外表干燥或粘手，新切面湿润	外表干燥或粘手，新切面发黏
弹性	肌肉指压后凹陷立即恢复	指压后凹陷恢复慢且不能完全恢复	指压后凹陷不能恢复，留有明显压痕
气味	具有禽肉固有香味	腹腔内有轻度不快味	体表和腹腔均有不快味
肉汤	透明清澈，脂肪团浮于表面，具有特有香味	稍有浑浊，脂肪小滴浮于表面，香味差	浑浊，有白色或黄色絮状物并有腥臭味

光禽新鲜度感官检验还可检查头、皮肤、翅和肢及腔内状况。禽喙有霉菌生长或不快气味、口腔黏膜无光泽、皮肤有霉斑或稍有霉味、皮肤呈灰黄色，都应认为是鲜度下降；同时还应注意口角黏液的腐败气味和内脏、浆膜、腹壁肌肉是否有腐败现象。

禽肉类食品的卫生标准可参阅 GB 2707-2016《食品安全国家标准 鲜（冻）畜、禽产品》。

（4）冻禽肉。

①新鲜冻禽肉。解冻前，母禽和较肥的禽皮色乳黄，公禽、幼禽、瘦禽皮色微红；解冻后，除母禽和较肥的禽能保持原来的色泽，其他的皮色由微红变为黄白色，切面干燥，肌肉微红，一般可以食用。

②变质冻禽肉。冷冻前已经变质或解冻后保存不当，引起变质，外表呈灰白色，发黏，并有异味；严重变质时，禽皮色呈青灰色，发黏，肉质松软，无弹性，不能食用。

（5）肉制品。

肉制品包括香肠、火腿、咸肉、肉松等，各具风味，可以保存较长时间。

①香肠、腌肉、火腿、肉松等在加工生产过程中，如果灭菌不彻底，就容易引起厌氧菌的繁殖，在保存及运输过程中也易被其他细菌污染而造成肉品变质。

②熏肉、火腿、烟熏香肠、叉烧肉、烧鸡、烤鸭等制品，在加工过程中直接受烟熏或直接与炭火接触，要设法尽量控制多环芳香烃的污染，改用电热产生的红外线来烧烤肉制品，这样可减少3，4-苯并芘的危害。

③香肠、腌肉在加工制作过程中，应限制硝酸盐或亚硝酸盐的用量。目的是使肉品保持颜色鲜红，如果使用量过大，则会造成亚硝酸盐中毒，或者形成强致癌物亚硝胺。

为了保持肉制品的卫生，肉制品都必须以优质肉为原料，在加工制作过程中，必须防止细菌污染；要严格按照国家规定的标准使用添加剂，如亚硝酸盐在肉制品中应小于500mg/kg，腌肉及火腿中均不得超过20mg/kg，肉罐头及其他制品应小于150mg/kg；肉制品保存温度，应在10℃以下，以较干燥为宜。

畜肉类食品的卫生标准可参阅 GB 2707-2016《食品安全国家标准 鲜（冻）畜、禽产品》等相关标准。

小知识7-3

食品鲜度的评价

①感官指标：食品发生腐败变质时，必然会从食品的色、香、味等感官性状上反映出来，人们可以用感觉器官如眼、鼻、手去判断。色泽：无论加工前或加工后，食品本身都会呈现一定的固有色泽，如有微生物繁殖引起食品变质时，色泽就会发生改变。气味：食品本身有一定的气味，新鲜动植物原料及其制品因微生物的繁殖而变质时，氨基酸的腐败分解产物会产生不正常的气味。组织状态：固体食品变质时，组织细胞被破坏，细胞内容物外溢，出现变形软化，如鱼肉类出现肌肉松弛、弹性差、发黏等现象。液体食品变质后，会出现浑浊沉淀，表面出现浮膜、变稠；鲜奶因微生物作用引起变质，会出现凝块、乳清析出而分层或变稠，有时还产生气泡。

②理化指标：我国将挥发性盐基总氮（TVBN）作为评价高蛋白食品鲜度的理化指标。它是指碱性条件下能与水蒸气一起蒸馏出来的碱性含氮物质的总量。

③微生物指标：食品由新鲜转为腐败的过程，是腐败菌的量变引起了食品的质变。目前一般使用细菌总数来作为食品鲜度评价的间接指标。有时也用霉菌数、酵母菌数作为指标。

二、奶类原料的卫生

奶类食品营养丰富，蛋白质含量高，易于消化吸收。随着人们生活水平的提高，奶类已成为人们生活中的重要食品，更是婴幼儿、老年人和病人不可缺少的食品。然而奶类一旦受到微生物污染，很容易发生腐败变质，给消费者的健康造成严重影响。

1.奶类的卫生问题

奶类的卫生问题主要是微生物的污染问题。刚挤出的奶含有能抑制细菌生长的抗菌物质（乳烃素），其抗菌作用时间的长短与奶中菌数和存放温度及时间有关。菌数少，温度低，抑菌作用的时间长，如0℃可保持48小时，10℃可保持24小时，25℃可保持6小时。

奶被微生物污染后，在适宜的条件下，微生物会大量繁殖，引起奶的腐败变质。挤奶前的感染，主要是动物本身的致病菌，通过乳腺进入奶中，使人受到感染。常见的引起人畜共患的致病微生物有结核杆菌、布氏杆菌、炭疽杆菌、葡萄球菌、溶血性链球菌、沙门氏菌等。挤奶后，更容易感染细菌，挤奶器、挤奶工人的手、牛舍内的灰尘和其他不洁用具等都会造成污染。

2.奶类及其制品的卫生质量要求

①原料乳的卫生指标为：奶温≤12℃，酸度≤0.18%，脂肪≥3%，比重1.028～1.032g/ml，不得有异味，无肉眼可见杂质和絮状沉淀。

②酸牛奶：乳白或微带淡黄色，气味纯正清香，凝块稠密、结实、均匀、无气泡；脂肪≥3%，汞≤0.01mg/kg，六六六≤0.1mg/kg，滴滴涕≤0.1mg/kg，大肠菌群≤90个/100ml，不得检出致病菌。

③甜炼乳：甜炼乳是在牛乳中加入15%～16%的蔗糖，并浓缩到原体积40%左右的一种乳制品。成品中蔗糖含量为44%～46%，由于加糖后渗透压增大，从而使成品可以保存较长时间。

甜炼乳为均匀的淡黄色，味道香甜，黏度适中，无脂肪上浮，无霉斑，无凝块，无异味；铅≤0.5mg/kg，铜≤4mg/kg，细菌总数≤30 000个/g，大肠菌群≤40个/100g，不得检出致病菌。

④淡炼乳：淡炼乳是将牛乳浓缩到原体积的1/2左右，装罐密封，经加热灭菌后制成的具有保存性的制品。淡炼乳为乳白或乳黄色，颜色均匀，质地细腻，无异味；总乳固体≥25%，脂肪≥7.5%，铅≤0.5mg/kg，铜≤4mg/kg，无任何杂菌或致病菌。

⑤乳粉：乳粉可分为全脂乳粉和脱脂乳粉。全脂乳粉是用鲜乳经杀菌、浓缩、干燥制成的粉末状制品。全脂乳粉加糖后称为加糖全脂乳粉，但其糖含量不得超过20%。

全脂乳粉为淡黄色粉末，颗粒均匀，无结块，无异味；水分＜3%，脂肪≥25%，溶解度≥97%，铅≤0.5mg/kg，铜≤4mg/kg，汞≤0.03mg/kg，六六六≤0.3mg/kg，滴滴涕≤0.2mg/kg，细菌总数≤50 000个/g，大肠菌群≤40个/100g，不得检出致病菌。

脱脂乳粉是用脱去脂肪的鲜乳加工制成的粉末状制品。脱脂乳粉为浅白色，有光泽，无结块，无异味；水分＜4%，脂肪≥1.5%，铅≤0.5mg/kg，铜≤4mg/kg，细菌总数≤20 000个/g，大肠菌群≤40个/100g，不得检出致病菌。

⑥干酪：干酪是原料乳经乳酸菌发酵或加酶使其凝固，再将凝块进行加工，成型和发酵成熟后制成的一种乳制品。干酪营养价值很高，含丰富的蛋白质、脂肪、钙、硫及多种维生素。干酪在制作和成熟过程中，发生了复杂的生化反应，使不溶性蛋白转化为可溶性蛋白，乳糖转变为乳酸。这些变化使其风味独特，并提高了消化吸收率。

干酪的感观指标要求：制品表皮均匀、细薄、无损伤，色泽为白色到淡黄色，切面质地均匀、致密、无裂缝、气味纯正、无异味；水分≤40%，脂肪≥25%，食盐为1.5%～3.5%，汞≤0.03mg/kg，六六六≤0.6mg/kg，滴滴涕≤0.3mg/kg，大肠菌群≤90个/100g，霉菌数≤10个/100g，不得检出致病菌。

⑦奶油：奶油是指脂肪含量在80%～83%而水分低于16%，由乳中分离的乳脂肪所制成的产品。奶油的感观指标要求：制品均匀一致，色泽淡黄，无混杂物，不冻结，具有纯正、新鲜、微甜的气味；水分≤16%，脂肪≥80%，汞≤0.01mg/kg，细菌数≤20 000个/g，大肠菌群≤30个/100g，霉菌数≤10个/g，不得检出致病菌。

3.奶类的卫生要求

（1）挤奶卫生和奶的净化。挤奶前将奶桶和滤布消毒（蒸汽或过氯乙酸浸泡）。使用挤奶机挤奶，要严格执行卫生要求，挤奶后要将管道、挤奶机彻底洗刷消毒。挤奶前牛舍要通风，刷牛身，扫净并冲洗地面；用0.1‰高锰酸钾溶液或0.5‰漂白粉溶液给牛下腹、乳房消毒。挤奶工人用肥皂水洗手至肘部，穿戴好工作衣帽及口罩挤奶。挤出的奶及时过滤，除去杂质及部分微生物，并及时将奶冷却至8℃左右，以延长乳中抑菌物质的作用时间。

（2）奶的消毒。经过过滤、冷却的奶，应尽快消毒，主要是杀灭致病菌和繁殖型的微生物，主要有以下几种消毒方法：

①巴氏消毒法：A.低温长时间消毒法：将奶温升到62℃～65℃，加热30分钟；B.高温短时间消毒法：将奶温升到72℃～75℃，加热15～16秒钟，或80℃～85℃加热10～15秒钟；C.超高温瞬时灭菌法：将无菌软包装的袋装奶，经130℃～150℃加热0.5～3秒钟杀菌。

②煮沸消毒法：将奶直接加热煮沸。此方法设备简单，效果良好，但对奶的理化性质和营养成分影响较大，且煮沸时易产生泡沫，影响效果。

③蒸汽消毒法：生奶装瓶加盖后，放进蒸汽箱内，在85℃下维持10分钟。

（3）奶的包装、运输和贮存：目前常见的包装有玻璃瓶、塑料瓶和塑料涂膜夹层纸。奶的运送和贮存容器以不锈钢为佳，应做好彻底的清洗消毒工作。夏季送奶时，应有降温设备。瓶装奶出库后，应在6小时内送给用户。

奶类的卫生标准可参阅GB 19301-2010等。

小知识7-4

"三聚氰胺"毒奶粉事件

俗话说"民以食为天，食以安为先"。但是近年来，食品安全事件频频曝光，消费者的身体健康屡遭食品安全的考验，其中2008年的"三聚氰胺事件"最为轰动，引发我国食品安全法变革。三聚氰胺是一种三嗪类含氮杂环有机化合物，三聚氰胺分子中含氮量达66.7%，一些不法企业将其添加到牛奶、乳制品中，造成粗蛋白质虚高的假象，不仅对乳制品、养殖业等产业产生不利影响，对人类健康也构成严重威胁。长期或反复大量摄入三聚氰胺可能对肾与膀胱产生影响，导致产生结石。三聚氰胺结石微溶于水，成年人由于经常喝水使得结石不容易形成，而哺乳期婴儿由于喝水很少，并且其肾脏比成年人肾脏狭小，故更容易形成结石。因此，对乳制品中三聚氰胺的检测方法的研究，在食品安全检测方面早已成为了社会的热点。

155

三、蛋类原料的卫生

蛋类营养价值很高，价格相对便宜，是人们经常食用的食品。常食用的蛋类有鸡蛋、鸭蛋、鹅蛋、鸽蛋、鹌鹑蛋等，其中以鸡蛋、鸭蛋的食用最为普遍。

1.鲜蛋

（1）鲜蛋的卫生问题：

①微生物污染。微生物可通过不健康的母禽的生殖道和泄殖腔附在蛋壳上而污染。常见的致病菌是沙门菌，鸡、鸭、鹅都易受到病菌感染，特别是鸭、鹅等水禽的感染率更高。为了防止由细菌引起的食物中毒，一般不允许用水禽蛋作为糕点原料。水禽蛋必须煮沸10分钟以上方可食用。

蛋的表面被微生物感染后可通过蛋壳毛细孔进入蛋内。在蛋类贮存时，由于微生物和蛋白水解酶的作用，蛋白质逐渐被分解，使蛋黄系带松弛和断裂，导致蛋黄移位，形成"贴壳蛋"，随后蛋膜分解，使蛋黄散开，形成"散黄蛋"；如果继续分解，蛋黄和蛋清混为一体，形成"浑汤蛋"；若进一步被细菌分解，蛋白质分解形成硫化物、胺类，使禽蛋内变色并有恶臭味。禽蛋受到真菌污染后，真菌在蛋壳内壁和蛋膜上生长繁殖，形成肉眼可见的大小不同的暗色斑点，称为"黑斑蛋"。

②化学性污染。鲜蛋的化学性污染主要是汞，其可由空气、水和饲料等进入禽体内，致使蛋的含汞量超标。此外，农药、激素、抗生素以及其他化学污染物均可通过禽饲料及饮水进入母禽体内，残留于所产的蛋中。

③其他卫生问题。鲜蛋可不停地通过气孔进行呼吸，因此它具有吸收异味的特性。如在收购、运输、储存过程中与有异味或腐败变质的动植物放在一起，就会使鲜蛋产生异味，影响食用。

（2）鲜蛋的卫生评价：蛋类质量的鉴别，可采用带壳感观检查法和灯光透视法。

①带壳感观检查法：

看：观察蛋的大小形状、色泽、清洁度、霉斑、裂纹及硌窝（瘪头）等，鲜蛋的蛋壳比较粗糙，无色泽，有一层粉状物，无裂纹。鲜蛋的比重为1.08～1.09，陈蛋则因为水分蒸发比重减轻。鲜蛋打开后浓厚蛋白较多，蛋黄表面呈半球形，系带明显可见，气室很小。陈蛋蛋壳表面光滑，颜色发暗，气室变大，摇晃有声音。

听：将蛋夹在手指间，靠近耳边轻轻摇晃或将蛋放在手里使其相互碰击，细听其声。

嗅：嗅蛋的气味是否正常，但这通常在蛋打开后才能进行。

②灯光透视法：

将蛋的大头紧贴在照蛋器的照蛋孔上，蛋壳对光线具有半透性，使蛋的纵轴与照蛋器约成30度角，向着光看，观察气室和蛋的内容物，如蛋黄的位置、气室大小、血液等异物。

新鲜蛋气室小而固定，蛋内完全透光，呈微红色或淡橘红色，蛋白浓厚位于蛋黄周围，蛋黄位于中央偏钝端，呈朦胧暗影或不见，蛋内无斑点和斑块，气室小。陈蛋气室增大，蛋黄清晰可见，呈红、黑等异色，腐败蛋则蛋黄呈暗黑色。

（3）鲜蛋的贮存卫生：主要是抑制微生物的繁殖和防止微生物侵入蛋内。鲜蛋的蛋壳表面有一层黏液，干燥后成薄膜，能保护鲜蛋免受微生物侵袭，防止蛋内的水分蒸发，因此取蛋时应轻拿轻放，暂时不用的蛋不要水洗。鲜蛋蛋清中有杀菌物质，具有一定的杀菌作用，在37℃可保持6小时。

鲜蛋的适宜保存温度为1℃~5℃，相对湿度为85%~97%，可保存5个月。鲜蛋自冷库取出后，应先经预暖室预暖一段时间，以免蛋壳表面凝结水滴，滋生微生物。无冷藏条件的，可将蛋短期存放在木屑或谷糠中，并定期翻动，以防止久藏引起霉变。

蛋类食品的卫生标准可参阅GB 2749-2015《食品安全国家标准蛋与蛋制品》。

常见的鲜蛋保存方法有：

①水玻璃液（泡花碱液）保存法。水玻璃液主要成分为硅酸钠与硅酸钾的混合物，不与蛋壳起反应，能堵塞蛋壳上的气孔，防止水分的蒸发和细菌的侵入。水玻璃的波美度为45°~50°，用水稀释到3.4°~4°使用。

②液态石蜡涂膜法。选取合格的鲜蛋涂蜡后，蛋内外基本隔绝，微生物不能侵入。将蛋直立放在塑料箱内，相对湿度80%，温度10℃，可存放8个月，蛋完好率达90%。

③石灰水保存法。将生石灰溶于水，取冷却后澄清的石灰水贮存鲜蛋，此方法的原理是利用蛋内呼出的二氧化碳和石灰水中的氢氧化钙反应生成碳酸钙，这些细小的碳酸钙颗粒沉积在蛋壳表面将气孔堵住。气孔被堵住后既可防止微生物的入侵和蛋内水分的蒸发，又可防止蛋内二氧化碳的呼出，增大蛋内二氧化碳浓度，既可抑制微生物的活动，又可抑制浓厚蛋清的变稀。每100kg水加石灰2~3kg，容器可用缸或水泥池，温度不要超过25℃。

④还可将蛋放在充有二氧化碳的仓库中，以抑制细菌的生长，同时可防腐。还有冷藏法，氮气、臭氧等气体贮藏法等。

（4）蛋的品质判定。

①新鲜蛋。新鲜蛋蛋壳清洁完整，较粗糙、无裂纹；灯光透视时整个蛋呈微红色或橘红色，蛋黄不见或略见阴影，气室较小；打开蛋后，系带有韧性，蛋白浓厚澄清透明，稀稠分明，蛋黄凸起成半球形、完整有韧性。

②次劣蛋。次劣蛋分为劣质蛋和次质蛋。劣质蛋包括裂纹蛋、砣窝蛋、流清蛋、血圈蛋、血筋蛋，前三者是鲜蛋受压形成的，后两者是受精蛋在温热条件下形成的，它们应在短时间内用完。次质蛋包括血环蛋、重流清蛋、轻度粘壳蛋、散黄蛋、红粘壳蛋、轻度霉蛋。次质蛋须先经过高温处理（如经85℃以上高温处理3~5分钟）后使用。

③变质蛋。变质蛋包括泻黄蛋（蛋黄、蛋白全部变稀且浑浊，有恶臭味）、黑腐蛋、重度霉蛋、重度黑粘壳蛋。对变质蛋应禁止加工和使用。

2.蛋制品

使用化学防腐剂、干燥、冰冻等方法将鲜蛋加工制成的制品，统称为蛋制品。蛋制品主要有冰蛋和蛋粉、松花蛋、咸蛋、糟蛋等。

（1）冰蛋和蛋粉。冰蛋是以均匀的蛋液经-30℃~-25℃急冻，放于-20℃~-18℃冷库中，使中心温度达到-18℃~-15℃而成的。正常的冰蛋为橙黄色，溶解后呈均匀的流体状、无杂质、无异味。

蛋粉是将均匀蛋液以高压喷入80℃~85℃恒温室内经喷雾急速脱水而成的。正常蛋粉为黄色，粉末状，均匀松软，无杂质，溶解性好，无异味。

冰蛋和蛋粉的主要卫生问题是沙门氏菌污染。加工中应注意：选择优质鲜蛋，严禁使用水禽蛋（水禽蛋更容易受沙门氏菌感染）和变质蛋。制作前洗涤干净，在漂白粉溶液中消毒5分钟，晒4小时，待干后打蛋。车间工具须经4%碱水和清水分别浸泡洗涤，再用蒸汽消毒10分钟。

（2）松花蛋。松花蛋又称皮蛋、变蛋、碱蛋和泥蛋。松花蛋在加工过程中加入烧碱使蛋白凝固变性，并有部分蛋白质分解为微黄或暗黑色透明体。优质的松花蛋外壳完整，无霉斑，抛起后落入手掌有振动感，摇晃时无动荡声，剥开后蛋白呈青褐、棕褐或棕黄色半透明，蛋黄为褐绿色或橘黄色，呈胶体状或全部凝固，铅含量≤3mg/kg。破损的松花蛋不宜食用，应禁止销售。

（3）咸蛋。咸蛋又称腌蛋、盐蛋。一般选用新鲜鸭蛋或鸡蛋在饱和盐水中浸泡或以混合盐黏土包裹，腌一个月后煮熟食用，保存期2~4个月。制好的咸蛋，蛋白为纯白色，无斑点，质地软嫩，蛋黄为橘红色，松软可口。

（4）糟蛋。将鲜蛋放醋中泡软外壳后埋入酒糟中约2个月制成。酒糟中的醇类使蛋清和蛋黄变性，而酒糟中的醋酸使蛋壳中的钙渗入蛋中，其钙含量可比鲜蛋高出40多倍。

四、水产品原料的卫生

水产品是鱼类、虾、蟹和藻类的统称，其以鱼类为主。水产品营养丰富，味道鲜美，易于消化吸收，是良好的烹饪原料。水产品含水量高，肉质细嫩，适宜细菌的生长繁殖。水产品体内的酶活性强，不饱和脂肪酸含量高，因此更容易发生腐败变质。另外，水产品还能传染某些人畜共患疾病，而有些则自身就含有毒素，所以必须注意水产品原料的卫生质量问题。

1. 水产品的卫生问题

（1）微生物和寄生虫污染。常见的污染水产品的微生物有假单胞菌属、无色杆菌属、产碱杆菌属等。鱼体在离水后，在肌肉和组织中的蛋白酶的作用下，组织变软失去弹性，为上述微生物的生长繁殖提供了有利条件，使鱼体发生腐败变质。常见的寄生虫有线虫类、绦虫类与吸虫类等，在我国常见的有肝吸虫和肺吸虫两种。肝吸虫多寄生在鱼体，而肺吸虫多寄生于蟹中。感染肺吸虫可引起慢性肺炎，病人有咳嗽、血痰、支气管炎等症状。感染此类寄生虫病主要是食用了加热时间或温度不够的水产品所造成的。

（2）化学物质污染。水产品的化学物质污染，主要来自水域中的重金属、有机农药及兽药残留。而不少的水产品对化学物质有富集作用，通过食物链进入人体，对人的健康造成影响。

（3）毒素。有些水产品本身含有某种天然有毒成分，或在贮存过程中由于条件不当形成毒素，被人食用后都可引起中毒，常见的有：

①河豚中毒。发病急且剧烈，一般食后10分钟到3小时即发病。初期全身不适、恶

心、呕吐、指端发麻，接着肌肉麻痹、失去运动能力，严重的可导致死亡。

②组胺中毒。多因食用了不新鲜或腐败的体内含较多组氨酸的青皮红肉鱼所致，如鲐鲅鱼、金枪鱼、竹夹鱼等。中毒特点是：发病快、症状较轻、恢复快。主要症状为：皮肤潮红、眼结膜充血，并伴有头疼、胸闷、心跳呼吸加快、血压下降等。

③麻痹性贝类中毒。主要是食用了某些贝类，如贻贝、蛤类、螺类、牡蛎等而引起的。中毒特点以麻痹为主，初期为唇、舌、指间麻木，随后腿、颈麻木，伴有头疼、呕吐，最后出现呼吸困难，可导致死亡。

2.水产品的卫生质量要求

（1）鱼类。

①新鲜鱼。眼球饱满，角膜透明；腮色鲜红，腮丝清晰；肌肉有弹性，肌肉横断面有光泽；体表有透明黏液，有光泽，鱼鳞紧贴完整；腹部完整不膨胀，无异味。

②不新鲜鱼。眼球塌陷，角膜浑浊；腮呈褐色至灰白色，有混浊黏液，有异味；肌肉松软无弹性，易与骨刺分离；体表黏液污秽，鳞无光泽易脱落；腹部不完整，膨胀破裂或变软凹下。

③鱼鲜度的判定。鲜鱼的新鲜度检验包括感官检验、理化检验和微生物检验。由于微生物污染受环境条件影响，微生物检验差异很大，一般以前两种检验为主（见表7-4）。

表7-4 鱼鲜度的判定方法

类别	淡水鱼	海水鱼
体表	有光泽，鳞片较完整不易脱落，黏液无浑浊	鳞片较完整不易脱落，体表黏液透明无异臭味，具有固有光泽
鱼鳃	鳃丝清晰，色泽红或暗红，无异臭味	鳃丝较清晰，色鲜红或暗红，黏液不浑浊，无异臭味
眼睛	眼球饱满，角膜透明或稍有浑浊	眼球饱满，角膜透明或稍有浑浊
肛门	紧缩或稍有凸出	紧缩或稍有凸出
肌肉	组织有弹性，切面有光泽，肌纤维清晰，骨肉不分离	组织有弹性，切面有光泽，肌纤维清晰，骨肉不分离
TVBN（mg/100g）	≤20	≤30

（2）虾类。

①鲜虾。体形完整，外壳有光泽，半透明；体表洁净，触之有干燥感；肉质紧密，有弹性；头胸节与腹节紧连，甲壳紧密附着虾体，气味正常。

②不新鲜虾。外壳失去光泽，浑浊；体表有黏液，触之有滑腻感；肉质柔软，无弹性；甲壳和虾体分离，从头部起逐渐发红，头脚易脱落，有氨臭味。

③鲜虾的鲜度判定。

A.头胸节与腹节连接程度。在虾体头胸节末端存在着被称为"虾脑"的胃和肝脏，虾体死亡后其易腐败分解，并影响着头胸节与腹节处的组织，使节间的连接变得松弛。

B.体表色泽。虾体甲壳下真皮层内散布着各种色素细胞，含有以胡萝卜素为主的色素质，常以各种方式与蛋白质结合在一起。当虾体变质分解时，即与蛋白质脱离而产生虾红素，使虾体泛红。

C.伸屈力。虾体处在尸僵阶段时，体内组织完好，细胞充盈着水分，膨胀而有弹性，故能保持死亡时伸张或蜷曲的固有状态，即使用外力改变，一旦外力停止，仍恢复原有姿态；当虾体发生自溶以后，组织变软，就失去了这种伸屈力。

D.体表干燥状况。鲜活虾体外表洁净，触之有干燥感。但当虾体变质时，甲壳下一层分泌黏液的颗粒细胞崩解，大量黏液渗到体表，触之就有滑腻感。

（3）蟹类。

①鲜蟹：蟹壳纹理清楚，用手指夹持背腹，两面平置，脚爪伸直不下垂，肉质坚实，气味正常。

②不新鲜蟹：蟹壳纹理不清，蟹脚下垂并易脱落，体轻有异味。

③蟹鲜度感官指标。鲜海蟹呈青褐色，有光泽，腹部呈白色，腹脐上部无黑色的"胃印"。蟹黄呈凝固状，蟹肢体连接牢固，蟹鲜度的判定应以死活作为可否用于烹调的界限。

（4）贝壳类。鲜贝鲜度的判定应以死活作为可否用于烹调的界限。

①新鲜贝类。体大质肥，颜色新鲜有光泽，受刺激时贝壳紧闭，两贝壳相撞时发出实响。活贝蛤两壳张开时，稍加触动就会立即闭合，有清晰的水自壳内流出，贝壳紧闭时不易揭开。文蛤、蚶子等取数枚相互撞击发出笃笃的实音。

②不新鲜贝类。色泽暗淡，贝壳易张开，两贝壳破缺或相撞时发出空响，壳揭开后水汁混浊而略带微黄色。死贝蛤两壳一揭就开，张嘴的贝蛤触动后不闭合。壳内流出的水汁浑浊而稍带微黄色，肉体干瘪，色变为黑色或红褐色，并有腐败臭味。文蛤、蚶子等各取数枚相互撞击发出咯咯的虚声。

3.水产品的保鲜

（1）鱼的保鲜。鱼的保鲜通常采用低温保藏或盐腌，来抑制鱼体内酶的作用和微生物的生长繁殖，达到延缓僵直和自溶的目的。

①冷却：常见的有冰鲜法、冰盐混合法和海水冷却法。冰鲜法是将鲜鱼放在包装容器或冰箱内，层鱼层冰，然后密封或包装起来，冰将新鲜鱼的体温降低到-1℃左右，一般可保存5~14天。

②冷冻：将鲜鱼洗涤后，装在15kg或20kg的铁盘内，在-25℃以下速冻18~24小时，然后贮存在-20℃~-15℃冷库中，湿度维持在80%左右，可保存半年以上。冻结前应避免鱼体损伤，并用低于20℃的水冲洗和漂洗，在0℃~5℃预冷后低温快速冻结。

③盐腌：一般盐腌的食盐用量在春季三、四月不应低于15%，随着温度的升高，可逐步增大用盐量，但不应超过25%。有毒的鱼类，应及时拣出，专箱存放，做特殊处理。

（2）虾的保鲜。虾的冷藏要剪去虾须，冷藏时，容器里先放一层水，再撒一层盐，中心放一块冰块；然后将虾围绕冰块直立摆3层，上面再盖一层冰，最后用麻袋或草袋封口。小虾直接与碎冰放在一起即可。

（3）蟹的保管。活蟹可放在篓或篮中，蟹腹朝下，一个接一个紧密排好，最好用冰水冰一次，以限制其活动，防止消瘦。

水产品的卫生标准可参阅 GB 2733-2015《食品安全国家标准鲜、冻动物性水产品》。

任务三　加工性食品的卫生

加工性食品包括油脂、糕点、调味品、罐头、饮料和酒类。

一、油脂

油脂是对常温下呈液态的油和常温下呈固态的脂的统称。按其来源又可分动物性脂肪和植物性油脂。常用的动物性脂肪有猪油、牛油、羊油、奶油等；而常用的植物性油有花生油、豆油、菜籽油、棉籽油等。油脂是烹饪和食品工业的重要原料。

1.油脂的卫生问题

油脂的卫生问题主要是污染和贮存过程中的酸败。

（1）霉菌毒素。油料种子被霉菌及其毒素污染后，榨出的油中就含有毒素。

（2）多环芳烃。浸出剂残留和油料种子被烟熏时，都会造成多环芳烃的聚积。

（3）芥子甙。其在油菜籽中含量较多，在加热过程中大部分可挥发除去。

（4）棉酚。存在于不经蒸炒加热直接榨油的棉籽油中，我国规定棉籽油中游离棉酚不得超过 0.02%。

（5）高温加热产生的毒性作用。油脂经高温加热后，其中含有的不饱和脂肪酸经加热而产生各种聚合物，即两个或两个以上分子的不饱和脂肪酸聚合，形成大分子。三聚体不易被肌体吸收，而二聚体可被肌体吸收，毒性较强，可使动物生长停滞，肝脏肿大，生殖功能和肝功能发生障碍。

（6）酸败。油脂酸败的原因主要有两个方面：一是动植物组织残渣和微生物酶引起的水解反应，此时油脂中游离脂肪酸增加，酸价升高；二是光线、空气和水等因素作用下的水解反应和不饱和脂肪酸的自身氧化，这种变化在脂肪酸败中占主要地位。

为防止油脂的酸败，首先，应保证油脂的纯度，尽量避免混入动植物组织残渣和微生物；其次应控制油脂中的水分含量，我国规定油脂水分含量在 0.2% 以下；再次，将油脂贮存在低温环境中，长期贮存宜用避光容器密封保存；最后，应避免金属离子污染。为避免油脂氧化，还可在油脂中添加抗氧化剂，如维生素 E、BHT、BHA 等。

2.油脂的卫生质量要求

（1）感观指标：植物性油脂一般为橙黄色，清澈透明，无明显杂质，无焦臭味或酸败味；动物性油脂一般为白色或微黄色，液态时透明清澈，无异味。

（2）理化指标：棉籽油的酸价≤1，而花生油、菜籽油、大豆油的酸价≤4；浸出油溶剂残留量≤50mg/kg；过氧化值≤0.15%，砷≤0.1mg/kg；汞≤0.05mg/kg；黄曲霉毒素在花生油中≤20μg/kg，在其他食用油中≤20μg/kg。我国规定棉籽油中游离棉酚含量必须低于 0.02%。

食用植物油卫生标准可参阅 GB 2716-2005。

161

二、糕点

糕点是以面粉、油脂、食糖、奶及奶制品、蛋及蛋制品、干果、果脯及食品添加剂等为原料加工制成的直接入口食品。糕点品种繁多、营养丰富、味道可口、食用方便。随着人们生活水平的提高，糕点的消费量逐步增大，但由于糕点营养丰富，适宜细菌生长，其一旦受到细菌污染，很容易造成食物中毒。因此，必须加强糕点的卫生管理，以保证糕点的质量。

糕点的原料众多，主要原料有面粉、油脂、糖、乳品、蛋品，有的还使用果仁、果脯、果酱、芝麻、巧克力等。无论哪一种，都应该符合食品卫生要求。原料中的奶、蛋极易受致病菌的感染，因此，加工前应经巴氏消毒或煮沸消毒。不使用发生霉变、生虫的面粉以及有腐败气味的油脂。添加剂的使用应严格遵守国家的有关规定，严格控制各种添加剂的质量、规格、使用范围和用量。

三、调味品

1.酱油的卫生问题

（1）原料：酱油原料应符合我国规定的粮食卫生标准，生产用水应符合饮用水卫生标准，生产中加入的盐应符合我国食用盐卫生标准。

（2）食品添加剂：生产酱油使用的防腐剂和色素应符合《食品添加剂使用卫生标准》，禁止使用加铵法生产的焦糖色素。

（3）曲霉菌种：人工生产酱油所接种的曲霉菌必须定期纯化与鉴定，一旦发现变异或污染应当立即停止使用。我国规定酱油中黄曲霉素 B 的含量应不超过 5μg/kg。

（4）致病菌污染：酱油中常含有致病菌，酱油被致病菌污染后可引起传染病或食物中毒。因此，消毒灭菌极为重要，可采用高温巴氏消毒法。

2.食醋的卫生问题

（1）生产食醋用粮食应符合我国规定的粮食卫生标准，用水应符合饮用水卫生标准，食品添加剂应符合食品添加剂使用卫生标准。

（2）发酵菌种应定期纯化及鉴定，盛装食醋的容器必须无毒、耐腐蚀、易清洗，使用前应彻底清洗消毒。

调味品的卫生标准可参阅 GB 2717-2018《食品安全国家标准　酱油》，GB 2719-2018《食品安全国家标准　食醋》，GB 2720-2015《食品安全国家标准　味精》，GB 2721-2015《食品安全国家标准　食用盐》等。

四、罐头

罐头是将食品放在容器中，经密封、高温杀菌后得到的一种可以较长时间贮存的食品。它可不经烹调直接食用，因此对卫生质量有严格的要求。

1.卫生问题

（1）微生物污染：一般在加工过程中侵入，高压灭菌不彻底，使部分耐热的芽孢菌残留；或因密封不严，外界微生物重新侵入。

（2）重金属污染：罐装酸性内容物腐蚀，使焊缝镀料中的锡、铅溶入食品，引起中毒。

（3）发色剂添加过量：肉类罐头中加入硝酸钠和亚硝酸钠，可使肉色鲜红，并有防腐、抑制肉毒梭菌产毒的作用，但添加过量也易造成中毒和致癌。

2.卫生鉴定及处理

（1）胖听：贮存时罐头的底盖凸出称为胖听。胖听可分为三类：A.生物性胖听。一种是罐内微生物繁殖产气膨胀引起鼓盖；另一种是内容物腐败，产酸但不产气，一般由平酸菌引起。此类罐头均应废弃。B.物理性胖听。因真空度低、气温与气压变化所致，可食用。C.化学性胖听。罐头内壁受到酸性物质腐蚀产生氢气，或内容物发生羰氨反应、抗坏血酸分解产气所致，可食用，但不易与生物性胖听区别。

（2）肉毒梭菌污染：肉毒梭菌毒素有异味、有毒，不引起胖听，不可食用。

（3）变味：由微生物繁殖引起变味，不可食用。罐壁被严重腐蚀而产生金属苦味，且重金属含量超过规定，不得食用。

（4）瘪罐：一般为真空度过高，装量不足，或机械碰撞所导致，可食用。

3.罐头食品的贮存

罐头食品应置于通风、阴凉、干燥处，温度20℃以下，湿度70%～75%。罐头的保存期，一般自生产日起，铁皮罐头为一年，玻璃罐头为半年。

五、饮料

饮料通常指冷饮食品。冷饮食品一般指冷食及清凉饮料，包括冰棍（糕）、冰激凌、冰砖、汽水、可乐型饮料、矿泉水、纯净水、果子露、发酵饮料、含低度酒精饮料等。冷饮食品生产、销售量大，食前又不再加热，因此，一旦受到污染将严重损害消费者健康。

1.冷饮食品的卫生问题

冷饮食品的组成主要是水、糖、有机酸和各种果汁，少数有奶、蛋、淀粉等。冷饮食品从配料、制作、包装到销售等各个环节都可能受到微生物的感染，成为肠道传染疾病的传播途径。此外，由于一些冷饮食品含酸量较高，当与金属容器或管道接触时，又会溶解一些有害的金属元素。

2.冷饮食品的卫生质量要求

感观指标：应具有该冷饮食品的色泽和滋味，无异味、无异物。理化指标：铅≤1mg/kg；砷≤0.5mg/kg；铜≤10mg/kg；瓶装汽水、果汁中细菌总数≤100个/ml；大肠菌群≤6个/100ml；致病菌不得检出。

3.冷饮食品的制作要求

冷饮食品配料前应进行检查，不使用发霉、生虫、有异味等不符合卫生要求的原料制作冷饮食品。制作用水和添加剂应符合国家规定的质量要求。原料配成半成品后，应立即加热熬料，85℃～90℃下加热15分钟杀菌。熬料后密闭，在4小时内降温至20℃以下。冷饮食品生产所用的容器、工具、管道、设备等生产前后都要彻底洗刷干净，使用前进行热力或消毒剂消毒。使用的包装纸应经高压蒸汽消毒。操作人员在加工过程中应严格执行洗手、消毒制度。

任务四 食品添加剂的卫生

食品添加剂是指为改善食品品质和色、香、味，以及为防腐、保鲜和加工工艺的需要而加入食品中的人工合成物质或者天然物质。食品用香料、胶基糖果中的基础剂物质、食品工业用加工助剂也包括在内。添加剂不是食品中的原有成分，也不一定有营养，但必须对人体无害。如果能合理使用，对食品的生产加工和保存都有益处。但因食品添加剂不是食品中的天然成分，如无限制地使用，可能引起中毒。因此必须对食品添加剂进行严格管理，这是食品卫生工作的一项重要内容。

一、食品添加剂的卫生要求

《食品安全法》（2015）规定了食品添加剂的卫生要求，具体使用原则如下：

（1）国家对食品添加剂的生产经营实行许可制度。从事食品添加剂生产经营活动，应当依法取得食品添加剂生产经营许可。食品添加剂生产经营活动除遵守《食品安全法》有关食品添加剂的特别规定外，还应当遵守食品生产经营活动的有关要求。

（2）申请利用新的食品原料从事食品生产或者从事食品添加剂新品种、食品相关产品新品种生产活动的单位或者个人，应当向国务院卫生行政部门提交相关产品的安全性评估材料。国务院卫生行政部门应当自收到申请之日起六十日内组织对相关产品的安全性评估材料进行审查；对符合食品安全要求的，依法决定准予许可并予以公布；对不符合食品安全要求的，决定不予许可并书面说明理由。

（3）食品添加剂应当在技术上确有必要且经过风险评估证明其安全可靠，方可列入允许使用的范围。国务院卫生行政部门应当根据技术必要性和食品安全风险评估结果，及时对食品添加剂的品种、使用范围、用量的标准进行修订。

（4）食品生产经营者应当依照食品安全标准（GB 2760-2014《食品安全国家标准 食品添加剂使用标准》）关于食品添加剂的品种、使用范围、用量的规定使用食品添加剂。

（5）食品添加剂应当有标签、说明书和包装。标签、说明书应当载明《食品安全法》规定的事项，以及食品添加剂的使用范围、用量、使用方法，并在标签上载明"食品添加剂"字样。

（6）食品和食品添加剂的标签、说明书，不得含有虚假、夸大的内容，不得涉及疾病预防、治疗功能。生产者对标签、说明书上所载明的内容负责。食品和食品添加剂的标签、说明书应当清楚、明显，容易辨识。食品和食品添加剂与其标签、说明书所载明的内容不符的，不得上市销售。

二、食品添加剂种类

1.发色剂

发色剂也称护色剂，是能与肉及肉制品中呈色物质作用，使之在食品加工、保藏等过程中不致分解、破坏，呈现良好色泽的物质。

常用的发色剂有硝酸钠和亚硝酸钠，硝酸钠可被亚硝基化细菌还原为亚硝酸盐，亚硝酸盐与肌红蛋白结合成亚硝基肌红蛋白，使肉色鲜红，摄入过量会引起中毒。我国规定硝酸钠和亚硝酸钠只能用于肉类罐头和肉类制品，最大用量分别为0.5g/kg和0.15g/kg；残留量以亚硝酸钠计，肉类罐头不得超过0.15g/kg，肉制品不得超过0.03g/kg。

2.着色剂

着色剂是赋予食品色泽和改善食品色泽的物质。着色剂按其来源可分为天然和合成两类，着色剂又称色素。

（1）天然色素

天然色素主要来源于动植物组织或微生物的代谢产物。天然色素多数比较安全，有的还有一定的营养价值。但天然色素由于色泽不够稳定、价格较高，所以目前形成工业生产规模的不多。常用的有以下几种：

①姜黄素。姜黄素是多年生草本植物姜黄的根茎所含的黄色色素的主要成分。碱性环境中呈红褐色，中性或酸性环境中呈黄色。姜黄素常用于糖果、饮料的着色。人的ADI（每日允许摄入量）暂定为0～2.5mg/kg体重。

②红花黄色素。此色素是红花色素中的一种黄色色素。在酸性环境中呈黄色，在碱性环境中则呈红色。我国规定的使用剂量不能超过0.2g/kg。

③叶绿素铜钠盐。其为叶绿素a铜钠盐和叶绿素b铜钠盐的混合物，水溶液呈蓝绿色，多用于配制酒、糖果、罐头、饮料等食品的着色。人的ADI暂定为0～15mg/kg体重，我国规定的最大使用剂量为0.2g/kg。

④胡萝卜素。胡萝卜素是食品中的营养成分，可用于奶油、冰激凌、糖果的着色，最大使用量为0.2g/kg。

⑤辣椒色素。此色素是从辣椒中提取的一种天然红色色素，也是一种类胡萝卜素，对人无毒性，常用于罐头食品的着色。

⑥甜菜红。此为从红甜菜根中提取的一种红色色素，可溶于水，水溶液呈红紫色，耐光性强，多用于糖果、饮料食品的着色。

⑦虫胶色素。此色素是紫胶虫在其寄生植物上所分泌的原胶中的一种色素成分，有水溶性的和不溶于水的两类，水溶性的叫虫胶红酸，在酸性时对光和热稳定，我国规定的最大用量为0.5g/kg。

⑧红曲素。红曲素是用紫红曲霉接种培养而成，耐光耐热性强，对蛋白质着色力强，多用于叉烧肉、红色灌肠和红腐乳以及某些配制酒等。

⑨酱色。酱色即焦糖，是将蔗糖、葡萄糖或麦芽糖浆在160℃～180℃加热3小时，使之焦化而成，常用于饮料、点心和酱油等食品。

（2）合成色素

合成色素是通过人工方法进行化学合成所制成的有机色素，其原料是煤焦油，故又称煤焦油色素或苯胺色素。其特点是着色力强，色泽鲜艳，成本较低。

目前常用的色素有以下几种：红色的有苋菜红和胭脂红，最大使用量为0.05g/kg。苋菜红的ADI为0～0.5mg/kg体重，胭脂红的ADI为0～2.125mg/kg体重。黄色的有柠檬黄和日落黄。柠檬黄的ADI为0～7.5mg/kg体重，最大使用量为0.1g/kg；日落黄的ADI为0～5mg/kg体重，最大使用量为0.1g/kg。蓝色的有靛蓝和亮蓝。靛蓝的ADI为0～0.25mg/kg体重，最大使用量为0.1g/kg；亮蓝的ADI为0～12.5mg/kg体重，最大使用量为0.025g/kg。

（3）人工食用香精

在食品加工过程中，为了改善或加强食品的香气、香味，有时需加入少量的香料。食用香料可分天然香料和食用香精两类。我国常用的天然香料有很多，如八角、茴香、花椒、姜、胡椒、薄荷、橙皮、丁香、桂花等。天然香料一般对人体无害，但有些香料也有有毒物质，如肉豆蔻、桂皮、茴香中含有黄樟素，对动物有致癌作用。人工食用香精是由多种香精单体配制成的，主要有水溶性和油溶性两类。目前，食用最广的有橘子、柠檬、香蕉、菠萝、杨梅等果香型香精，以及香草、奶油香精。

（4）甜味剂

甜味剂是赋予食品甜味的物质，分为天然甜味剂和人工合成甜味剂。天然甜味剂又分为糖和糖的衍生物及非糖天然甜味剂。蔗糖是最常用的天然甜味剂，也是人体所需的营养物质。但多数情况下，蔗糖、葡萄糖、果糖等物质被视为食品原料而不被当作食品添加剂。目前在食品工业中使用的是木糖醇、甘草和甜菊糖苷。木糖醇是大规模应用的一种糖醇，甜度与蔗糖相当。甘草是我国民间传统生产香料和干果类所广泛使用的甜味剂，其甜度约为蔗糖的200倍，可用于罐头、调味品、糖果及饼干。甜菊糖苷的甜度为蔗糖的300倍，是从甜叶菊中提取的一种甜味剂，我国规定其可用于固体或液体饮料、糖果和糕点。

人工合成甜味剂主要是一些具有甜味的化学物质，甜度一般比蔗糖高数十倍至数百倍，但不具有任何营养价值。我国目前批准使用的人工合成甜味剂有糖精钠、环己基氨基磺酸钠（甜蜜素）、天门冬酰丙氨酸甲酯（甜味素）。糖精钠是目前产量最大的品种，甜度是蔗糖的300～500倍。我国规定糖精钠可用于酱菜类、浓缩果汁、蜜饯、冷饮、糕点、饼干及面包等食品，最大使用量为0.15g/kg，ADI为0～5mg/kg体重。甜蜜素甜度为蔗糖的30倍，可在清凉饮料、冰激凌、糕点中使用，剂量为0.25g/kg。甜味素可在汽水、醋、咖啡等中使用，其用量可以根据正常生产需要而定。

小知识7-5

餐饮服务提供者禁用亚硝酸盐

2018年2月，为防止误食亚硝酸盐导致食物中毒、误饮甲醇导致人身伤亡，保障人民群众身体健康和生命安全，国家食品药品监督管理总局（现国家市场监督管理总局）出台了《总局关于餐饮服务提供者禁用亚硝酸盐、加强醇基燃料管理的公告》（2018年第18号）。该管理办法就餐饮服务提供者禁用亚硝酸盐、加强醇基燃料管理公告如下：

一、禁止餐饮服务提供者采购、贮存、使用亚硝酸盐（包括亚硝酸钠、亚硝酸钾），严防将亚硝酸盐误作食盐使用加工食品。

二、餐饮服务提供者应尽量采购使用乙醇作为菜品（如火锅等）加热燃料。使用甲醇、丙醇等作燃料，应加入颜色进行警示，并严格管理，防止作为白酒误饮。

三、各级食品药品监管部门要加强对餐饮服务提供者的指导和检查，发现违反本公告规定的，一律依法严肃查处。

（5）防腐剂。防腐剂是能防止食品腐败变质、延长食品储存期的物质。我国允许使用的防腐剂有苯甲酸、苯甲酸钠、山梨酸、山梨酸钾及对羟基苯甲酯等。

①苯甲酸及其钠盐。苯甲酸又名安息香酸，在酸性环境中，对酵母、细菌、霉菌都有比较好的抑制作用，可用于酱油、酱菜、水果汁、果酱、琼脂软糖、汽水、蜜饯类，最大使用量为 0.2～1g/kg，人体的 ADI 为 0～5mg/kg 体重。

②山梨酸及其钾盐。山梨酸是近年来普遍使用的一种比较安全的防腐剂。山梨酸及其钾盐对霉菌、酵母和好气性细菌都有抑制作用，在酸性条件中效果较好。允许使用的范围和最大使用量与苯甲酸相同，人体的 ADI 为 0～25mg/kg 体重。

能力迁移

1.央视3·15晚会：又见瘦肉精，瘦肉精羊肉流向多地

2021年3月15日，央视财经315晚会曝光河南郑州青县"羊肉养殖户饲喂瘦肉精，瘦肉精羊肉流向多地"事件。青县，是河北省一个重要的养羊基地，每年大约出栏70万只羊。调查期间，一些来青县贩羊的经纪人告诉记者，之所以喜欢来这里买羊，是因为这里的羊出肉率高，利润空间大。在记者的追问下，贩羊的经纪人回应："这事儿无疑是违规的。"养殖户小杰向记者透露其中的秘密，就是在饲养过程中添加瘦肉精。

"瘦肉精"是指能够促进瘦肉生长的一类物质，主要包括：盐酸克仑特罗、莱克多胺、沙丁胺醇等肾上腺素受体激动剂，猪、牛、羊等摄入"瘦肉精"后能加速生长、提高瘦肉率、降低脂肪沉积、提高饲料报酬等，使用"瘦肉精"后会在动物组织内形成残留，消费者食用后直接危害人体健康。我国在2002年就已经严禁将瘦肉精作为兽药和饲料添加剂。在养殖场，记者看到小杰把花生秸、玉米粉等依次添加到饲料筐中，然后从一堆杂乱的包装袋子后，挑出一条蓝色的袋子，舀出小半碗灰白色粉末加入饲料筐后，迅速启动搅拌机，不一会，这些灰白色粉末就肉眼难查了。经瘦肉精快速检测条检测，灰白色粉末和饲料检测结果均为阳性。

小杰告诉记者，添加瘦肉精的时机非常关键，一般是在出栏前一个月添加，这样才算"喂得硬"。一些养殖户之所以使用瘦肉精喂羊，目的就是为了出肉率高多卖些钱。喂了瘦肉精的羊很容易被检测出来，在销售过程中又如何逃避监管呢？记者调查了解到，当地人将少量没有喂过瘦肉精的羊称为"绿色羊"，在运输过程中，一般会在运羊车上装载几只"绿色羊"应付检查。在青县，也有不少养殖户会选择把羊卖给当地的屠宰场，就地屠宰。记者在天一肉联厂冷库内，对当天屠宰的羊肉偷偷进行了取样，对其羊肉进行了瘦肉精快速检测条检测，结果呈阳性。调查中记者了解到，青县相关部门一直在严查违规添加瘦肉精行为，在青县许多养殖场的大门上，监管部门都醒目地张贴着"禁止使用瘦肉精"的告示。虽然查得严，但是养殖户们都有各种渠道得到消息，提前应对，锁门走人。养殖户小杰说："像我们这儿，有的时候来查了，村支书都通知。如果是市里的来，他先通知县里，一级一级都有通知。"

试用所学的知识分析，为什么要禁用"瘦肉精"？该事件发生的原因是什么？

[分析提示]

应对类似恶性食品安全事件的发生，应从三个角度着手——严格执法、监管到位、诚信为本。

2.冷却肉、冷冻肉的质量比较

目前市场上的肉类在销售前，一般都经过一定时间的贮存，冷却肉和冷冻肉是肉类的主要贮存方式。试分析这两种贮存方式对肉质的影响。

[分析提示]

冷却肉的来源是经严格检疫合格的生猪，屠宰后经过成熟过程，肉的鲜味增强，肌肉纤维变软，持水性增强，肉质变嫩。冷却肉的加工、流通和销售都在0℃~4℃的条件下进行，其细菌数极少，难以繁殖，并且外加包装，避免了二次污染。

冷冻肉在-18℃的环境中，大量细菌、病虫被冻死或受到抑制，比较卫生。但在冻结过程中，部分细胞破裂，而在解冻时，有部分的汁液流失，其营养成分的损失为5%左右，因而色、香、味不如鲜肉，但其在储备、调节市场和提供加工原料中仍起着不可或缺的作用。

知识掌握

△ 填空题

1.鱼的保鲜方法有_____、_____、_____、_____。

2.常用的天然着色剂有_____、_____、_____、_____、_____、_____、_____、_____。

3.常用的防腐剂有_____、_____。

4.常见的奶类消毒方法有_____、_____、_____、_____。

△ 选择题

1.粮豆在贮存时，为了减少微生物生长繁殖并降低其本身的代谢活动，水分应控制在（   ）。

A.4%~12%　　　　　　B.20%~22%　　　　　　C.28%~30%　　　　　　D.32%~34%

2.下列项目中，不是猪易感染的寄生虫病是（   ）。

A.囊虫病　　　　　　B.肺吸虫病　　　　　　C.旋毛虫病　　　　　　D.肝吸虫

3.下列关于糕点的说法中，错误的是（   ）。

A.主要原料有面粉、油脂、糖、乳品、蛋品等

B.不属于加工性食品

C.营养丰富，适宜微生物的繁殖，应注意其卫生问题

D.原料中的奶加工前应经巴氏消毒或煮沸消毒

4.下列关于香味剂的说法中，错误的是（   ）。

A.可在一定程度上改善或加强食品的香气、香味

B.分天然香料和合成香精两类

C.天然香料可无限量使用

D.人工食用香精有水溶性和油溶性两类

5.（   ）易对粮豆类原料造成污染。

A.细菌　　　　　　B.霉菌　　　　　　C.真菌　　　　　　D.球菌

6.造成果蔬污染的因素有（   ）。

A.肠道致病菌　　　　B.寄生虫卵的污染　　　C.化学物质污染　　　D.以上都是

7.罐头的胖听可分为（   ）。

A.生物性胖听　　　　B.物理性胖听　　　　　C.化学性胖听　　　　D.以上都是

8.目前在食品工业上大规模使用的天然甜味剂有（   ）。

A.木糖醇   B.甘草   C.甜菊糖苷   D.安赛蜜

△ 简答题

1.粮豆类的主要卫生问题是什么？

2.防止油脂酸败的措施有哪些？

3.为何甜炼乳可较长时间保存？

4.食品添加剂的使用原则是什么？

5.刚下的禽蛋一般比较脏，是否需先水洗再贮存？

6.常见的人畜共患传染病有哪些？

△ 案例题

某食品卫生监督员在日常巡回监督检查中，在某副食品商店货架上发现有一批奶粉颗粒较粗，取样回防疫站检验。检验后发现：水分3%，脂肪25%，蔗糖25%，溶解度97%，铅、铜、汞均未超标。讨论：此奶粉是否为合格奶粉，该不该处罚？

实践训练

从市场上购买鱼、虾，各分成两份，一份置于冰箱中冷藏，一份置于20℃放置2天，观察并比较其感观性状的改变。

（1）实训项目：分析食品感官在不同温度下的状况。

（2）实训地点：家庭或校内实验室。

（3）实训要求：主要从嗅觉、视觉、触觉等方面认真观察。

（4）实训内容：分别观察鱼和虾在不同温度下的感官变化。

（5）完成实训报告。

项目八
食物中毒及其他食源性疾病

【学习目标】

知识目标：掌握食物中毒的特点、分类及各项预防措施，以及其他食源性疾病的常见种类和预防措施；理解食物中毒、有毒食物和食源性疾病的概念；了解食物中毒及其他食源性疾病的发病原因、引发食物及症状表现。

能力目标：能够在实际工作中，正确应用各项预防措施，有效控制食物中毒及其他食源性疾病的发生。

素质目标：具有工作岗位对个人卫生要求的基本素养；能够树立预防食物中毒及其他食源性疾病的意识；具有较强的团队合作意识和沟通交流意识。

【情境导入】

酵米面中毒及其预防

2020年10月19日晚，国家卫生健康委微信公众号"健康中国"发布消息称，10月5日黑龙江鸡东县发生一起因家庭聚餐食用酸汤子引发的食物中毒事件，9人食用后全部死亡。现已查明致病食物是被致病菌污染的酸汤子。

北方酸汤子是用玉米水磨发酵后做的一种粗面条样的酵米面食品。夏秋季节制作发酵米面制品容易被椰毒假单胞菌污染，该菌能产生致命的米酵菌酸，高温煮沸不能破坏毒性，中毒后没有特效救治药物，病死率达50%以上。北方的臭碴子、酸汤子、格格豆，南方的发酵后制作的汤圆、吊浆粑、河粉等最容易致病。这些食品或原料一旦被椰毒假单胞菌酵米面亚种污染，经过长时间浸泡发酵，就容易产生米酵菌酸等毒素引起中毒。2010年至今，全国已发生此类中毒14起，84人中毒，37人死亡。

临床症状：

主要为头晕、恶心、呕吐、意识模糊、烦躁不安、抽搐、惊厥、少尿或血尿，重症病人多呈肝昏迷、多脏器衰竭、中枢神经麻痹，并因呼吸衰竭而死亡。酵米面中毒没有特效药物，救治难、死亡率高。

预防措施：

1. 家庭不要轻易制作食用酵米面食品；

2. 禁止出售、食用变质银耳，木耳泡发时间不要过长；

3. 发生中毒后，立即停止食用可疑食品，并及时就医。吃过相同食品但未发病的人，也应尽早催吐、洗胃、清肠。

资料来源　科技日报.“酸汤子”事件升至9人死亡！国家卫健委：这些食物慎吃〔EB/OL〕.（2020-10-24）. https：//baijiahao.baidu.com/s？id=1681418568914438888&wfr=spider&for=pc.

【课堂讨论】

（1）食物中毒的原因、特点和分类都有哪些？

（2）如何有效预防食物中毒的发生？

（3）其他常见的食源性疾病还有哪些，如何预防？

任务一　食物中毒

一、食物中毒的概念及特点

1.食物中毒的概念

食物中毒是人们食用了各种“有毒食物”而引起的非传染性的急性疾病的总称。

“有毒食物”是指健康人食入可食状态和正常数量而引起发病的食品。因此摄取非可食状态、非正常数量的食品，以及非经口摄取而由其他方式引入体内，非健康人群和由食物污染引起的肠道传染病、寄生虫病均不属于食物中毒的范围。

2.食物中毒的特点

食物中毒的种类很多，虽然发病情况各不相同，但一般都具有以下几个特点：

（1）潜伏期短。潜伏期是一个传染源或致病因子进入体内到人体出现症状为止的所需时间。食物中毒一般是很多人在较短时间内同时或先后相继发病，发病情况一般都比较急剧。

（2）食物相同。发病者局限在食用了在同一环境条件下加工的同种食物的人群中，一旦停止食用该种食物，发病就会马上停止。

（3）症状相似。所有的病人都有相同的临床表现，如胃肠道症状：腹痛、腹泻、恶心、呕吐等。

（4）无传染性。人与人之间不直接传染，流行病学统计始终为零。

食物中毒的上述特点，饮食行业应高度重视，防患于未然。

二、食物中毒的原因及分类

1.食物中毒的原因

（1）食物在加工、运输、贮存和销售过程中受病原性微生物的污染，产生大量的活菌，如沙门氏菌、变形杆菌等，或在食物中产生大量的细菌毒素，如葡萄球菌、肉毒杆菌等。

（2）食物在生产、加工、运输、贮存过程中被有毒化学物质污染，达到中毒剂量，如农药、金属和其他化学物质等。

（3）食物本身含有有毒物质，由于加工烹调方法不当未被去除。

（4）误食某些外形相似而实际有毒的植物。

2.食物中毒的分类

（1）细菌性食物中毒。

（2）有毒动植物食物中毒。

（3）化学性食物中毒。

（4）食用某些真菌毒素污染的食物而引起的食物中毒，如赤霉病麦等。

三、细菌性食物中毒

细菌性食物中毒是人们吃了含有大量活的细菌或细菌毒素的食物而引起的食物中毒。通常由活细菌本身引起的中毒叫感染型；由菌体产生的毒素引起的中毒叫毒素型。

细菌性食物中毒是食物中毒中最普遍、最常见的疾患，几乎占食物中毒病例总数的90%，细菌性食物中毒多发生在气温较高的夏秋季节。

细菌性食物中毒多发生在抵抗力低的人群中，如儿童、老人和病弱者，只要能及时治疗，一般病程短、恢复快、愈后良好，仅肉毒杆菌毒素中毒例外。

引起细菌性食物中毒的食品：主要有动物性食品，如肉类、鱼类、乳类和蛋类等；植物性食品，如剩饭、糯米凉糕、豆制品、面类发酵食品等。

常见的细菌性食物中毒有：

（1）沙门氏菌属食物中毒。

①病源菌。沙门氏菌是一类分布广、适应力较强的细菌，在温度18℃～20℃时能大量繁殖，食盐浓度在1%～2%时可正常繁殖，当pH值在4.5以下时能抑制其生长，80℃水中经5分钟可被杀灭。

引起食物中毒的沙门氏菌有鼠伤寒沙门氏菌、猪霍乱沙门氏菌、肠炎性沙门氏菌等，在正常健康牲畜的肠道内也有这样的细菌。

②中毒食物。沙门氏菌属食物中毒的食物多为动物性食品，如肉类、鱼类、禽蛋类、乳类等，沙门氏菌一般不分解蛋白质，所以被污染的食物在外观上一般不易察觉。

③中毒症状。沙门氏菌属食物中毒多为急性胃肠类型，表现为：恶心、头痛、发烧、腹痛、腹泻，病程为2～3天，很少出现死亡。

④预防措施。对沙门氏菌属食物中毒除加强食品卫生监测措施外，还应做到：A.严禁食用病死家畜禽肉；B.肉类食物的贮存应采用低温冷藏；C.食物烹调要充分加热、煮熟、煮透；D.严格执行生、熟分开存放制度；E.增强环境和个人卫生意识，杜绝污染源。

（2）致病性大肠杆菌和变形杆菌属食物中毒。

①病原菌。致病性大肠杆菌和变形杆菌在自然界分布广泛，人和动物的带菌率都比较高。

②中毒食物。致病性大肠杆菌和变形杆菌食物中毒，主要是因为食品被高度污染。

③中毒症状。致病性大肠杆菌和变形杆菌属食物中毒的症状：多为急性胃肠炎和急性细菌性痢疾。前者腹泻、大便米泔样、呕吐；后者腹泻、便血、发高烧。

④预防措施。对致病性大肠杆菌和变形杆菌属食物中毒的预防与沙门氏菌属食物中毒相同，应特别强调防止熟食品被带菌的厨房的水、容器具、厨师和服务员等污染。

（3）副溶血性弧菌食物中毒。

①病原菌。副溶血性弧菌又称嗜盐弧菌，在海水中广泛分布，在海产鱼类和贝蛤类中多见，当温度为18℃～22℃时可迅速繁殖，短时间内即可达到致病菌量。pH值在4.5以下时繁殖停滞。

②中毒食物。副溶血性弧菌食物中毒的食物主要为海产品和家庭腌制食品，如咸菜、咸肉、咸蛋等。

③中毒症状。副溶血性弧菌的中毒症状多为急性肠胃炎症状：腹痛、腹泻、呕吐，病程为3～4天。

④预防措施。A.水产品采用低温保藏；B.烹调食物的温度在80℃以上，5～10分钟；C.凉拌菜先洗后切，采用食醋处理。

（4）葡萄球菌肠毒素中毒。

①病原菌。葡萄球菌广泛存在于自然界中，是化脓性球菌之一，健康人的皮肤、鼻、咽腔和手均可带菌，在食物中能产生大量的肠毒素。肠毒素耐热性强，带有肠毒素的食物，煮沸120分钟方能被破坏，故在一般烹调中不能被破坏。

②中毒食物。引起中毒的食物主要有肉类、水产类、乳类、剩米饭、糯米凉糕、凉粉和米酒等。

③中毒症状。葡萄球菌肠毒素中毒症状为：恶心、呕吐、腹痛、腹泻，呕吐频繁，多为喷射状，病程1～2天，很少死亡。

④预防措施。A.讲究食品卫生，对易腐食品采用低温冷藏；B.对患有疖疮、化脓性创伤或皮肤病以及上呼吸道炎症、口腔疾病等患者，应暂调换工作，并及早治疗；C.剩饭菜应放在通风处，避免污染。

（5）肉毒杆菌食物中毒。

①病原菌。肉毒杆菌是一种厌氧的梭状芽孢杆菌，广泛分布于土壤中，该菌在20℃以上才能繁殖并产生毒素，肉毒杆菌毒素在80℃以上20～30分钟即被破坏。

②中毒食物。引起中毒的食物有罐头和发酵性食品，如家庭自制的臭豆腐、豆瓣酱等。

③中毒症状。肉毒杆菌食物中毒引起神经麻痹、视力模糊、眼肌麻痹，严重的出现呼吸功能麻痹，循环衰竭而死亡。

④预防措施。A.食品原料应注意卫生质量，避免污染；B.罐头食品选购时不购买胖听罐头；C.少食生冷食物。

四、有毒动植物食物中毒

1.有毒动植物食物中毒的概念

有毒动植物食物中毒主要指有些动植物中含有某种天然有毒成分，由于外观形态上与无毒品种相似，容易被误食或加工、食用方法不当而引起中毒。

此类中毒事件时有发生，故应引起重视。

2.常见的有毒动植物食物中毒

（1）有毒鱼类引起的食物中毒。有毒鱼类的中毒可分为：

①河豚中毒。河豚在我国的沿海和长江中下游分布很广，该鱼味道鲜美，因其体内含有剧毒的河豚毒素，误食后可使人中毒。我国、日本以及南海沿岸各国都有人因食用河豚而中毒死亡，死亡率高达50%以上。

A.有毒部位：头、血液、皮、内脏，尤以肝脏和卵巢毒性最强，有的品种肌肉也有毒，如东方豚、暗纹东方豚等。

B.有毒成分：河豚毒素，其分子式为$C_{11}H_{17}N_3O_8$，是自然界中毒性最强的非蛋白神经毒素，该毒素耐热性较强。

C.中毒症状：河豚中毒发病急，食后半小时内出现口、唇、舌、四肢麻木，然后恶心、呕吐，严重的出现运动神经麻痹、血压下降、呼吸衰竭而死亡。

D.预防措施：宣传普及河豚中毒的有关知识，禁止出售和食用鲜河豚，饮食店不得加工制作河豚。

②肉毒鱼类中毒。肉毒鱼类是指肌肉有毒的鱼类，在我国的南海和东海分布较多，大约有20多种，如花斑裸胸鳝、黄边裸胸鳝、棕点石斑鱼、侧牙鲈、斑点九棘鲈等，因此饮食业不能选用和加工这些鱼类。

③血毒鱼类中毒。血毒鱼类是指血液中含有毒素的鱼类，我国目前已知的有两种，即黄鳝和鳗鲡。中毒原因是生饮鱼血引起中毒，这与民间传说有关。该毒素能被热所破坏，中毒症状多为腹泻、恶心、皮痒、呼吸困难等，因此，应普及这类科学知识，防止悲剧发生。

④胆毒鱼类中毒。胆毒鱼类是指鱼胆含有毒素的鱼类，在我国的一些地区有吞服鱼胆治疗眼病的传说，故而引起中毒时常发生。鱼胆有毒的鱼类主要是鲤科鱼类：青鱼、草鱼、鲤鱼和鳙鱼等，因此，在治疗疾病时不能随意吞服鱼胆，以防中毒的发生。

⑤鱼类组胺中毒。鱼类的组胺中毒，主要是食用了不新鲜或腐败的鱼，个别也与人的过敏体质有关。组胺是蛋白质的分解产物，在酶的作用下，鱼肉中的组氨酸分解为有毒的组胺。含组胺高的鱼类具有青皮红肉的特点，常见的有鲐鱼、鲤鱼、马鲛鱼、金枪鱼、沙丁鱼等。中毒症状多为皮肤潮红、眼结膜充血，同时伴有头痛、呼吸急促、血压下降，少数人也有腹痛、腹泻等胃肠症状。

预防组胺中毒应做到：不吃不新鲜的鱼类；对于含组胺较高的鱼类，烹调时采取适当措施，减少组胺的含量；体弱、过敏体质的人尽量少食用此类鱼，以防中毒的发生。

（2）有毒植物引起的食物中毒。

①毒蕈中毒。蕈类俗称蘑菇，属真菌类植物，按来源分为野生和人工培植两类，目前已发现80多种含有毒素，其中约10种含有剧毒。

A.中毒原因：多为误采、误食。

B.有毒成分：原浆毒、神经毒、胃肠毒和溶血毒。

C.中毒症状：胃肠症状和神经症状，导致肝、肾受损。

D.预防措施：进行广泛宣传，不要误采、误食，对可疑的蕈类应送卫生部门检验，一旦中毒，及时采用催吐、洗胃、导泻和灌肠等方法，迅速排出毒素，及时抢救。

②含氰甙类植物中毒。含氰甙类植物中毒常见的食物有木薯和各种果仁，如杏仁、桃仁、李子仁、枇杷仁等。木薯是一种多年生小灌木，其块根称为木薯，含有大量淀粉及少量脂肪、蛋白质、维生素等。

A.中毒原因：多为生吃引起中毒。

B.有毒成分：氰甙经过水解过程形成氰氢酸，氰氢酸有剧毒，对人的致死量为 $0.5 \sim 3.5mg/kg$ 体重。

C.中毒症状：恶心、呕吐、头晕、头痛、血压下降、昏迷，严重的因缺氧休克、器官衰竭而死。

D.预防措施：不要生吃木薯和苦杏仁等各种果仁，尤其儿童应特别注意。

③四季豆中毒。四季豆又名菜豆、刀豆、芸豆、梅豆等，是居民经常食用的蔬菜。

A.中毒原因：烹调不当未能炒熟或煮透的四季豆，食后可能引起中毒。

B.有毒成分："豆素""皂素"。

C.中毒症状：引起充血、肿胀、出血性肠炎、白细胞增高等。

D.预防措施：烹调四季豆宜将四季豆在开水中烫后再炒、煮，食用时无生味，此时毒素已被破坏。

④鲜黄花菜中毒。鲜黄花菜的干制品称为金针菜。

A.中毒原因：未经焯水处理，直接炒食可能引起中毒。

B.有毒成分：秋水仙碱（无毒）经体内氧化成二秋水仙碱，有剧毒，其致死量为 $2 \sim 20mg$。

C.中毒症状：引起恶心、呕吐、腹痛、腹泻、头昏、口渴等症状。

D.预防措施：食用鲜黄花菜时须经焯水沥干后再炒食。

⑤发芽马铃薯中毒。马铃薯又称土豆，是西餐中的常见食品，也是我国的主要蔬菜品种，但贮存时受条件影响会发芽或皮变绿，人食后易引起中毒，尤以春天较多见。

A.中毒原因：食用了发芽和皮变绿严重的马铃薯。

B.有毒成分：龙葵素。

C.中毒症状：麻嘴、胃痛、腹泻，严重的出现瞳孔散大、耳鸣、神经兴奋、抽搐、意识丧失等症状，甚至死亡。

D.预防措施：选购时注意有没有发芽的现象，贮存时应放在干燥阴凉处，烹调时应注意将绿皮、芽去除后浸泡于水中加滴食醋。

五、化学性食物中毒

1.化学性食物中毒的概念

化学性食物中毒包括金属、农药和其他有毒化学物质引起的食物中毒。

2.常见的化学性食物中毒

（1）砷化物中毒。砷化物一般都有剧毒，常见的有三氧化二砷，俗称砒霜、白砒、信石，其中毒剂量为 $5 \sim 50mg$。

①中毒原因。

A.食品制作过程中添加了含砷量高的添加剂，如色素、有机酸等。

B.误当食品原料使用，如碱、糖等。

C.用砷化物灭鼠、杀虫，造成污染。

②中毒症状。咽喉有烧灼感，心脏部位疼痛，剧烈的有呕吐、腹泻症状，严重的可引起休克、死亡。

③预防措施。

A.砷及其制品必须有明显的毒物标记，以防误用。

B.食品添加剂必须符合卫生质量要求，按规定使用。

C.加强农药管理，防止污染食品。

（2）铅中毒。铅中毒多为慢性中毒，由于铅有蓄积作用，长期摄入体内将引起中毒。

①中毒原因。

A.用含铅锡金属容器盛装酒类饮料。

B.用劣质陶瓷或搪瓷容器来盛装酸性食物。

②中毒症状。无力、恶心、类风湿性疼痛。

③预防措施。

A.不用含铅锡金属容器盛装酒类饮料。

B.选购陶瓷或搪瓷容器时应购买合格产品。

（3）锌中毒。

①中毒原因。锌中毒是由于镀锌容器或锌溶于酸性溶液，人食用后引起中毒，中毒剂量为0.2～0.4g。

②中毒症状。头痛、头晕、感觉障碍、抽搐，严重者会引起休克。

③预防措施。

A.不用镀锌容器盛装饮料和酸性食品。

B.炊具选用不锈钢制品。

表8-1为几种饮料放置于镀锌桶后的含锌量。

表8-1　　　　　　　　几种饮料放置于镀锌桶后的含锌量（mg/L）

饮料名称	放置17小时	放置41小时
汽　水	193	281
牛　乳	438	1 054
橘子水	530	850
柠檬水	1 411	2 700

（4）亚硝酸盐中毒。

①中毒原因。亚硝酸盐中毒是由于食用了含有大量硝酸盐及亚硝酸盐的食物或误食亚硝酸盐而引起的。

②中毒症状。口唇、指甲、皮肤出现紫绀症状，身体组织缺氧，呼吸急促，心律不齐，昏迷。

③预防措施。

A.蔬菜应妥善贮存，防止腐烂，不吃腐烂的蔬菜。

B.腌菜要腌透后再吃。

C.不食用苦井水、蒸锅水。

D.按国家规定的使用量使用发色剂。

任务二　其他食源性疾病

一、食源性疾病的概念

食源性疾病是指由摄食而引起的疾病，如食物中毒、食物传染病、食物寄生虫病、营养缺乏症、营养过剩引起的疾病。

由于畜禽存在着很多传染病和寄生虫病，其中有30多种是人畜共患的传染病。这些传染病和寄生虫病往往通过与人和牲畜的接触、饮水、生食瓜果蔬菜、食用病畜肉等而传染给人而引起患病，损害人体健康，甚至威胁生命。

小知识8-1

动物检疫制度

为加强动物检疫活动管理，预防、控制和扑灭动物疫病，保障动物及动物产品安全，保护人体健康，维护公共卫生安全，根据《中华人民共和国动物防疫法》，农业部（现中华人民共和国农业农村部）制定动物检疫管理办法，自2010年3月1日起施行。动物检疫管理办法适用于中华人民共和国领域内的动物检疫活动。其中规定出售或者运输的动物、动物产品经所在地县级动物卫生监督机构的官方兽医检疫合格，并取得"动物检疫合格证明"后，方可离开产地。经检疫不合格的动物、动物产品，由官方兽医出具检疫处理通知单，并监督货主按照农业部规定的技术规范处理。屠宰、经营、运输以及参加展览、演出和比赛的动物，应当附有"动物检疫合格证明"；经营、运输的动物产品应当附有"动物检疫合格证明"和检疫标志。

二、常见的食源性疾病

1.传染病

传染病是由病原微生物或寄生虫引起的，能在人与人、动物与动物或人与动物之间相互传染的疾病。

传染病的传播条件往往与传染源、传染途径、易感人群有关。传染源可以是带病原体的病人（包括只带病原体而不生病的人）和动物。

（1）肠道传染病。病原体通过饮水、食物进入人体，在肠道内产生毒素，引起肠道黏膜受损，功能紊乱，并由代谢物排出，这样的传染病称为肠道传染病。

①痢疾。痢疾是夏、秋季常见的一种肠道传染病，痢疾分为两种：细菌性痢疾和阿米

巴痢疾。其中细菌性痢疾最常见，痢疾杆菌在人的肠道里生长繁殖，排出毒素而使人致病。该病的传染性很强，可通过病人、水、苍蝇、食具、手、血清注射、输血等媒介传播，造成小范围的流行。

痢疾发病都比较急，常见症状为突然发烧、肚子绞痛、全身无力、腹泻，腹泻每天可多达十几次，出现粪便中带血、带泡沫、带脓的症状，如果不及早治疗或治疗不彻底，容易成为慢性痢疾或带菌者。

预防方法：

A.注意个人的饮食卫生，做到饭前便后洗手。

B.加工、烹调食品的人员上岗前应进行身体检查，每年复查一次，以免带菌操作。

C.食品加工、烹调企业的场所应有防蝇设备。

D.不食或少食生冷、不洁的食物，食具用前应煮沸消毒。

②伤寒。伤寒是由伤寒杆菌引起的一种急性肠道传染病，也称"肠热症"。伤寒杆菌会从病人肠道内排出，污染水源、食物等。发病症状是：持续高烧、发冷寒战、四肢无力、胸部出现疹块，严重的会导致肠穿孔、肠出血而死亡。治疗及时可逐渐恢复，但患者恢复后，带菌时间较长，有的甚至长达几年。因此患过伤寒病的人，在未经卫生部门检验证明不带菌之前，不能从事饮食、托儿所、幼儿园等工作。

预防方法与痢疾相似。

③霍乱。霍乱是一种由霍乱弧菌引起的烈性肠道传染病，也称"瘟疫"。霍乱传播速度较快，健康人吃了被污染的食物和水，很快发病，其症状是：剧烈的呕吐、腹痛、腹泻、肌肉痉挛，严重的会虚脱而死亡。

预防方法：

A.注意饮食卫生，不喝生水，不食生冷食物。

B.食品从业人员应按时接受霍乱疫苗注射。

C.搞好环境和个人卫生，消灭苍蝇、蟑螂和其他害虫及其孳生条件。

D.发现疫情，及时报告当地卫生部门，有关卫生部门应立即进行全面消毒处理。

（2）传染性肝炎。传染性肝炎是一种由滤过性病毒引起的疾病。该病毒有极强的抵抗外界环境的能力，噬菌体的复制能力强，主要传染源是肝类病人、苍蝇、输血、血清注射等，发病症状由于类型很多，轻重不一，轻者疲倦、厌食、腹部不适；重者皮肤和眼球发黄、恶心、呕吐、肝区疼痛、发烧。此病一年四季均可发生，常造成一定范围内的流行，但在秋季多见。

预防方法：

A.注意饮食卫生，食具用前要消毒。

B.发现患者应及早进行隔离治疗，以防传播。

C.消灭苍蝇、蟑螂，减少传染机会。

D.按时进行健康检查，接受疫苗注射。

（3）肺结核。肺结核是由结核杆菌引起的，此病是人和牲畜都可能患上的传染病，健康人接触病人及其食具、用具或食用有结核病的牛的乳或肉时，都可能会感染此病。

肺结核的发病症状可分为全身和局部两种，病人有轻重不同的咳嗽，痰呈黏液样，常有发烧、全身无力、体重减轻、午后微烧、夜间盗汗、食欲不振、失眠等症状，严重者肺部有空洞，有的会有大量的咯血。

预防方法：

A.养成良好的卫生习惯，不随地吐痰。

B.饭前便后要洗手，食具要消毒。

C.食品从业人员患病时，要暂时调离工作单位，以免传染给别人。

（4）其他食源性传染病。除以上几种常见的传染病外，较常发生的还有由病毒引起的口蹄疫、疯牛病、炭疽病、轮状病毒腹泻病、SARS、流行性感冒、禽流感、狂犬病等；由细菌引起的炭疽病、布氏杆菌病、李斯特菌（该菌可在-20℃等极端环境下生存，故被称为超级细菌）病等。这些传染病的不断出现，对人类健康造成严重威胁，因此，必须采取多种预防措施以减少和避免它们对人类的危害。

小知识8-2

什么是疯牛病

疯牛病是由疯牛病病毒引起的使人大脑功能受损的痴呆症，病毒侵入大脑后使灰质和白质逐渐消失，大脑变成海绵状，从而使脑功能逐渐消失。患者都是因与患病的牛、羊接触或食用病牛、病羊的肉及其制品而患病。此病潜伏期长，一般为数年至十几年，无自觉症状，难于早期诊断，死亡率高达100%。

疯牛病病毒的抵抗力强，目前餐饮业的煎、炒、炖、煮等方法都无法杀灭它，只有在136℃的高温下经历2小时才能杀灭。

2.常见的寄生虫病

寄生虫病可以通过接触传染，也可以通过吃肉或其他方式传染。病畜禽的皮毛、血液、粪便、污水等往往都带有寄生虫、虫卵等，处理不好就会传染给人。

（1）畜肉常见的寄生虫病。

①囊虫病（绦虫病）。牛、羊、猪均可患囊虫病，猪囊虫又叫米粒虫，呈白色半透明状的水泡囊，人吃了带有活囊虫的肉，往往会出现腹痛、贫血等症状。虫体可寄生于肌肉各部位及内脏，寄生在眼睛引起视力障碍甚至失明；寄生在脑部引起头痛、癫痫等症状。

预防方法：

A.选购食用经卫生检验合格的肉品。

B.不吃生肉和半熟肉。

C.加工过程中注意生熟分开。

②旋毛虫病。猪、狗、猫及许多野生动物均可患旋毛虫病。旋毛虫是一种很小的寄生虫，因其成螺旋形而得名，危害性极大。人吃了带有旋毛虫包囊的肉，往往会出现头痛、皮肤发亮发红、全身皮肤层层脱落等症状，严重者会大面积肌炎、吞咽困难、声音半哑、颜面浮肿，甚至死亡。

预防方法与绦虫病相似。

179

（2）鱼类常见的寄生虫病。

①肝吸虫（华支睾吸虫）病。该病是由鱼、蟹等水产品引起的寄生虫病，人食用了半生不熟的带有囊蚴的鱼、蟹等水产品之后，囊蚴经十二指肠管进入肝胆中寄生。

②肺吸虫（卫氏并殖吸虫）病。该病是由蟹、虾等水产品引起的寄生虫病，人食用了未杀死的囊虫后，囊虫在十二指肠脱囊穿过肠壁、腹腔在肺支气管附近发育成成虫。

预防方法：

A.鱼类、水产品煮熟后食用。

B.火锅烫鱼片需加热烫透。

（3）常见的肠道寄生虫病。

①蛔虫病。蛔虫是一种头尾较细、乳白色或粉红色的长圆形小虫，寄生在人的肠道，吸取人体的营养，虫卵随粪便排出，人感染后可穿入胆总管、阑尾、胰腺管等处，引起炎症。

②蛲虫病。蛲虫是一种寄生在人体小肠下部和直肠里的寄生虫，夜间到肛门周围产卵，引起肛门发痒，人通过手接触感染后，会使内衣、裤、床单带有寄生虫卵。

③姜片虫病。姜片虫是鲜红、微带褐色的小虫，形状像生姜片，寄生在人的肠道里，虫卵随大便排出人体后，在水中长成尾蚴，附着在水生植物中，如藕、荸荠、菱角上，人生食后易感染引起消化不良、浮肿及发育障碍等。

预防方法：

A.应注意个人饮食卫生，养成良好的卫生习惯，饭前便后要洗手。

B.水果、蔬菜生食时应进行消毒处理。

3.食品的变态反应

食品的变态反应是指食品在高敏感人群中引起的变态反应。

由于食品添加剂在食品中的广泛使用，部分人群食用了含食品添加剂的食物会引起一些变态反应。

①甜味剂引起的反应。有些人食用了含有甜味剂的食品，会出现皮肤发红、皮炎等症状。

②防腐剂引起的反应。有些人食用了含有防腐剂的食品，会出现过敏性哮喘。

③食用色素、香料等引起的反应。有些人食用了含有食用色素、食用香料的食物，会出现呼吸系统过敏反应和支气管哮喘等症状。

因此从食品卫生学的角度看，体弱者、幼儿、老人对含有添加剂的食品应慎食。

能 力迁移

1.婚宴导致69人中毒，无人死亡。

2005年7月2日中午，约有530人在资阳市某大酒店参加了两场结婚宴、一场生日宴和一场家庭聚餐。就餐者的食谱为：卤牛肉、姜汁豇豆、炝拌笋尖、糖拌西红柿、盐水鸭、白水兔丁、韭菜绿鸟鸡、笋子牛腩、双椒武鲳鱼、珍珠甲鱼、青豆烧田鸡、姜汁肘子、豆沙甜烧白、南瓜绿豆汤；两个时令蔬菜、两道小吃、一个水果拼盘，酒水自带。晚餐为中午所剩回锅菜。晚饭后，部分就餐者陆续出现腹痛、腹泻、发热、恶心、呕吐等症状。腹泻开始为稀便，后为水样便、黏液脓血便，每天腹泻10余次。

最早发病者为7月2日21时，末例病人7月3日晨4时，年龄最大者75岁，最小者15岁，中毒人数累计69人，无中毒病人死亡，病人经过治疗于7月9日都已康复。经检验，在剩余食品中均检出大肠菌群超出国家标准150倍。

资料来源　佚名.资阳市一起酒店食物中毒案例分析［EB/OL］.［2021-03-22］.www.wjwsjd.com.

针对以上事件，请分析并谈谈你的意见：

①试用所学的知识分析并初步判断该次食物中毒的原因是什么？

②应该采取何种紧急处理措施？

［分析提示］

①判定为细菌性食物中毒。

②病人要及时送医治疗；应特别强调防止熟食品被带菌的水、容器、厨师和服务员等污染，回锅菜一定要充分加热消毒后食用。

2.工业废盐腌出剧毒咸鸭蛋，钡超标30~80倍，导致7人中毒，其中2人死亡。

2006年6月3日，家住上饶市中山路的邹女士吃完含有咸鸭蛋的早饭后不久即出现了头晕、呕吐、腹泻、全身无力等症状，幸被及时送进上饶市市立医院，经紧急治疗脱离了危险。当日，住在该医院同一科病房的还有69岁的吴贤水老人，老人的气管已经被切开，并上了呼吸机，他也是因吃咸鸭蛋后感觉不适才住进医院的。从5月31日至6月3日，上饶市多家医院共收治了7名同样症状的患者，其中2名病情危重者只能靠呼吸机维持生命，至6月14日两人因抢救无效死亡。这些患者发病前都曾食用过咸鸭蛋。

经鉴定，咸鸭蛋中的钡（主要是可溶性钡盐）含量超标30~80倍！咸鸭蛋来自江西铅山县鹅湖镇洛溪村一家谢姓个体小作坊。经调查该黑作坊所用的盐是2005年非法从乐平县一家名为"乐平电化厂"的厂家购进的一批工业盐下脚料。事发后，执法人员在其小作坊里又清查出约4万枚加工好的咸鸭蛋和10万枚加工好的皮蛋。

针对以上事件，请分析并谈谈你的意见：

①此次食物中毒尽管食用的是动物性食品咸鸭蛋，但其应当属于哪一类食物中毒？

②对加工好的咸鸭蛋和皮蛋应当怎样处理？

③对这一类的黑作坊应当采取什么制裁措施？

［分析提示］

①属于化学性食物中毒。

②应当就地销毁，并注意不要污染环境。

③应当立即取缔，并追究刑事责任和进行经济处罚。同时市场监督管理和卫生等部门在抓食品卫生工作方面，应当经常深入基层，分工明确，责任到人，对可能发生的异常情况及时采取措施，让黑作坊无容身之地，这样才能防止类似的悲剧发生。

知识掌握

△填空题

1.食物中毒按病原学的分类方法分为_____、_____、_____、_____。

2.有毒鱼类的中毒可分为：（1）_____，如_____；（2）_____，如_____；（3）如_____；（4）_____，如_____。

3.传染病传播的条件是_____、_____、_____，肺结核是_____引起的，可在_____和_____之间相互传染，故又称_____。

△选择题

1.下列情况中属于食物中毒的是（　　）。

A.酗酒　　　　　　　B.吃生柿子　　　　　C.喝未煮熟的豆浆　　　D.喝农药

2.传染性肝炎的病源物是（　　）。

A.传染性细菌　　　　B.肝炎病菌　　　　　C.过滤性病毒　　　　　D.滤过性病毒

3.食用苦杏仁可能发生中毒，引起中毒的物质是（　　）。

A.苦杏仁甙　　　　　B.皂素　　　　　　　C.氢氰酸　　　　　　　D.秋水仙碱

△ 简答题

1.造成食物中毒的原因是什么？

2.细菌性食物中毒有何特点？

3.厨师在烹调四季豆、鲜黄花菜、发芽马铃薯时，应如何加工处理？

△ 案例题

1.2007年9月1日休渔期过后，山东南部沿海的海蜇大丰收。9月8日（星期六），某户人家从早市买来鲜海蜇，中午凉拌食用，由于老太太的牙怕酸，故拌海蜇时只加了少许食醋。结果大约在下午5时，老太太先出现腹痛、腹泻，继而又恶心、呕吐，接着老太太的儿子和儿媳也出现了如上症状。他们被送去医院得到及时救治后，转危为安。请分析一下：

（1）此次食物中毒属于哪种中毒？

（2）海蜇很新鲜为什么还会发生中毒？

（3）建议怎样预防？

2.2004年6月27日下午4时许，青岛市即墨通济街道办事处辖区一公司37名工人出现恶心、呕吐、头晕等症状，经紧急医治，他们于当晚全部脱离危险。

经调查，该公司共有1 000多名工人，大家分别在4个伙房吃饭，出事的工人都是在南伙房吃的中午饭，并且他们都吃了炒芸豆，而在南伙房就餐的没吃炒芸豆的人都很正常。因此，请你判断：

（1）此次食物中毒属于哪种中毒？是什么毒素引起的？

（2）为什么会发生中毒？

（3）建议怎样预防？

实践训练

1.为预防河豚引起的中毒，请到水族馆或其他场所观察河豚的特征。

（1）实训项目：观察河豚。

（2）实训地点：校外水族馆或其他场所。

（3）实训要求：认真观察鲜河豚和干河豚的外观特征。

（4）完成实训报告。

2.请到一家酒店去实地观察并请教相关负责人，了解他们是怎样预防食物中毒和传染病的，并根据具体情况谈谈你的意见，同时写出调查报告。

（1）实训项目：了解酒店预防食物中毒和传染病的具体做法。

（2）实训地点：校外或校内酒店。

（3）实训要求：认真观察厨房、餐厅等环境卫生和厨师的个人卫生，并询问该酒店是否发生过食物中毒，其预防措施都有哪些内容。

（4）完成实训报告。

项目九
饮食卫生

【学习目标】

知识目标：了解和掌握《中华人民共和国食品安全法》《餐饮服务食品安全操作规范》《重大活动食品卫生监督规范》等法律法规的主要内容和相关概念；熟知和掌握餐饮业加工经营场所和餐饮加工操作的卫生条件和要求；掌握食品采购、贮存、厨房、餐厅、餐具、宴会卫生管理的知识和技能；餐饮业从业人员的卫生管理；了解酒吧的卫生管理。

能力目标：能根据工作任务的需要，正确运用食品安全法和餐饮管理的科学知识和理论来解决餐饮经营服务中的食品卫生管理问题。

素质目标：热爱为消费者提供合理营养与卫生安全食品的烹饪工作；具有高尚的职业道德和科学严谨的工作态度；树立法律意识，具有强烈的法治观念，做到知法、懂法、守法；具有求真务实的工作作风；具有一定的人文科学素质；具有较强的团队合作意识、沟通意识和管理意识。

【情境导入】

将"口水油"加入火锅锅底，宁波一火锅店老板和厨师被判刑

都说没什么是一顿火锅解决不了的，而麻辣锅底则是火锅的灵魂。可是，如果是加了"口水油"的秘制锅底呢？宁波鄞州区就有一家火锅店的老板和厨师，偷偷将客人用剩的红油锅底进行"二次提炼"，将"口水油"加入新的锅底中重新出售给客人。鄞州法院由3名法官和4名人民陪审员组成合议庭对此案进行了审理。9月16日上午，合议庭对这起生产销售有毒、有害食品刑事附带民事公益诉讼案依法公开宣判。两被告人被判缓刑，并处罚金不等，并需在国家级媒体公开道歉。

2018年年底，被告人老杨在宁波市鄞州区某校园周边开了一家火锅店，一年多来生意冷清，老杨为此苦恼不已。2019年9月，来自重庆的厨师长贺师傅建议："店里生意不好，可能是因为客人觉得我们火锅锅底的味道差点儿，我以前在重庆的时候就听说有的火锅店会从客人吃剩的红汤锅底中提炼出'老油'，'老油'可以起到一个类似酵母的作用，可以增加火锅的香气和风味，要不我们也试试吧？"在老杨的默许下，2019年9月期间，贺师傅将店内客人吃剩的红汤火锅锅底收集起来，经过过滤、加热、沉淀等方式循环加工提炼"食用油"，并按比例添加至新的火锅底料中对外销售。大约持续了一个月，直至2019年10月，火锅店与环保公司签订了餐厨垃圾回收合同约定回收废油，这一波提炼"口水油"的操作才没再继续。

法院经审理后认为：两被告人在生产、销售的食品中添加有毒、有害的非食品原料，其行为均已构成生产、销售有毒、有害食品罪，公诉机关指控的罪名成立。因两被告人在学校周边生产、销售有毒、有害食品的行为，侵害了包括众多未成年人在内的不特定消费者的合法权益，损害了社会公共利益，除负刑事责任外，依法应承担相应的民事责任。9月16日，鄞州法院一审宣判：被告人老杨有期徒刑八个月，缓刑一年二个月，并处罚金人民币4 000元；被告人贺师傅有期徒刑六个月，缓刑一年，并处罚金人民币3 000元；禁止两被告人在缓刑考验期限内从事食品生产、销售及相关活动；两被告人支付公益诉讼起诉人鄞州检察院赔偿金7 120元；两被告人在国家级媒体上公开赔礼道歉。本案中，两被告人曾在公安阶段供述时称，"口水油"按比例兑入新的火锅底料的做法，并非为了获利，主要是起到一个类似酵母的作用，增加汤底的香味，系行业传承。但法院经审理后认为，根据《最高人民法院、最高人民检察院、公安部关于依法严惩"地沟油"犯罪活动的通知》中的规定："地沟油"犯罪，是指用餐厨垃圾、废弃油脂、各类肉及肉制品加工废弃物等非食品原料，生产、加工"食用油"，以及明知是利用"地沟油"生产、加工的油脂而作为食用油销售的行为。对于利用"地沟油"生产"食用油"的，依照刑法第144条生产有毒、有害食品罪的规定追究刑事责任；明知是利用"地沟油"生产的"食用油"而予以销售的，依照刑法第144条销售有毒、有害食品罪的规定追究刑事责任。

综上，本案定性为生产、销售有毒、有害食品罪。

资料来源　唐旭锋.将"口水油"加入火锅锅底，宁波一火锅店老板和厨师被判刑［EB/OL］.（2020-09-18）．https：//www．360kuai．com/pc/9ba5bc4f8ac6e061c？ cota=3&kuai_so=1&sign=360_57c3bbd1&refer_scene=so_1.

【课堂讨论】

（1）餐饮业加工经营场所应具备哪些条件？

（2）餐饮加工操作的卫生要求有哪些？

（3）食品采购、贮存卫生管理有哪些要求？

任务一　概述

从古至今，科学饮食一直是人类社会文明发展进步的象征，良好的饮食卫生与人们的健康、后代的繁衍、民族的昌盛息息相关。随着社会的不断进步和科学的发展，人类对饮食卫生和自身健康的关系有了日益深刻的认识，况且我国各项饮食安全法规及其条例、制度的不断建立和完善要求烹饪者必须严格按照饮食卫生的要求工作，因此，全面了解饮食安全的各项法规和制度，就显得尤为重要了。

一、我国食品安全法律体系

我国食品安全法规建设是在党和政府的直接领导、关怀下，从无到有，逐步发展起来的。

1.食品安全法律体系构建的历程

（1）初创时期。新中国成立初期（20世纪五六十年代），我国只制定了一些单项的食品卫生标准和规定。比如在1953年，卫生部颁发了《清凉饮料食物管理暂行办法》。此法对防止肠道传染病起到了一定作用。1960年，国务院转发了国家科委、卫生部、轻工业部拟定的《食用合成染料管理办法》，只允许使用5种人工合成色素，而且规定了它们最大的使用量，并由化工部专门确定生产厂家，消除了各类食品生产单位滥用有毒和有致癌作用的色素的现象。1964年，国务院又转发了卫生部制定的《食品卫生管理试行条例》，规定了卫生部门对食品卫生进行监督的权力和各有关食品生产经营部门相关的职责和要求。这些法规使食品卫生工作有据可依，对提高食品卫生质量、保障人民身体健康起到了一定的保证作用。

（2）发展时期。20世纪70年代至1982年，主要是由国家及各主管部门有组织、有计划地制定食品卫生法规。1972年至1975年，卫生部责成中国医学科学卫生研究所制定了42项共计54个食品卫生标准和12个卫生管理办法，其中包括对粮、油、肉、蛋、水产、乳、调味品、冷饮、酒、食品添加剂等的各项卫生标准和卫生要求，1981年5月1日起在全国试行。卫生部还颁发了关于微生物、理化、放射性物质等的检验方法。在此基础上，又修改补充了1964年国务院转发的《食品卫生管理试行条例》，由国务院正式颁发了《中华人民共和国食品卫生管理条例》。该试行法规共分九章四十五条，是我国食品卫生法的雏形。

（3）食品卫生法的诞生。我国食品卫生法草案自1981年4月开始起草，先后召开了各种类型的调查讨论会议共20多次，并广泛征询各方面意见达1 400多条，改稿10多次。1982年11月19日，第五届全国人民代表大会常务委员会第二十五次会议通过了《中华人民共和国食品卫生法》（试行），共九章四十五条，并决定自1983年7月1日起试行。该法在试行期间，我国食品卫生法治建设进入到一个新的比较完善的阶段。

（4）食品安全法的诞生。2009年2月28日中华人民共和国第十一届全国人民代表大会常务委员会第七次会议通过了《中华人民共和国食品安全法》（以下简称《食品安全法》），这标志着我国食品安全和卫生的立法与监督管理走上了全新的道路。2013年《食品安全法》启动修订，2015年4月24日中华人民共和国第十二届全国人民代表大会常务委员会第十四次会议修订通过了《中华人民共和国食品安全法》，修订后的《中华人民共和国食品安全法》自2015年10月1日起施行，后续根据2018年12月29日第十三届全国人民代表大会常务委员会第七次会议《关于修改〈中华人民共和国产品质量法〉等五部法律的决定》进行了修正。

2.《食品安全法》的主要内容

新版《食品安全法》共10章154条（于2015年10月1日起正式施行），包括总则，食品安全风险监测和评估，食品安全标准，食品生产经营，食品检验，食品进出口，食品安全事故处置，监督管理，法律责任，附则。

根据《食品安全法》的规定，国务院设立食品安全委员会，其工作职责由国务院规定。国务院卫生行政部门承担食品安全综合协调职责，负责食品安全风险评估、食品安全标准制定、食品安全信息公布、食品检验机构的资质认定条件和检验规范的制定、组织查处食品安全重大事故。

县级以上地方人民政府统一负责、领导、组织、协调本行政区域的食品安全监督管理工作，建立健全食品安全全程监督管理的工作机制；统一领导、指挥食品安全突发事件应对工作；完善、落实食品安全监督管理责任制，对食品安全监督管理部门进行评议、考核。《食品安全法》确定本级卫生行政、农业行政、质量监督、市场监督管理、食品药品监督管理部门的食品安全监督管理职责。有关部门在各自职责范围内负责本行政区域的食品安全监督管理工作。

食品行业协会应当加强行业自律，引导食品生产经营者依法生产经营，推动行业诚信建设，宣传、普及食品安全知识。社会团体、基层群众性自治组织开展食品安全法律、法规以及食品安全标准和知识的普及工作，倡导健康的饮食方式，增强消费者食品安全意识和自我保护能力。新闻媒体应当开展食品安全法律、法规以及食品安全标准和知识的公益宣传，并对违反《食品安全法》的行为进行舆论监督。任何组织或者个人有权举报食品生产经营中违反《食品安全法》的行为，有权向有关部门了解食品安全信息，对食品安全监督管理工作提出意见和建议。国家建立食品安全风险监测制度，对食源性疾病、食品污染以及食品中的有害因素进行监测。

3.食品安全规章

食品安全规章主要由国务院卫生行政部门和地方人民政府制定。国务院卫生行政部门制定的食品安全规章制度主要指卫生部门根据《食品安全法》、按照规定的程序所制定的办法、规定等规范性文件的总称。地方性食品卫生规章指省、自治区、直辖市以及省、自治区人民政府所在地的市和经国务院批准的较大的市的人民政府根据《食品安全法》、按照规定的程序所制定的适用于本地区食品安全管理工作的规定、办法、实施细则、规则等规范性文件的总称。

到目前为止，卫生部共发布了多部食品卫生规章，分为：（1）食品生产经营管理规章，如《餐饮服务食品安全操作规范》《食品经营许可管理办法》等；（2）食品卫生监督管理规章，如《餐饮业经营管理办法》《重大活动餐饮服务食品安全监督管理规范》等；（3）食品产品卫生管理规章，如《新食品原料安全性审查管理办法》等；（4）食品包装材料与容器管理规章，如《预包装食品营养标签通则》；（5）食品卫生检验管理规章，如《餐饮服务食品检验机构管理规范》等。

二、食品安全标准

食品安全标准是食品安全法律体系中特有的作为判断食品是否符合安全要求的、按照规定程序制定并颁布的一系列技术规范的总称。制定食品安全标准，应当以保障公众身体健康为宗旨，做到科学合理、安全可靠。食品安全标准是强制执行的标准。除食品安全标准外，不得制定其他的食品强制性标准。

食品安全标准应当包括下列内容：

（1）食品、食品添加剂、食品相关产品中的致病性微生物，农药残留、兽药残留、生物毒素、重金属等污染物质以及其他危害人体健康物质的限量规定；

（2）食品添加剂的品种、使用范围、用量；

（3）专供婴幼儿和其他特定人群的主辅食品的营养成分要求；

（4）对与卫生、营养等食品安全有关的标签、标志、说明书的要求；

（5）食品生产经营过程的卫生要求；

（6）与食品安全有关的质量要求；

（7）与食品安全有关的食品检验方法与规程；

（8）其他需要制定为食品安全标准的内容。

食品安全国家标准由国务院卫生行政部门负责制定、公布，国务院标准化行政部门提供国家标准编号。有关产品国家标准涉及食品安全国家标准规定内容的，应当与食品安全国家标准相一致。省、自治区、直辖市人民政府卫生行政部门组织制定食品安全地方标准，应当参照执行《食品安全法》有关食品安全国家标准制定的规定，并报国务院卫生行政部门备案。企业生产的食品没有食品安全国家标准或者地方标准的，应当制定企业标准，作为组织生产的依据。国家鼓励食品生产企业制定严于食品安全国家标准或者地方标准的企业标准。企业标准应当报省级卫生行政部门备案，在本企业内部适用。

根据《中华人民共和国标准化法》的规定，食品安全标准可分为国家标准、行业标准、地方标准和企业标准，具有很强的技术性。其包括食品安全基础标准、食品安全产品标准、食品企业卫生规范、食品安全检验方法、毒理学安全评价程序和方法及食物中毒诊断标准等。

食品安全规范性文件是根据《食品安全法》制定的规定、规范和技术要求，属于委任性食品安全法律规范，如国家卫生健康委员会发布的GB14881-2013《食品安全国家标准 食品生产通用卫生规范》、GB/T 27306-2008《食品安全管理体系 餐饮业要求》等。

三、食品企业卫生管理体系

1.GMP（Good Manufacturing Practice 的英文缩写）

GMP的中文意思是"良好作业规范"，或是"优良制造标准"，是一种在生产过程中实施的对产品质量与卫生安全的自主性管理制度。它是一套适用于制药、食品等行业的强制性标准，要求企业从原料、人员、设施设备、生产过程、包装运输、质量控制等方面按国家有关法规达到卫生质量要求，形成一套可操作的作业规范帮助企业改善企业卫生环境，及时发现生产过程中存在的问题，加以改善。简要地说，GMP要求食品生产企业应具备良好的生产设备、合理的生产过程、完善的质量管理和严格的检测系统，确保最终产品的质量（包括食品安全卫生）符合法规要求。因为GMP的内容是在不断完善和补充着的，所以有时称其为CGMP（Current Good Manufacturing Practice）。

（1）GMP的三大目标：将人为的差错控制到最低程度；防止对食品的污染；保证产品的质量管理体系高效。

（2）GMP的基本内容。GMP法规是一种对生产、加工、包装、储存、运输和销售等加工过程的规范性要求。其内容包括：厂房与设施的结构、设备与工器具、人员卫生、原材料管理、加工用水、生产程序管理、包装与成品管理、标签管理以及实验室管理等方面。其重点在于：

①人员卫生。经体检或监督观察，凡是患有或似乎患有疾病、开放性损伤（包括疖或感染性创伤）或可成为食品、食品接触面或食品包装材料的微生物污染源的员工，在消除上述病症之前均不得参与作业，否则会造成污染。凡是在工作中直接接触食物、食物接触面及食品包装材料的员工，在其当班时应严格遵守卫生操作规范，使食品免受污染。负责监督卫生或食品污染的人员应当受过教育或具有经验，或两者皆具备，这样才有能力生产出洁净和安全的食品。

②建筑物与设施。操作人员控制范围之内的食品厂的四周场地应保持卫生，防止食品受污染。厂房建筑物及其结构的大小、施工与设计应便于以食品生产为目的的日常维护和卫生作业。工厂的建筑物、固定灯具及其他有形设施应在卫生的条件下进行保养，并且保持良好状态，防止食品成为《中华人民共和国标准化法》所指的掺杂产品。对用具和设备进行清洗和消毒时，应防止食品、食品接触面或食品包装材料受到污染。食品厂的任何区域均不得存在任何害虫。所有食品接触面，包括用具及接触食品的设备的表面，都应尽可能经常地进行清洗，以免食品受到污染。每个工厂都应配备足够的卫生设施及用具，包括：供水输水设施、污水处理系统、卫生间设施、洗手设施、垃圾及废料处理系统等。

③设备。工厂的所有设备和用具的设计，采用的材料和制作工艺，应便于充分的清洗和适当的维护。这些设备和用具的设计、制造和使用，应能防止食品中掺杂污染源。接触食物的表面应耐腐蚀，它们应采用无毒的材料制成，能经受侵蚀作用。接触食物的表面的接缝应平滑，而且维护得当，能尽量减少食物颗粒、脏物及有机物的堆积，从而将微生物生长繁殖的机会降到最低。食品加工、处理区域内不与食品接触的设备应结构合理，便于保持清洁卫生。食品的存放、输送和加工系统的设计结构应能使其保持良好的卫生状态。

④生产和加工控制。食品的进料、检查、运输、分选、预制、加工、包装、贮存等所有作业都应严格按照卫生要求进行。应采用适当的质量管理方法，确保食品适合人们食用，并确保包装材料是安全适用的。工厂的整体卫生应由一名或数名指定的称职的人员进行监督。应采取一切合理的预防措施，确保生产工序不会构成污染源。必要时，应采用化学的、微生物的或外来杂质的检测方法去验明卫生控制的失误或可能发生的食品污染。凡是污染已达到界定的掺杂程度的食品应一律退回，或者，如果允许的话，经过处理加工以消除其污染。

2.HACCP（Hazard Analysis and Critical Control Point 的英文缩写）

HACCP的中文意思是"危害分析与关键控制点"。HACCP体系是国际上共同认可和接受的食品安全保证体系，主要是对食品中微生物、化学和物理危害进行安全控制。联合国粮农组织和世界卫生组织20世纪80年代后期开始大力推荐这一食品安全管理体系。开展HACCP体系的领域包括：饮用牛乳、奶油、发酵乳、乳酸菌饮料、奶酪、生面条类、豆腐、鱼肉火腿、蛋制品、沙拉类、脱水菜、调味品、蛋黄酱、盒饭、冻虾、罐头、牛肉食品、糕点类、清凉饮料、机械分割肉、盐干肉、冻蔬菜、蜂蜜、水果汁、蔬菜汁、动物饲料等等。2002年我国正式启动对HACCP体系认证机构的认可试点工作。目前，在HAC-CP体系推广应用较好的国家，大部分是强制性推行采用HACCP体系。

国家标准GB/T15091-1994《食品工业基本术语》对HACCP的定义为：生产（加工）安全食品的一种控制手段；对原料、关键生产工序及影响产品安全的人为因素进行分析，确定加工过程中的关键环节，建立、完善监控程序和监控标准，采取规范的纠正措施。国际标准CAC/RCP-1《食品卫生通则》（1997年第3版）对HACCP的定义为：鉴别、评价和控制对食品安全至关重要的危害的一种体系。

近年来政府及消费者对食品安全性的普遍关注和食品传染病的持续发生是HACCP体系得到广泛应用的动力。

我国食品和水产界较早关注和引进HACCP质量保证方法。1991年农业部（现为农业农村部）渔业局派遣专家参加了美国FDA、NOAA、NFI组织的HACCP研讨会，1993年国家水产品质检中心在国内成功举办了首次水产品HACCP培训班，介绍了HACCP的原则、水产品质量保证技术、水产品危害及监控措施等。1996年农业部结合水产品出口贸易形势颁布了冻虾等五项水产品行业标准，并进行了宣讲贯彻，开始了较大规模的HACCP培训活动。目前国内约有500多家水产品出口企业获得商检HACCP认证。2002年12月中国认证机构国家认可委员会正式启动对HACCP体系认证机构的认可试点工作，开始受理HACCP认可试点申请。通过对HACCP体系近十年的认证和摸索，2011年为规范食品行业HACCP体系认证工作，根据《中华人民共和国食品安全法》《中华人民共和国认证认可条例》等有关规定，制定了GB/T 27306-2008《食品安全管理体系 餐饮业要求》和GB/T 27341-2009《危害分析与关键控制点（HACCP）体系 食品生产企业通用要求》。从我国餐饮食品安全存在的关键问题入手，采取自主创新和积极引进并重的原则，结合餐饮业的特点，针对我国餐饮业卫生安全生产环境和条件、控制措施的选择、关键过程控制、产品检验等，国家质量监督检验检疫总局提出了建立我国餐饮业食品安全管理体系的特定要求GB/T 27306-2008《食品安全管理体系 餐饮业要求》，规定了餐饮业建立和实施食品安全管理体系的特定要求，包括人力资源、前提方案、关键过程控制、检验、产品追溯与撤回。

小知识9-1

HACCP的由来

HACCP体系的建立始于1959年。当时主要是为了满足开发航天食品的需要，即如何尽可能地保证用于太空中的食品具有100%的安全性。担任开发任务的皮尔斯柏利（Pillsbury）公司、美国宇航局（NASA）共同提出了一种食品卫生监督管理模式，这种模式就是最早的HACCP的雏形，即建立一个"防御体系"，该体系能尽早地控制原料、加工过程、环境、贮存和流通，并一直保持适当的纪录，这样就可以生产出高置信度的产品。美国的实验人员发现，按美国宇航局（NASA）规则的要求保持纪录形式，不仅可给新体系提供一个方法，而且使新体系更容易执行。因此，保持准确、详细记录便成为新体系的基本要求之一。皮尔斯柏利（Pillsbury）公司由此而建立了

HACCP体系，用于控制生产过程中可能出现危害的位置或加工工序。生产过程包括原料生产、加工过程、贮运过程等。1971年，皮尔斯柏利（Pillsbury）公司在美国食品保护会议（national conference on food protection）上首次提出HACCP管理概念。美国是最早应用HACCP体系的国家，并在食品加工制造中强制实施HACCP体系的监督与立法工作。

四、我国餐饮业食品安全监督和管理

1.我国餐饮业食品安全立法

我国餐饮业食品安全相关法律法规、规章及标准见表9-1。

表9-1   我国餐饮业食品安全相关法律法规、规章及标准

目　录	法律法规级别	颁布时间	施行时间
中华人民共和国食品安全法	全国人大立法	2015年4月24日	2015年10月1日
中华人民共和国食品安全法实施条例	国务院令	2019年10月11日	2019年12月1日
中华人民共和国行政处罚法	全国人大立法	2021年1月22日	2021年7月15日
餐饮业经营管理办法	商务部	2014年9月22日	2014年11月1日
餐饮服务食品安全操作规范	国家市场监督管理总局	2018年6月22日	2018年10月1日
食品经营许可管理办法	国家食品药品监督管理总局	2015年8月31日	2015年10月1日
重大活动餐饮服务食品安全监督管理规范	国家食品药品监督管理总局	2011年2月15日	2011年2月15日
国家食品安全事故应急预案	国务院	2011年10月5日	2011年10月5日
餐饮服务食品采购索证索票管理规定	国家食品药品监督管理总局	2011年4月18日	2011年8月1日
食品安全国家标准 消毒剂	GB 14930.2-2012	2012年4月25日	2012年10月25日
食品安全国家标准 消毒餐（饮）具	GB 14934-2016	2016年10月9日	2017年4月19日
网络餐饮服务食品安全监督管理办法	国家食品药品监督管理总局	2017年11月6日	2018年1月1日
食品安全国家标准 食品添加剂使用标准	GB 2760-2014	2014年12月24日	2015年5月24日

*为了保证食品安全，保障公众身体健康和生命安全，2015年4月24日中华人民共和国第十二届全国人民代表大会常务委员会第十四次会议修订通过《中华人民共和国食品安全法》，修订后的《中华人民共和国食品安全法》自2015年10月1日起施行，在中华人民共和国境内从事食品生产和加工，食品销售和餐饮服务等活动，应当遵守中华人民共和国食品安全法。

2.食品生产经营应符合的要求

食品生产经营应当符合食品安全标准，并符合以下要求：

（1）具有与生产经营的食品品种、数量相适应的食品原料处理和食品加工、包装、贮存等场所，保持该场所环境整洁，并与有毒、有害场所以及其他污染源保持规定的距离。

（2）具有与生产经营的食品品种、数量相适应的生产经营设备或者设施，有相应的消毒、更衣、盥洗、采光、照明、通风、防腐、防尘、防蝇、防鼠、防虫、洗涤以及处理废水、存放垃圾和废弃物的设备或者设施。

（3）有食品安全专业技术人员、管理人员和保证食品安全的规章制度。

（4）具有合理的设备布局和工艺流程，防止待加工食品与直接入口食品、原料与成品交叉污染，避免食品接触有毒物、不洁物。

（5）餐具、饮具和盛放直接入口食品的容器，使用前应当洗净、消毒，炊具、用具用后应当洗净，保持清洁。

（6）贮存、运输和装卸食品的容器、工具和设备应当安全、无害，保持清洁，防止食品污染，并符合保证食品安全所需的温度等特殊要求，不得将食品与有毒、有害物品一同运输。

（7）直接入口的食品应当有小包装或者使用无毒、清洁的包装材料、餐具。

（8）食品生产经营人员应当保持个人卫生，生产经营食品时，应当将手洗净，穿戴清洁的工作衣、帽；销售无包装的直接入口食品时，应当使用无毒、清洁的售货工具。

（9）用水应当符合国家规定的生活饮用水卫生标准。

（10）使用的洗涤剂、消毒剂应当对人体安全、无害。

（11）法律、法规规定的其他要求。

3.生产经营企业应建立的食品安全管理制度

食品生产经营企业应当建立健全食品安全管理制度，对职工进行食品安全知识培训，加强食品检验工作，依法从事生产经营活动。

食品生产经营企业应当配备食品安全管理人员，加强对其的培训和考核。经考核不具备食品安全管理能力的，不得上岗。食品安全监督管理部门应当对企业食品安全管理人员随机进行监督抽查考核并公布考核情况。监督抽查考核不得收取费用。

食品生产经营者应当建立并执行从业人员健康管理制度。患有国务院卫生行政部门规定的有碍食品安全疾病的人员，不得从事接触直接入口食品的工作。从事接触直接入口食品工作的食品生产经营人员应当每年进行健康检查，取得健康证明后方可上岗工作。

食品生产经营者应当建立食品安全自查制度，定期对食品安全状况进行检查评价。生产经营条件发生变化，不再符合食品安全要求的，食品生产经营者应当立即采取整改措施；有发生食品安全事故潜在风险的，应当立即停止食品生产经营活动，并向所在地县级人民政府食品安全监督管理部门报告。

4.禁止生产经营的食品

禁止生产经营下列食品、食品添加剂、食品相关产品：

（1）用非食品原料生产的食品或者添加食品添加剂以外的化学物质和其他可能危害人体健康物质的食品，或者用回收食品作为原料生产的食品；

（2）致病性微生物、农药残留、兽药残留、生物毒素、重金属等污染物质以及其他危害人体健康的物质含量超过食品安全标准限量的食品、食品添加剂、食品相关产品；

（3）用超过保质期的食品原料、食品添加剂生产的食品、食品添加剂；

（4）超范围、超限量使用食品添加剂的食品；

（5）营养成分不符合食品安全标准的专供婴幼儿和其他特定人群的主辅食品；

（6）腐败变质、油脂酸败、霉变生虫、污秽不洁、混有异物、掺假掺杂或者感官性状异常的食品、食品添加剂；

（7）病死、毒死或者死因不明的禽、畜、兽、水产动物肉类及其制品；

（8）未按规定进行检疫或者检疫不合格的肉类，或者未经检验或者检验不合格的肉类制品；

（9）被包装材料、容器、运输工具等污染的食品、食品添加剂；

（10）标注虚假生产日期、保质期或者超过保质期的食品、食品添加剂；

（11）无标签的预包装食品、食品添加剂；

（12）国家为防病等特殊需要明令禁止生产经营的食品；

（13）其他不符合法律、法规或者食品安全标准的食品、食品添加剂、食品相关产品。

5.食品安全事故处理

（1）各级食品药品监督管理部门应当根据本级人民政府食品安全事故应急预案制定本部门的预案实施细则，按照职能做好餐饮服务食品安全事故的应急处置工作。

（2）食品药品监督管理部门在日常监督管理中发现食品安全事故，或者接到有关食品安全事故的举报，应当立即核实情况，经初步核实为食品安全事故的，应当立即向同级卫生行政、农业行政、市场监督管理、质量监督等相关部门通报。发生食品安全事故时，事发地食品药品监督管理部门应当在本级人民政府领导下，及时做出反应，采取措施控制事态发展，依法处置，并及时按照有关规定向上级食品药品监督管理部门报告。

（3）县级以上食品药品监督管理部门按照有关规定开展餐饮服务食品安全事故调查，有权向有关餐饮服务提供者了解与食品安全事故有关的情况，要求餐饮服务提供者提供相关资料和样品，并采取以下措施：封存造成食品安全事故或者可能导致食品安全事故的食品及其原料，并立即进行检验；封存被污染的食品工具及用具，并责令进行清洗消毒；经检验，属于被污染的食品，予以监督销毁；未被污染的食品，予以解封；依法对食品安全事故及其处理情况进行发布，并对可能产生的危害加以解释、说明。

（4）餐饮服务提供者应当制订食品安全事故处置方案，定期检查各项食品安全防范措施的落实情况，及时消除食品安全事故隐患。

（5）餐饮服务提供者发生食品安全事故，应当立即封存导致或者可能导致食品安全事故的食品及其原料、工具及用具、设备设施和现场，在2小时之内向所在地县级人民政府卫生部门和食品药品监督管理部门报告，并按照相关监管部门的要求采取控制措施。餐饮服务提供者应当配合食品安全监督管理部门进行食品安全事故调查处理，按照要求提供相关资料和样品，不得拒绝。

五、餐饮企业食品安全管理

1.餐饮企业卫生管理机构与人员要求

（1）餐饮企业的法定代表人或负责人是食品卫生安全的第一责任人，应当依照法律、法规和食品安全标准从事生产经营活动，诚信自律，对社会和公众负责，保证食品安全，接受社会监督，承担社会责任；并应制订从业人员食品安全教育和培训计划，组织各部门负责人和从业人员参加各种上岗前及在职培训。食品安全教育和培训应针对每个食品加工操作岗位分别进行，内容应包括法律、法规、规范、标准和食品安全知识、岗位加工操作规程等。

食品生产经营企业应当建立健全本单位的食品安全管理制度，加强对职工食品安全知识的培训，配备专职或者兼职食品安全管理人员，做好对所生产经营食品的检验工作，依法从事食品生产经营活动。

（2）食品生产经营者应当建立并执行从业人员健康管理制度。患有痢疾、伤寒、病毒性肝炎等消化道传染病的人员，以及患有活动性肺结核、化脓性或者渗出性皮肤病等有碍食品安全的疾病的人员，不得从事接触直接入口食品的工作。食品生产经营人员每年应当进行健康检查，取得健康证明后方可参加工作。

（3）食品生产经营者应制定内部食品安全管理制度，实行岗位责任制，制订检查计划，规定检查时间、检查项目及考核标准。每次检查应有记录并存档。

2.环境卫生管理

生产加工经营场所内环境（包括地面、排水沟、墙壁、天花板、门窗等）应保持清洁和良好状况；餐厅内桌、椅、台等应保持清洁；废弃物至少应每天清除1次，清除后，容器应及时清洗，必要时要进行消毒；废弃物放置场所不得有不良气味或有害（有毒）气体溢出。防治害虫污染食品、食品接触面、水源及地面；应定期进行除虫灭害工作，防止害虫滋生。除虫灭害工作不能在食品加工操作时进行，实施时对各种食品（包括原料）应有保护措施；使用杀虫剂进行除虫灭害，应由专人按照规定的使用方法进行；使用时不得污染食品、食品接触面及包装材料，使用后应将所有设备、工具及容器彻底清洗；场所内如发现有害动物存在，应追查和杜绝其来源。扑灭方法应以不污染食品、食品接触面及包装材料为原则。

3.场所及设施卫生管理

应建立加工经营场所及设施清洁制度，各岗位相关人员按规定开展清洁工作，使场所及其内部各项设施随时保持清洁；应建立加工经营场所及设施维护保养制度，并按规定进行维护或检修，以使其保持良好的运行状况；食品加工经营场所内不得存放与食品加工无关的物品，各项设施也不得用作与食品加工无关的用途。

4.设备及工具卫生管理

应建立加工操作设备及工具清洁制度，用于食品加工的设备及工具使用后应洗净，接触直接入口食品的还应进行消毒；清洗消毒时应注意防止污染食品、食品接触面；采用化学消毒的设备及工具消毒后要彻底清洗；已清洗和消过毒的设备和工具，应在保洁设施内定位存放，以免再次受到污染；用于食品加工操作的设备及工具不得用作与食品加工无关的用途。

5.清洗和消毒卫生管理

应制定清洗和消毒制度，以保证所有食品加工操作场所清洁卫生，防止食品污染；使用的洗涤剂、消毒剂应符合相关的标准和要求；用于清扫、清洗和消毒的设备、用具应放置在专用场所妥善保管。

6.杀虫剂、灭鼠剂、清洗剂、消毒剂及有毒有害物品管理

杀虫剂、灭鼠剂及其他有毒有害物品的存放，均应有固定的场所（或橱柜）并上锁，包装上应有明显的警示标志，并由专人保管；各种有毒有害物的采购及使用应有详细记录，包括使用人、使用目的、使用区域、使用量、使用时间、购买时间及配置浓度等，使用后应进行复核，并按规定进行存放、保管。

7.留样要求

学校（含托幼机构）食堂、养老机构食堂、医疗机构食堂、中央厨房、集体用餐配送单位、建筑工地食堂（供餐人数超过100人）和餐饮服务提供者（集体聚餐人数超过100人或为重大活动供餐），每餐次的食品成品应留样。其他餐饮服务提供者宜根据供餐对象、供餐人数、食品品种、食品安全控制能力和有关规定，进行食品成品留样。应将留样食品按照品种分别盛放于清洗消毒后的专用密闭容器内，在专用冷藏设备中冷藏存放48小时以上。每个品种的留样量应能满足检验检测的需要，且不少于125g。在盛放留样食品的容器上应标注留样食品名称、留样时间（月、日、时），或者标注与留样记录相对应的标识。应由专人管理留样食品、记录留样情况，记录内容包括留样食品名称、留样时间（月、日、时）、留样人员等。

8.投诉管理与记录管理

企业应建立并完善餐饮卫生管理制度，包括原料采购验收、加工操作过程关键项目、卫生检查情况、员工健康档案、教育与培训情况、食品留样、检验结果及投诉情况、处理结果、发现问题后采取的措施等均应予以记录并存档；各项记录均应有执行人员和检验人员的签名；各岗位负责人应督促相关人员按要求进行记录，并每天检查记录的有关内容；食品卫生管理人员应经常检查相关记录，记录中如发现异常情况，应立即督促有关人员采取措施；有关记录至少应保存12个月。

生产经营者应建立投诉管理制度，对消费者提出的口头或书面意见与投诉，应立即追查原因，妥善处理。

任务二　餐饮业加工经营场所的卫生条件

一、概念

餐饮业加工经营场所是指与加工经营直接或间接相关的场所，包括食品处理区、非食品处理区和就餐场所。

二、选址和建筑结构布局的卫生要求

餐饮企业选址和建筑结构布局的卫生要求如下：

（1）餐饮经营场所不得设在易受到污染的区域，应选择干燥、有给排水条件和电力供

应的地区。应距离粪坑、污水池、垃圾场（站）、旱厕等污染源25m以上，并应设置在粉尘、有害气体、放射性物质和其他扩散性污染源的影响范围之外。应同时符合规划、环保和消防的有关要求。

（2）建筑结构坚固耐用、易于维修、易于保持清洁，应能避免有害动物的侵入和栖息。食品处理区均应设置在室内。食品处理区应按照原料进入、原料处理、半成品加工、成品供应的流程合理布局，食品加工处理流程宜为生进熟出的单一流向，并应防止在存放、操作中产生交叉污染。成品通道、出口与原料通道、入口，成品通道、出口与使用后的餐饮具回收通道、入口均宜分开设置。

（3）食品处理区，应设置专用的粗加工（全部使用半成品原料的可不设置）、烹调（单纯经营火锅、烧烤的可不设置）和餐用具清洗消毒的场所，并应设置原料和（或）半成品贮存、切配及备餐（酒吧、咖啡厅、茶室可不设置）的场所。制作现榨果蔬汁和水果拼盘的，应设置相应的专用操作场所。进行凉菜配制、裱花操作和集体用餐配送单位进行食品分装操作的，应分别设置相应专间。食品处理区的面积应与就餐场所面积、供应的最大就餐人数相适应，各类餐饮业食品处理区与就餐场所面积之比、切配烹饪场所面积应符合规定。

（4）餐饮经营场所的营业（餐厅）、生产加工（厨房、熟食间、粗加工）和辅助设施用房（更衣室或柜、仓库等）面积配置比例应为2：1：1。

推荐的餐馆和餐厅场所布局要求见表9-2。

表9-2 　　　　　　　　　　　推荐的餐馆和餐厅场所布局要求

加工经营场所面积（m²）	处理区和就餐区面积比	切配烹饪场所累计面积	凉菜间的面积	需独立间隔的场所
≤150	≥1：2.0	≥食品处理区面积50%，且≥8m²	≥5m²	加工；烹饪；餐用具清洗消毒
150～500	≥1：2.2	≥食品处理区面积50%	≥食品处理区面积10%	加工；烹饪；餐用具清洗消毒
500～3 000	≥1：2.5	≥食品处理区面积50%	≥食品处理区面积10%	粗加工；切配；烹饪；餐用具清洗消毒；清洁工具存放
＞3 000	≥1：3.0	≥食品处理区面积50%	≥食品处理区面积10%	粗加工；切配；烹饪；餐用具清洗消毒；餐用具保洁；清洁工具存放

（5）粗加工操作场所内应至少分别设置动物性食品和植物性食品的清洗水池，水产品的清洗水池宜独立设置，水池数量或容量应与加工食品的数量相适应。食品处理区内应设专用于拖把等清洁工具的清洗水池，其位置应不会污染食品及其加工操作过程。洗手消毒水池、餐用具清洗消毒水池的设置应分别符合"食品处理区内应设置足够数目的洗手设施，其位置应设置在方便从业人员的区域。洗手消毒设施附近应设有相应的清洗、消毒用

品和干手设施。员工专用洗手消毒设施附近应有洗手消毒方法标示。洗手设施的排水应具有防止逆流、有害动物侵入及臭味产生的装置。洗手池的材质应为不透水材料（包括不锈钢或陶瓷等），结构应不易积垢并易于清洗。水龙头宜采用脚踏式、肘动式或感应式等非手动式开关或可自动关闭的开关，并宜提供温水。就餐场所应设有数量足够的供就餐者使用的专用洗手设施。餐用具宜用热力方法进行消毒，因材质、大小等原因无法采用的除外。餐用具清洗消毒水池应专用，与食品原料、清洁用具及接触非直接入口食品的工具、容器清洗水池分开。水池应使用不锈钢或陶瓷等不透水材料、不易积垢并易于清洗。采用化学消毒的，至少设有3个专用水池。各类水池应以明显标识标明其用途。清洗消毒设备设施的大小和数量应能满足需要。采用自动清洗消毒设备的，设备上应有温度显示和清洗消毒剂自动添加装置。应设专供存放消毒后餐用具的保洁设施，其结构应密闭并易于清洁"的规定。

（6）烹调场所食品加工如使用固体燃料，炉灶应为隔墙烧火的外扒灰式，避免粉尘污染食品。

（7）拖把等清洁工具的存放场所应与食品处理区分开，集体用餐配送单位和加工经营场所面积500㎡以上的餐馆和食堂宜设置独立隔间。

（8）加工经营场所内不得圈养、宰杀活的禽畜类动物。在加工经营场所外设立圈养、宰杀场所的，应距离加工经营场所25m以上。

三、设施卫生要求

1.地面与排水卫生要求

（1）食品处理区地面应用无毒、无异味、不透水、不易积垢的材料铺设，且应平整、无裂缝。

（2）粗加工、切配、餐用具清洗消毒和烹调等需经常冲洗场所与易潮湿场所的地面应易于清洗、防滑，并应有一定的排水坡度（不小于1.5%）及排水系统。排水沟应有坡度、保持通畅、便于清洗，沟内不应设置其他管路，侧面和底面接合处宜有一定弧度（曲率半径不小于3cm），并设有可拆卸的盖板。排水的流向应由高清洁操作区流向低清洁操作区，并有防止污水逆流的设计。

（3）排水沟出口应有符合要求的防止有害动物侵入的设施。清洁操作区内不得设置明沟，地漏应能防止废弃物流入及浊气逸出（如带水封地漏）。

（4）废水应排至废水处理系统或经其他适当方式处理。

2.墙壁与门窗卫生要求

（1）食品处理区墙壁应采用无毒、无异味、不透水、平滑、不易积垢的浅色材料构筑。其墙角及柱角（墙壁与墙壁、墙壁及柱与地面、墙壁及柱与天花板）间宜有一定的弧度（曲率半径在3cm以上），以防止积垢和便于清洗。粗加工、切配、餐用具清洗消毒和烹调等需经常冲洗的场所与易潮湿场所应有1.5m以上的光滑、不吸水、浅色、耐用和易清洗的材料（例如瓷砖、合金材料等）制成的墙裙，各类专间应铺设到墙顶。

（2）食品处理区的门、窗应装配严密，与外界直接相通的门和可开启的窗应设有易于拆下清洗且不生锈的防蝇纱网或设置空气幕，与外界直接相通的门和各类专间的门应能自动关闭。

（3）窗户不宜设室内窗台，若有窗台，台面应向内侧倾斜（倾斜度宜在45度以上）。

（4）粗加工、切配、烹调、餐用具清洗消毒等场所和各类专间的门应采用易清洗、不吸水的坚固材料制作。

（5）供应自助餐的餐饮单位或无备餐专间的快餐店和食堂，就餐场所窗户应为封闭式或装有防蝇防尘设施，门应设有防蝇防尘设施，以设空气幕为宜。

3.屋顶与天花板卫生要求

（1）加工经营场所天花板的设计应易于清扫，能防止害虫隐匿和灰尘积聚，避免长霉或建筑材料的脱落等情形发生。

（2）食品处理区天花板应选用无毒、无异味、不吸水、表面光洁、耐腐蚀、耐温、浅色材料涂覆或装修，天花板与横梁或墙壁结合处宜有一定弧度（曲率半径在3cm以上）；水蒸气较多场所的天花板应有适当坡度，在结构上减少凝结水的滴落。

（3）清洁操作区、准清洁操作区及其他半成品、成品暴露场所屋顶若为不平整的结构或有管道通过，应加设平整易于清洁的吊顶。

（4）烹调场所天花板离地面宜在2.5m以上，小于2.5m的应采用机械通风使换气量符合《饮食建筑设计规范》（JGJ64-2017）的要求。

4.厕所卫生要求

（1）厕所不得设在食品处理区。厕所应采用冲水式，地面、墙壁、便槽等应采用不透水、易清洗、不易积垢的材料。厕所内的洗手设施，应符合《餐饮服务食品安全操作规范》的规定且宜设置在出口附近。

（2）厕所应设有效排气（臭）装置，并有适当照明，与外界相通的门窗应设置严密坚固、易于清洁的纱门及纱窗，外门应能自动关闭。厕所排污管道应与加工经营场所的排水管道分设，且应有可靠的防臭气水封。

5.更衣场所卫生要求

（1）更衣场所与加工经营场所应处于同一建筑物内，宜为独立隔间，有适当的照明，并设有符合《餐饮服务食品安全操作规范》规定的洗手设施。

（2）更衣场所应有足够大小的空间，以供员工更衣之用。

6.库房卫生要求

（1）食品和非食品（不会导致食品污染的食品容器、包装材料、工具等物品除外）库房应分开设置。

（2）食品库房宜根据贮存条件的不同分别设置，必要时设冷冻（藏）库。

（3）同一库房内贮存不同性质食品和物品的应区分存放区域，不同区域应有明显的标识。库房应以无毒、坚固的材料建成，应能使贮存保管中的食品品质的劣化降至最低程度，防止污染，且易于维持整洁，并应有防止动物侵入的装置（如库房门口设防鼠板）。

（4）库房内应设置数量足够的物品存放架，其结构及位置应能使储藏的食品距离墙壁、地面均在10cm以上，以利于空气流通及物品的搬运。

（5）除冷库外的库房应有良好的通风、防潮设施。

（6）冷冻（藏）库应设可正确指示库内温度的温度计。

7.专间卫生要求

（1）专间应为独立隔间，专间内应设有专用工具清洗消毒设施和空气消毒设施，专间内温度应不高于25℃，宜设有独立的空调设施。

（2）加工经营场所面积500㎡以上餐馆和食堂的专间入口处应设置有洗手、消毒、更衣设施的通过式预进间。500㎡以下餐馆和食堂等其他餐饮单位，不具备设置预进间条件的，应在专间内入口处设置洗手、消毒、更衣设施。

（3）洗手消毒设施应符合规定。以紫外线灯作为空气消毒装置的，紫外线灯（波长200～275nm）应按功率不小于1.5W／m³设置，紫外线灯宜安装反光罩，强度大于70μW/cm²。专间内紫外线灯应分布均匀，距离地面2m以内。

（4）凉菜间、裱花间应设有专用冷藏设施，需要直接接触成品的用水，还宜通过净水设施。

（5）专间不得设置两个以上（含两个）的门，专间如有窗户应为封闭式（传递食品用的除外）。专间内外食品传送宜为可开闭的窗口形式，窗口大小宜以可通过传送食品的容器为准。专间的面积应与就餐场所面积和供应就餐人数相适应，各类餐饮业专间面积要求宜符合表9-2的规定。

8.洗手消毒设施卫生要求

（1）食品处理区内应设置足够数目的洗手设施，其位置应设置在方便从业人员的区域。

（2）洗手消毒设施附近应设有相应的清洗、消毒用品和干手设施。员工专用洗手消毒设施附近应有洗手消毒方法标示。

（3）洗手设施的排水应具有防止逆流、有害动物侵入及臭味产生的装置。洗手池的材质应为不透水材料（包括不锈钢或陶瓷等），结构应不易积垢并易于清洗。

（4）水龙头宜采用脚踏式、肘动式或感应式等非手动式开关或可自动关闭的开关，并宜提供温水。

（5）就餐场所应设有数量足够的供就餐者使用的专用洗手设施，其设置应符合《餐饮服务食品安全操作规范》的要求。

9.供水设施卫生要求

供水应能保证加工需要，水质应符合《生活饮用水卫生标准》（GB 5749-2006）的规定。不与食品接触的非饮用水（如冷却水、污水或废水等）的管道系统和食品加工用水的管道系统，应以不同颜色明显区分，并以完全分离的管路输送，不得有逆流或相互交接现象。

10.通风排烟设施卫生要求

（1）食品处理区应保持良好通风，及时排除潮湿和污浊的空气。空气流向应由高清洁区流向低清洁区，防止食品、餐饮具、加工设备设施污染。

（2）烹调场所应采用机械排风。产生油烟的设备上部，应加设附有机械排风及油烟过滤的排气装置，过滤器应便于清洗和更换。

（3）产生大量蒸汽的设备上方除应加设机械排风外，还宜分隔成小间，防止结露并做好凝结水的引泄。排气口应装有易清洗、耐腐蚀并符合要求的可防止有害动物侵入的网罩。采用空调设施进行通风的，就餐场所空气应符合《饭馆（餐厅）卫生标准》（GB 16153-1996）的要求。

11.餐用具清洗消毒和保洁设施卫生要求

（1）餐用具宜用热力方法进行消毒，因材质、大小等原因无法采用的除外。餐用具清洗消毒水池应专用，与食品原料、清洁用具及接触非直接入口食品的工具、容器清洗水池分开。

（2）水池应使用不锈钢或陶瓷等不透水、不易积垢并易于清洗的材料。采用化学消毒的，至少设有3个专用水池。各类水池应以明显标识标明其用途。清洗消毒设备设施的大小和数量应能满足需要。

（3）采用自动清洗消毒设备的，设备上应有温度显示和清洗消毒剂自动添加装置。应设专供存放消毒后餐用具的保洁设施，其结构应密闭并易于清洁。

12.防尘防鼠防虫害设施卫生要求

（1）加工经营场所门窗应按规定设置防尘防鼠防虫害设施。

（2）加工经营场所必要时可设置灭蝇设施。使用灭蝇灯的，应悬挂于距地面2m左右高度，且应与食品加工操作保持一定距离。

（3）排水沟出口和排气口应有网眼孔径小于6mm的金属隔栅或网罩，以防鼠类侵入。

13.采光照明设施卫生要求

（1）加工经营场所应有充足的自然采光或人工照明，食品处理区工作面不应低于220lux，其他场所不应低于110lux。

（2）光源应不至于改变所观察食品的天然颜色。安装在暴露食品正上方的照明设施宜使用防护罩，以防止破裂时玻璃碎片污染食品。

14.废弃物暂存设施卫生要求

（1）食品处理区内可能产生废弃物或垃圾的场所均应设有废弃物容器。

废弃物容器应配有盖子，以坚固及不透水的材料制造，能防止有害动物的侵入、不良气味或污水的溢出，内壁应光滑以便于清洗。

（2）在加工经营场所外适当地点宜设置废弃物临时集中存放设施，其结构应密闭，能防止害虫进入、孳生且不污染环境。

四、设备与工具卫生要求

食品加工用设备和工具的构造应有利于保证食品卫生、易于清洗消毒、易于检查，避免因构造原因造成润滑油、金属碎屑、污水或其他可能引起污染的物质滞留于设备和工具中。

食品容器、工具和设备与食品的接触面应平滑、无凹陷或裂缝，设备内部角落部位应避免有尖角，以避免食品碎屑、污垢等的聚积。

设备的摆放位置应便于操作、清洁、维护和减少交叉污染。

用于原料、半成品、成品的工具和容器，应分开并有明显的区分标志；原料加工中切配动物性和植物性食品的工具和容器，宜分开并有明显的区分标志。

所有用于食品处理区及可能接触食品的设备与工具，应由无毒、无臭味或异味、耐腐蚀、不易发霉的、符合卫生标准的材料制造。不与食品接触的设备与工具的构造，也应易于保持清洁。

食品接触面原则上不得使用木质材料（工艺要求必须使用的除外），必须使用木质材料的工具，应保证不会对食品产生污染。

集体用餐配送单位应配备盛装、分送集体用餐的专用密闭容器，运送集体用餐的车辆应为专用封闭式，车内宜设置温度控制设备，车辆内部的结构应平整，以便于清洁。

任务三　餐饮加工操作卫生要求

一、餐饮加工操作规程的制定与执行

餐饮加工操作规程的制定与执行应符合以下要求：

（1）生产经营者应按《餐饮服务食品安全操作规范》的有关要求，根据预防食物中毒的基本原则制定相应的加工操作规程。加工操作规程应包括对食品采购、运输和贮存、粗加工、切配、烹调、凉菜配制、现榨果蔬汁及水果拼盘制作、点心加工、裱花操作、烧烤加工、生食海产品加工、备餐及供餐、食品再加热、配送以及工具、容器、餐饮具清洗、消毒、保洁等各道操作工序的具体规定和详细的操作方法与要求。

（2）加工操作规程应具体规定标准的加工操作程序、加工操作过程关键项目控制标准和设备操作与维护标准，明确各工序、各岗位人员的要求及职责。应教育培训员工按照加工操作规程进行操作，使其符合加工操作、卫生及品质管理要求。

（3）集体用餐配送单位、加工经营场所面积 2 000 ㎡ 以上的餐馆、就餐场所有 300 个座位以上或单餐供应 300 人以上的餐馆、食堂及连锁经营的餐饮业经营者宜建立和实施 HACCP 食品安全管理体系，制定 HACCP 计划和执行文件。

二、加工制作区域的使用

（1）中央厨房和集体用餐配送单位的食品冷却、分装等应在专间内进行。

（2）下列食品的加工制作应在专间内进行：

①生食类食品；

②裱花蛋糕；

③冷食类食品（下列（3）除外）。

（3）下列加工制作既可在专间也可在专用操作区内进行：

①备餐；

②现榨果蔬汁、果蔬拼盘等的加工制作；

③仅加工制作植物性冷食类食品（不含非发酵豆制品）；对预包装食品进行拆封、装盘、调味等简单加工制作后即供应的；调制供消费者直接食用的调味料。

（4）学校（含托幼机构）食堂和养老机构食堂的备餐宜在专间内进行。

（5）各专间、专用操作区应有明显的标识，标明其用途。

三、食品粗加工及切配卫生要求

（1）冷冻（藏）食品出库后，应及时加工制作。冷冻食品原料不宜反复解冻、冷冻。

（2）宜使用冷藏解冻或冷水解冻方法进行解冻，解冻时合理防护，避免受到污染。使用微波解冻方法的，解冻后的食品原料应被立即加工制作。

（3）应缩短解冻后的高危易腐食品原料在常温下的存放时间，食品原料的表面温度不宜超过8℃。

（4）食品原料应洗净后使用。盛放或加工制作不同类型食品原料的工具和容器应分开使用。盛放或加工制作畜肉类原料、禽肉类原料及蛋类原料的工具和容器宜分开使用。

（5）使用禽蛋前，应清洗禽蛋的外壳，必要时消毒外壳。破蛋后应单独存放在暂存容器内，确认禽蛋未变质后再合并存放。

（6）应及时使用或冷冻（藏）贮存切配好的半成品。

四、专间内加工制作卫生要求

（1）专间内温度不得高于25℃。

（2）每餐（或每次）使用专间前，应对专间空气进行消毒。消毒方法应遵循消毒设施使用说明书的要求。使用紫外线灯消毒的，应在无人加工制作时开启紫外线灯30分钟以上并做好记录。

（3）由专人加工制作，非专间加工制作人员不得擅自进入专间。进入专间前，加工制作人员应更换专用的工作衣帽并佩戴口罩。加工制作人员在加工制作前应严格清洗消毒手部，加工制作过程中适时清洗消毒手部。

（4）应使用专用的工具、容器、设备，使用前使用专用清洗消毒设施进行清洗消毒并保持清洁。

（5）及时关闭专间的门和食品传递窗口。

（6）蔬菜、水果、生食的海产品等食品原料应清洗处理干净后，方可传递进专间。预包装食品和一次性餐饮具应去除外层包装并保持最小包装清洁，方可传递进专间。

（7）在专用冷冻或冷藏设备中存放食品时，宜将食品放置在密闭容器内或使用保鲜膜等进行无污染覆盖。

（8）加工制作生食海产品，应在专间外剔除海产品的非食用部分，并将其洗净，方可传递进专间。加工制作时，应避免海产品可食用部分受到污染。加工制作后，应将海产品放置在密闭容器内冷藏保存，或放置在食用冰中保存并用保鲜膜分隔。放置在食用冰中保存的，加工制作后至食用前的间隔时间不得超过1小时。

（9）加工制作裱花蛋糕，裱浆和经清洗消毒的新鲜水果应当天加工制作、当天使用。蛋糕胚应存放在专用冷冻或冷藏设备中。打发好的奶油应尽快使用完毕。

（10）加工制作好的成品宜当餐供应。

（11）不得在专间内从事非清洁操作区的加工制作活动。

五、专用操作区内加工制作

（1）由专人加工制作。加工制作人员应穿戴专用的工作衣帽并佩戴口罩。加工制作人员在加工制作前应严格清洗消毒手部，加工制作过程中适时清洗消毒手部。

（2）应使用专用的工具、容器、设备，使用前进行消毒，使用后洗净并保持清洁。

（3）在专用冷冻或冷藏设备中存放食品时，宜将食品放置在密闭容器内或使用保鲜膜等进行无污染覆盖。

（4）加工制作的水果、蔬菜等，应清洗干净后方可使用。

（5）加工制作好的成品应当餐供应。

（6）现调、冲泡、分装饮品可不在专用操作区内进行。

（7）不得在专用操作区内从事非专用操作区的加工制作活动。

六、食品烹调加工卫生要求

（1）加工制作的食品品种、数量与场所、设施、设备等条件相匹配。

（2）加工制作食品过程中，应采取下列措施，避免食品受到交叉污染：

①不同类型的食品原料、不同存在形式的食品（原料、半成品、成品，下同）分开存放，其盛放容器和加工制作工具分类管理、分开使用，定位存放；

②接触食品的容器和工具不得直接放置在地面上或者接触不洁物；

③食品处理区内不得从事可能污染食品的活动；

④不得在辅助区（如卫生间、更衣区等）内加工制作食品、清洗消毒餐饮具；

⑤餐饮服务场所内不得饲养和宰杀禽、畜等动物。

（3）烹饪食品的温度和时间应能保证食品安全。

需要烧熟煮透的食品，加工制作时食品的中心温度应达到70℃以上。对特殊加工制作工艺，中心温度低于70℃的食品，餐饮服务提供者应严格控制原料质量安全状态，确保经过特殊加工制作工艺制作成品的食品安全。鼓励餐饮服务提供者在售卖时按照《餐饮服务食品安全操作规范》的相关要求进行消费提示。

（4）盛放调味料的容器应保持清洁，使用后加盖存放，宜标注预包装调味料标签上标注的生产日期、保质期等内容及开封日期。

（5）宜采用有效的设备或方法，避免或减少食品在烹饪过程中产生有害物质。

七、油炸类食品卫生要求

（1）选择热稳定性好、适合油炸的食用油脂。

（2）与炸油直接接触的设备、工具内表面应为耐腐蚀、耐高温的材质（如不锈钢等），易清洁、维护。

（3）油炸食品前，应尽可能减少食品表面的多余水分。油炸食品时，油温不宜超过190℃。油量不足时，应及时添加新油。定期过滤在用油，去除食物残渣。鼓励使用快速检测方法定时测试在用油的酸价、极性组分等指标。定期拆卸油炸设备，进行清洁维护。

八、烧烤类食品卫生要求

（1）烧烤场所应具有良好的排烟系统。

（2）烤制食品的温度和时间应能使食品被烤熟。

（3）烤制食品时，应避免食品直接接触火焰或烤制温度过高，减少有害物质的产生。

九、火锅类食品卫生要求

（1）不得重复使用火锅底料。

（2）使用醇基燃料（如酒精等）时，应在没有明火的情况下添加燃料。使用炭火或煤气时，应通风良好，防止一氧化碳中毒。

十、糕点类食品卫生要求

（1）使用烘焙包装用纸时，应考虑颜色可能对产品的迁移，并控制有害物质的迁移量，不应使用有荧光增白剂的烘烤纸。

（2）使用自制蛋液的，应冷藏保存蛋液，防止蛋液变质。

十一、自制饮品卫生要求

（1）加工制作现榨果蔬汁、食用冰等的用水，应为预包装饮用水、使用符合相关规定的水净化设备或设施处理后的直饮水、煮沸冷却后的生活饮用水。

（2）自制饮品所用的原料乳，宜为预包装乳制品。

（3）煮沸生豆浆时，应将上涌泡沫除净，煮沸后保持沸腾状态5分钟以上。

十二、食品添加剂的使用要求

（1）使用食品添加剂的，应在技术上确有必要，并在达到预期效果的前提下尽可能降低使用量。

（2）按照GB 2760《食品安全国家标准 食品添加剂使用标准》规定的食品添加剂品种、使用范围、使用量，使用食品添加剂。不得采购、贮存、使用亚硝酸盐（包括亚硝酸钠、亚硝酸钾）。

（3）专柜（位）存放食品添加剂，并标注"食品添加剂"字样。使用容器盛放拆包后的食品添加剂的，应在盛放容器上标明食品添加剂名称，并保留原包装。

（4）应专册记录使用的食品添加剂名称、生产日期或批号、添加的食品品种、添加量、添加时间、操作人员等信息，GB 2760《食品安全国家标准 食品添加剂使用标准》规定按生产需要适量使用的食品添加剂除外。使用有GB 2760《食品安全国家标准 食品

203

添加剂使用标准》"最大使用量"规定的食品添加剂，应精准称量使用。

十三、食品再加热卫生要求

（1）高危易腐食品熟制后，在8℃~60℃条件下存放2小时以上且未发生感官性状变化的，食用前应进行再加热。

（2）再加热时，食品的中心温度应达到70℃以上。

十四、供餐卫生要求

（1）分派菜肴、整理造型的工具使用前应清洗消毒。

（2）加工制作围边、盘花等的材料应符合食品安全要求，使用前应清洗消毒。

（3）在烹饪后至食用前需要较长时间（超过2小时）存放的高危易腐食品，应在高于60℃或低于8℃的条件下存放。在8℃~60℃条件下存放超过2小时，且未发生感官性状变化的，应按《餐饮服务食品安全操作规范》的要求再加热后方可供餐。

（4）宜按照标签标注的温度等条件，供应预包装食品。食品的温度不得超过标签标注的温度+3℃。

（5）供餐过程中，应对食品采取有效防护措施，避免食品受到污染。使用传递设施（如升降笼、食梯、滑道等）的，应保持传递设施清洁。

（6）供餐过程中，应使用清洁的托盘等工具，避免从业人员的手部直接接触食品（预包装食品除外）。

十五、食品配送卫生要求

（1）不得将食品与有毒有害物品混装配送。

（2）应使用专用的密闭容器和车辆配送食品，容器的内部结构应便于清洁。

（3）配送前，应清洁运输车辆的车厢和配送容器，盛放成品的容器还应经过消毒。

（4）配送过程中，食品与非食品、不同存在形式的食品应使用容器或独立包装等分隔，盛放容器和包装应严密，防止食品受到污染。

（5）食品的温度和配送时间应符合食品安全要求。

十六、餐用具清洗消毒卫生要求

（1）餐用具使用后应及时洗净，餐饮具、盛放或接触直接入口食品的容器和工具使用前应消毒。

（2）清洗消毒方法参照《推荐的餐用具清洗消毒方法》（见《餐饮服务食品安全操作规范》附录J）。宜采用蒸汽等物理方法消毒，因材料、大小等原因无法采用的除外。

（3）餐用具消毒设备（如自动消毒碗柜等）应连接电源，正常运转。定期检查餐用具消毒设备或设施的运行状态。采用化学消毒的，消毒液应现用现配，并定时测量消毒液的消毒浓度。

（4）从业人员佩戴手套清洗消毒餐用具的，接触消毒后的餐用具前应更换手套。手套宜用颜色区分。

（5）消毒后的餐饮具、盛放或接触直接入口食品的容器和工具，应符合 GB 14934《食品安全国家标准 消毒餐（饮）具》的规定。

（6）宜沥干、烘干清洗消毒后的餐用具。使用抹布擦干的，抹布应专用，并经清洗消毒后方可使用。

（7）不得重复使用一次性餐饮具。

任务四　食品采购运贮卫生管理

一、食品原料采购与验收卫生管理

（1）选择的供货者应具有相关合法资质。

（2）特定餐饮服务提供者应建立供货者评价和退出机制，对供货者的食品安全状况等进行评价，将符合食品安全管理要求的列入供货者名录，及时更换不符合要求的供货者。鼓励其他餐饮服务提供者建立供货者评价和退出机制。

（3）特定餐饮服务提供者应自行或委托第三方机构定期对供货者的食品安全状况进行现场评价。

（4）鼓励建立固定的供货渠道，与固定供货者签订供货协议，明确各自的食品安全责任和义务。鼓励根据每种原料的安全特性、风险高低及预期用途，确定对其供货者的管控力度。

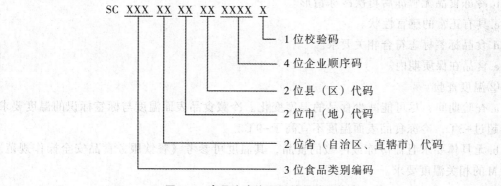

小知识9-2

食品生产许可证

　　根据《食品生产许可管理办法》的明确规定，新获证食品生产者不再使用QS标志，而是在食品包装或者标签上标注新的食品生产许可证编号。食品生产许可证编号由SC（"生产"的汉语拼音字母缩写）和14位阿拉伯数字组成。数字从左至右依次为：3位食品类别编码、2位省（自治区、直辖市）代码、2位市（地）代码、2位县（区）代码、4位企业顺序码、1位校验码。具体表示形式如图9-1所示。

```
SC XXX XX XX XX XXXX X
                      └── 1位校验码
                 └────── 4位企业顺序码
              └───────── 2位县（区）代码
           └──────────── 2位市（地）代码
        └─────────────── 2位省（自治区、直辖市）代码
    └─────────────────── 3位食品类别编码
```

图9-1　食品生产许可证编号编码构成

之前食品包装标注"QS"标志的法律依据是《工业产品生产许可证管理条例》，随着食品监督管理机构的调整和新的《食品安全法》的实施，《工业产品生产许可证管理条例》已不再作为食品生产许可的依据。需要注意的是，2018年10月1日以后，带有"QS"标志的食品不会从市场上立刻消失，而是会随着时间的推移慢慢退出市场，这期间市场上带有"QS"标志老包装的食品和标有新的食品生产许可证编号的食品会同时存在。

二、进货查验

（1）随货证明文件查验

①从食品生产者采购食品的，查验其食品生产许可证和产品合格证明文件等；采购食品添加剂、食品相关产品的，查验其营业执照和产品合格证明文件等。

②从食品销售者（商场、超市、便利店等）采购食品的，查验其食品经营许可证等；采购食品添加剂、食品相关产品的，查验其营业执照等。

③从食用农产品个体生产者直接采购食用农产品的，查验其有效身份证明。

④从食用农产品生产企业和农民专业合作经济组织采购食用农产品的，查验其社会信用代码和产品合格证明文件。

⑤从集中交易市场采购食用农产品的，索取并留存市场管理部门或经营者加盖公章（或负责人签字）的购货凭证。

⑥采购畜禽肉类的，还应查验动物产品检疫合格证明；采购猪肉的，还应查验肉品品质检验合格证明。

⑦实行统一配送经营方式的，可由企业总部统一查验供货者的相关资质证明及产品合格证明文件，留存每笔购物或送货凭证。各门店能及时查询、获取相关证明文件复印件或凭证。

⑧采购食品、食品添加剂、食品相关产品的，应留存每笔购物或送货凭证。

（2）入库查验和记录

①外观察验。

a.预包装食品的包装完整、清洁、无破损，标识与内容物一致。

b.冷冻食品无解冻后再次冷冻情形。

c.具有正常的感官性状。

d.食品标签标志符合相关要求。

e.食品在保质期内。

②温度查验。

a.查验期间，尽可能减少食品的温度变化。冷藏食品表面温度与标签标识的温度要求不得超过+3℃，冷冻食品表面温度不宜高于-9℃。

b.无具体要求且需冷冻或冷藏的食品，其温度可参考《餐饮服务食品安全操作规范》附录M的相关温度要求。

三、食品的贮运卫生要求

（1）食品运输工具应当保持清洁，防止食品在运输过程中受到污染。运输卫生要求：

①运输前，对运输车辆或容器进行清洁，防止食品受到污染。运输过程中，做好防尘、防水，食品与非食品、不同类型的食品原料（动物性食品、植物性食品、水产品，下同）应分隔，食品包装完整、清洁，防止食品受到污染。

②运输食品的温度、湿度应符合相关食品安全要求。

③不得将食品与有毒有害物品混装运输，运输食品和运输有毒有害物品的车辆不得混用。

（2）贮存卫生要求：

①分区、分架、分类、离墙、离地存放食品。

②分隔或分离贮存不同类型的食品原料。

③在散装食品（食用农产品除外）贮存位置，应标明食品的名称、生产日期或者生产批号、使用期限等内容，宜使用密闭容器贮存。

④按照食品安全要求贮存原料。有明确的保存条件和保质期的，应按照保存条件和保质期贮存。保存条件、保质期不明确的及开封后的，应根据食品品种、加工制作方式、包装形式等针对性地确定适宜的保存条件（需冷藏、冷冻的食品原料建议可参照《餐饮服务食品安全操作规范》附录 M 确定保存温度）和保存期限，并应建立严格的记录制度来保证不存放和使用超期食品或原料，防止食品腐败变质。

⑤及时冷冻（藏）贮存采购的冷冻（藏）食品，减少食品的温度变化。

⑥冷冻贮存食品前，宜分割食品，避免使用时反复解冻、冷冻。

⑦冷冻（藏）贮存食品时，不宜堆积、挤压食品。

⑧遵循先进、先出、先用的原则，使用食品原料、食品添加剂、食品相关产品。及时清理腐败变质等感官性状异常、超过保质期等的食品原料、食品添加剂、食品相关产品。

四、食品库房卫生管理

（1）食品仓库必须做到卫生整洁，无霉斑、无鼠迹、无苍蝇、无蟑螂，仓库内通风良好，食品摆列整齐，库内不存放有毒、有害物品及个人生活用品。

（2）食品仓库应经常开窗通风，定期清扫，保持干燥，避免阳光直接射入，保持所需的温度和湿度。及时维护破损的食品垫离板、存放台、存放案、货架。

（3）每周检查一次库房的防蝇、防尘、防鼠及防潮、防霉和通风设施，保证其运转正常。

（4）每周检查一次库房的食品、食品原料、半成品、成品，及时发现、清理变质或过期等不符合食品卫生要求的食品。做好被清理食品的登记和处理记录。

（5）食品和原料出入库做到勤进勤出，对进库的各种食品、原料、半成品、成品要掌握食品的进出状态，做到先进先出，尽量缩短贮存时间。防止食品过期、变质、霉变、生虫。

（6）食品仓库管理人员要对入库的食品及其原料逐件进行感官检查，对票证、凭证进行核实，对无法提供有效证件的食品拒绝入库。

（7）食品仓库管理人员要对入库的食品及其原料进行验收登记和建立台账，台账内容包括购货日期、食品名称、规格、数量、供货者、生产日期、保质期、食品的感官性状、所索取的证票种类及采购员签字等。台账、票证、凭证等证明材料按月装订，并保存12个月以上。

五、冷库卫生管理

（1）冷藏库要加强商品保管和卫生工作，重视商品养护，严格执行《食品安全法》，保证商品质量，减少干耗损失。冷库要加强卫检工作。库内要求无污垢、无霉菌、无异味、无鼠害、无冰霜等，并有专职卫检人员检查出入库商品。肉及肉制品在进入冷库时，必须有卫检印章或其他检验证件。严禁未经检疫检验的社会零宰畜禽肉及肉制品入库。

（2）为保证商品质量，冻结、冷藏商品时，必须遵守冷加工工艺要求。商品深层温度必须降低到不高于冷藏间温度3℃时才能转库，如冻结物冷藏间库温为-18℃，则商品冻结后的深层温度必须为-15℃以下。长途运输的冷冻商品，在装车、船时的温度不得高于-15℃。外地调入的冻结商品，温度高于-8℃时，必须复冻到要求的温度后，才能转入冻结物冷藏间。

（3）根据商品的特性，严格掌握库房温度、湿度。在正常情况下，冻结物冷藏间一昼夜温度升降幅度不得超过1℃，冷却物冷藏间不得超过0.5℃。在货物进出库过程中，冻结物冷藏间温升不得超过4℃，冷却物冷藏间不得超过3℃。

（4）对库存商品，要严格掌握储存保质期限，定期进行质量检查，执行先进先出制度。如发现商品有变质、酸败、脂肪发黄现象时，应迅速处理。各种食品原料储藏保质期见表9-3。超期商品经检验后才能出库。

表9-3   **餐饮服务业食品原料建议存储温度**

1.蔬菜类

种类	环境温度	涉及产品范围
根茎菜类	0~5℃	蒜薹、大蒜、长柱山药、土豆、辣根、芜菁、胡萝卜、萝卜、竹笋、芦笋、芹菜
	10~15℃	扁块山药、生姜、甘薯、芋头
叶菜类	0~3℃	结球生菜、直立生菜、紫叶生菜、油菜、奶白菜、菠菜（尖叶型）、茼蒿、小青葱、韭菜、甘蓝、抱子甘蓝、菊苣、乌塌菜、小白菜、芥蓝、菜心、大白菜、羽衣甘蓝、莴笋、欧芹、茭白、牛皮菜
瓜菜类	5~10℃	佛手瓜和丝瓜
	10~15℃	黄瓜、南瓜、冬瓜、冬西葫芦（笋瓜）、矮生西葫芦、苦瓜
茄果类	0~5℃	红熟番茄和甜玉米
	9~13℃	茄子、绿熟番茄、青椒
食用菌类	0~3℃	白灵菇、金针菇、平菇、香菇、双孢菇
	11~13℃	草菇
菜用豆类	0~3℃	甜豆、荷兰豆、豌豆
	6~12℃	四棱豆、扁豆、芸豆、豇豆、豆角、毛豆荚、菜豆

2.水果类

种类	环境温度	涉及产品范围
核果类	0~3℃	杨梅、枣、李、杏、樱桃、桃
	5~10℃	橄榄、芒果（催熟果）
	13~15℃	芒果（生果实）
仁果类	0~4℃	苹果、梨、山楂
浆果类	0~3℃	葡萄、猕猴桃、石榴、蓝莓、柿子、草莓
柑橘类	5~10℃	柚类、宽皮柑橘类、甜橙类
	12~15℃	柠檬
瓜类	0~10℃	西瓜、哈密瓜、甜瓜和香瓜
热带、亚热带水果	4~8℃	椰子、龙眼、荔枝
	11~16℃	红毛丹、菠萝（绿色果）、番荔枝、木菠萝、香蕉

3.畜禽肉类

种类	环境温度	涉及产品范围
畜禽肉（冷藏）	-1~4℃	猪、牛、羊和鸡、鸭、鹅等肉制品
畜禽肉（冷冻）	-12℃以下	猪、牛、羊和鸡、鸭、鹅等肉制品

4.水产品

种类	环境温度	涉及产品范围
水产品（冷藏）	0~4℃	罐装冷藏蟹肉、鲜海水鱼
水产品（冷冻）	-15℃以下	冻扇贝、冻裹面包屑虾、冻虾、冻裹面包屑鱼、冻鱼、冷冻鱼糜、冷冻银鱼
水产品（冷冻）	-18℃以下	冻罗非鱼片、冻烤鳗、养殖红鳍东方鲀
水产品（冷冻生食）	-35℃以下	养殖红鳍东方鲀

（5）鲜蛋入库前必须除草，剔除破损、脏污等残次蛋，并在过灯照验后，方可入库储藏，以保证产品质量。

（6）下列商品要经过挑选、整理或改换包装，否则不准入库：

①商品质量不一、好次混淆者。

②商品污染和夹有污物。

③肉制品和不能堆垛的零散商品，应加包装或冻结成型后方可入库。

（7）下列商品严禁入库：

①变质腐败、有异味、不符合卫生要求的商品。

②患有传染病畜禽的肉类商品。

③雨淋或水浸泡过的鲜蛋。

④用盐腌或盐水浸泡，没有严密包装的商品，流汁、流水的商品。

⑤易燃、易爆、有毒、有化学腐蚀作用的商品。

（8）供应少数民族的商品和有强挥发气味的商品应设专库保管，不得混放。

（9）要认真记载商品的进出库时间、品种、数量、等级、质量、包装和生产日期等。要按垛挂牌，定期核对账目，出一批清理一批，做到账、货、卡相符。

（10）冷藏库必须做好下列卫生工作：

①冷藏库工作人员要注意个人卫生，定期进行身体健康检查，发现有传染病者应及时调换工作。

②库房周围和库内外走廊、汽车和火车月台、电梯等场所，必须设专职人员经常清扫，保持卫生。

③库内使用的易锈金属工具、木质工具和运输工具、垫木、冻盘等设备，要勤洗、勤擦、定期消毒，防止发霉、生锈。

④库内商品出清后，要进行彻底清扫、消毒，堵塞鼠洞，消灭霉菌。

六、主食库的管理

（1）主食、副食分库房存放，主库内只限存放大米、面粉、豆类、谷类等主食物品，食品与非食品不能混放，食品仓库内不得存放强烈气味、有毒有害物品，不得存放个人物品和杂物。

（2）所有物品存放时必须分类分区存放，放置时贴近地面的物品须用地脚架或地胶隔离防潮，做到离地离墙。

（3）库房每日清扫，保持库房及货柜、货架清洁卫生，经常开窗或用机械通风设备通风，保持干燥。

（4）仓库必须设立专用管理明细账，对物品的入库日期、数量、有效日期、领出日期、领出者都要做出详细的记录，使用应遵循先进先出，易坏先用的原则。

（5）食品按类别、品种分架，隔墙、离地均在10cm以上整齐摆放，散装食品及原料储存容器加盖密封，同时经常检查，防止霉变。

（6）经常检查食品质量，及时发现和处理变质、超过保质期限的食品。

（7）做好防鼠、防蝇、防蟑螂工作，安装符合要求的挡鼠板；不得在仓库内抽烟。

任务五 厨房卫生管理

厨房是餐饮企业食品加工的主要场所，是人们为了满足饮食需要而特定设置的用来从事烹饪活动的场所。只有清洁卫生的厨房环境和符合操作规程要求的安全加工制作方法，才能保证食品的卫生质量，满足消费者对健康、安全、卫生的需求。因此，厨房卫生管理的成功与否直接关系到菜点品质，只有卫生情况达到《食品安全法》的生产要求，才能烹制出安全达标的产品。

一、粗加工区域

1.肉类加工

（1）加工肉类首先应注意肉类新鲜度，病死、毒死、死因不明、腐败变质的禽畜肉不得加工。

（2）海鲜类不要与肉类混合清洗。

（3）禽、畜、鱼肉类不得落地。

（4）加工好的肉类必须无血、无毛、无污物、无异味。

（5）砧板做到"三面"光洁（砧板面、砧板底、砧板边保持光洁）；砧板在收市后竖放在通风处。

2.蔬菜加工

（1）蔬菜瓜果进货后必须分类放在蔬菜架上，不得随地堆放。

（2）蔬菜加工时必须做到一拣、二洁、三切。洗涤蔬菜要有足量清洁的水，洗涤后蔬菜不得有泥沙、杂物等。

（3）腐烂的蔬菜、瓜果不得食用。

（4）每天下班后必须清洗水池、地面，保持沟渠畅通，无污垢。

（5）工具（菜架、容器）必须洁净，不得积污。

（6）上班前必须检查各自工作岗位的卫生，下班前搞好各自岗位的清洁卫生工作。

二、切配区域

（1）各种刀具及砧板必须保持清洁状态。

（2）雪柜必须定期清洗及检修保养。

（3）生熟食品必须严格分开储存。

（4）必须定时定期清理存放蔬菜及肉类的区域。

（5）地板及下水沟必须保持清洁，无油腻、无水迹、无卫生死角及无杂物堆放。

三、冷菜区域

（1）所有汁水必须定期清理及制作。

（2）生熟食品必须严格分开储存。

（3）雪柜必须定期清洗及检修保养。

（4）操作人员在制作食品前后必须清洁双手并带上一次性手套。

（5）所有凉菜必须当日用完，不能过夜再用，以防滋生细菌。

（6）地板及下水沟必须保持清洁，无油腻、无水迹、无卫生死角及无杂物堆放。

四、热厨区域

(1) 炉头必须保持清洁，各炉火必须火焰燃烧正常。

(2) 炉灶瓷砖清洁、无油腻，炉灶排风及运水烟罩要定期清洗，不得有油垢。

(3) 各种调料罐、缸必须清洁卫生并加盖，各种料头必须定时冲水及更换。

(4) 所有汁水及加工的成品酱料必须定期检查及清理。

(5) 定时定期清洗雪柜及清理各种干货杜绝使用过期或变质餐料。

(6) 地板及下水沟必须保持清洁，无油腻、无水迹、无卫生死角及无杂物堆放。

五、饼房区域

(1) 地板及下水沟必须保持清洁，无油腻、无水迹、无卫生死角及无杂物堆放。

(2) 烘焙炉及雪柜必须定期检修及保养。

(3) 所有面包出炉后必须完全常温后方可用保鲜膜包起储存。

(4) 必须定时定期检查各种罐头、干货的生产日期及质量。

(5) 制作包点及糕点时必须严格遵守制作守则。

六、洗消区域

(1) 洗消间采用药物消毒应设3个洗刷消毒池，专池专用，设有密闭专用的餐具保洁柜。

(2) 餐饮具消毒坚持4道工序：去残渣、洗涤剂洗、净水冲、消毒。烟缸不得与餐具混刷、混放。

(3) 使用氯制剂的消毒液时，必须准确配制，消毒液应密封保存。设有存放消毒液、配制工具、洗涤剂的储存处。

(4) 采用药物消毒时，将洗净的餐具完全浸泡在250ppm的消毒液内保持5分钟后，用净水冲净，放入保洁柜防止二次污染。

(5) 消毒液要根据消毒餐具的量定时更换，保持消毒液的有效浓度，使之达到消毒的目的。

(6) 使用消毒柜消毒时，消毒柜内温度达到120℃保持20分钟。利用消毒柜储存餐具时，餐具消毒柜一次所消毒的餐具量应能够满足一餐所用的餐具量。消毒柜应保持正常运转。

(7) 餐饮具消毒须达到光、洁、涩、干。采用药物消毒时须达到清洁干净、无污迹、无异味。

(8) 餐具消毒间的水池必须专用。每天餐后必须清扫，保持地面、台面、水池干净整洁。

(9) 垃圾要密闭存放，及时清理，垃圾容器要清洁干净。

推荐的场所、设施、设备及工具清洁方法见表9-4。

表9-4　　　　　　　　　　推荐的场所、设施、设备及工具清洁方法

场所、设施、设备及工具	频率	使用物品	方法
地面	每天完工或有需要时	扫帚、拖把、刷子、清洁剂	1.用扫帚扫地 2.用拖把以清洁剂拖地 3.用刷子刷去余下污物 4.用水冲洗干净 5.用干拖把拖干地面
排水沟	每天完工或有需要时	铲子、清洁剂	1.用铲子铲去沟内大部分污物 2.用清洁剂洗净排水沟 3.用刷子刷去余下污物 4.用水冲洗干净
墙壁、门窗及天花板（包括照明设施）	每月一次或有需要时	抹布、清洁剂	1.用干抹布去除干的污物 2.用湿抹布擦抹或用水冲刷 3.用清洁剂清洗 4.用湿抹布抹净或用水冲洗干净 5.用清洁的抹布抹干/风干
冷冻（藏）库	每周一次或有需要时	抹布、清洁剂	1.清除食物残渣及污物 2.用湿抹布擦抹或用水冲刷 3.用清洁剂清洗 4.用湿抹布抹净或用水冲洗干净 5.用清洁的抹布抹干/风干
排烟设施	表面每周一次，内部每年2次以上	抹布、清洁剂	1.用清洁剂清洗 2.用刷子、抹布去除油污 3.用湿抹布抹净或用水冲洗干净 4.风干
工作台及洗涤盆	每次使用后	抹布、清洁剂、消毒剂	1.清除食物残渣及污物 2.用湿抹布擦抹或用水冲刷 3.用清洁剂清洗 4.用湿抹布抹净或用水冲洗干净 5.用消毒剂消毒 6.用水冲洗干净 7.风干
餐厨废弃物存放容器	每天完工或有需要时	清洁剂、消毒剂	1.清除食物残渣及污物 2.用水冲刷 3.用清洁剂清洗 4.用水冲洗干净 5.用消毒剂消毒 6.风干
设备、工具	每次使用后	抹布、清洁剂、消毒剂	1.清除食物残渣及污物 2.用水冲刷 3.用清洁剂清洗 4.用水冲洗干净 5.用消毒剂消毒 6.用水冲洗干净 7.风干
卫生间	定时或有需要时	扫帚、拖把、刷子、抹布、清洁剂、消毒剂	1.清除地面、便池、洗手池及台面、废弃物存放容器等的污物、废弃物 2.用刷子刷去余下污物 3.用扫帚扫地 4.用拖把以清洁剂拖地 5.用刷子、清洁剂清洗便池、洗手池及台面、废弃物存放容器 6.用消毒剂消毒便池 7.用水冲洗干净地面、便池、洗手池及台面、废弃物存放容器 8.用干拖把拖干地面 9.用湿抹布抹净洗手池及台面、废弃物存放容器 10.风干

213

七、垃圾处理

（1）粗加工间、洗消间等操作间的垃圾盛放在指定位置的垃圾桶内，防止其污染食品、餐具、用具和设备，保证每日至少一清。清洁完毕后，清扫用具应集中处置。

（2）垃圾盛放处要保持清洁，防蝇、防虫、防鼠、防止细菌繁殖。

（3）杀菌剂和洗涤剂不得与杀虫剂等放在一起，有毒的物质要标明并存放在固定场所及指定专人管理。

任务六　餐厅、酒吧、宴会及从业人员卫生管理

一、餐厅卫生管理

餐厅餐具实行消毒管理制度。餐厅使用的餐具、容器、用具不仅用量大、周转快，而且与进餐者直接相关，如果餐具及容器、用具不洁，被病原微生物污染，通过就餐环节，病菌或病毒就会进入人体内，造成肠道传染病或食物中毒事故、食源性疾病的发生与流行。为认真贯彻执行《食品安全法》和《传染病防治法》，特制定餐具消毒和管理制度。

1.楼面卫生管理

（1）服务员要做到衣服清洁、整齐，仪表大方，不留长指甲，不留胡子，不涂抹指甲油。

（2）台椅、工用具、台布做到无积污、无油渍、摆设整齐。

（3）食具做到清洁和消毒，味碟、匙、筷子、小碗、茶杯等要有密闭的保洁柜存放，分类排好。手不能接触盛食品的部位。

（4）茶壶每次用后要清倒茶渣，清洗壶身，不能留有茶叶、茶水。

（5）客人进餐时倒酒水，瓶口不能与杯口接触，上菜时检查食品卫生质量，不能出售变质食品，手不能接触入口食品。为客人添菜、加汤时不能用汤勺和筷子直接接触顾客用过的食具，保持进餐时台面干净。

（6）围餐摆位食具只准提前半小时，并把茶杯、小碗等倒扣在碟上。

（7）传菜和楼面服务员分开工作。

（8）收位时剩茶、用过的食具要直接输送到食具洗涤间，不得在楼面停放。

（9）餐巾要清洁消毒（蒸汽消毒，90℃以上20分钟），未消毒的餐巾不能拿给客人用。

（10）上班时要检查各自岗位卫生并对存在的问题要及时处理，下班前要搞好卫生。

2.推荐的餐用具清洗消毒方法

（1）清洗方法。

①采用手工方法清洗的，应按以下步骤进行：

a.刮掉餐用具表面的食物残渣；

b.用含洗涤剂的溶液洗净餐用具表面；

c.用自来水冲去餐用具表面残留的洗涤剂。

②采用洗碗机清洗的，按设备使用说明操作。

（2）消毒方法。

①物理消毒。

a.采用蒸汽、煮沸消毒的，温度一般控制在100℃，并保持10分钟以上；

b.采用红外线消毒的，温度一般控制在120℃以上，并保持10分钟以上；

c.采用洗碗机消毒的，消毒温度、时间等应确保消毒效果满足国家相关食品安全标准的要求。

②化学消毒。

主要为使用各种含氯消毒剂（餐饮服务化学消毒常用消毒剂及使用注意事项见《餐饮服务食品安全操作规范》附录K）消毒，在确保消毒效果的前提下，可以采用其他消毒剂和参数。

方法之一：

使用含氯消毒剂（不包括二氧化氯消毒剂）的消毒方法：

a.严格按照含氯消毒剂产品说明书标明的要求配制消毒液，消毒液中的有效氯浓度宜在250mg/L以上；

b.将餐用具全部浸入配置好的消毒液中5分钟以上；

c.用自来水冲去餐用具表面残留的消毒液。

方法之二：

使用二氧化氯消毒剂的消毒方法：

a.严格按照产品说明书标明的要求配制消毒液，消毒液中的有效氯浓度宜在100mg/L～150mg/L；

b.将餐用具全部浸入配置好的消毒液中10～20分钟；

c.用自来水冲去餐用具表面残留的消毒液。

（3）保洁方法。

①餐用具清洗或消毒后宜沥干、烘干。使用抹布擦干的，抹布应专用，并经清洗消毒方可使用，防止餐用具受到污染；

②及时将消毒后的餐用具放入专用的密闭保洁设施内；

③用清洁的托盘上干净的餐具，按规定摆设在餐桌的固定位置。

二、酒吧卫生管理

酒吧卫生管理方面的要求如下：

（1）每一名员工都要保证自己所负责的区域地面无杂物，并且要确保该区域的桌椅按要求摆放、整齐美观。

（2）酒吧中所有的桌面无油渍、无尘灰。

（3）酒吧中所有的餐具无破损、无油渍、无灰尘、无水滴、无茶渍。酒吧中所有的餐具必须消毒，做到让客人用得放心。

（4）酒吧中员工的工作台要保持干净整齐，工作台上所有的物品摆放要符合相关管理规定。

（5）严禁任何人在酒吧中随意扔果皮纸屑，并且严禁随地吐痰，酒吧中的员工如果发现自己所负责的区域有垃圾，需要随手捡拾。

（6）酒吧中的门窗，墙壁要保持光亮，无灰尘、无油渍、无蜘蛛网。

三、宴会卫生管理

1.日常卫生

每天进行宴会卫生的打扫整理。天花板、墙面无灰尘，无污迹、水渍、掉皮、脱皮现象。地面边角无餐纸、杂物，无卫生死角。地面每日拖扫不少于3次，地毯每日吸尘不少于3次。整个地面清洁美观。门窗、玻璃无污点、印迹，光洁明亮，餐桌或会议台布无污渍，整洁干净。门厅、过道无脏物、杂物，畅通无阻。盆栽、盆景鲜活舒适，无烟头废纸。壁画条幅整齐美观，表面无灰尘。配套卫生间由专人负责日常卫生，清洁舒适、无异味。

2.餐具用品卫生

餐具、茶具、酒具每餐消毒。银器、金器餐具按时擦拭，无污痕，表面无变色现象发生。瓷器、不锈钢餐具和玻璃制品表面光洁明亮，无滑感。托盘、盖具每餐洗涤，台布、口布每餐换新，平整洁净。各种餐茶用具日常保管良好，有防尘措施，始终保持清洁。

3.操作卫生

各服务员把好卫生质量关。每餐工作前或会议开始前洗手消毒。装盘、取菜、传送食品使用托盘、盖具。不用手拿取食品。取冷菜使用冷盘，取热菜使用热盘。面包、甜品用托盘、夹子，冰块用冰铲。保证食品卫生，防止二次污染。服务过程中禁止挠头，咳嗽、打喷嚏用手捂口。餐厅内食品展示柜清洁美观，展示的食品新鲜。服务操作过程中始终保持良好的卫生习惯。

4.门前环境

门前整齐、美观。过道、门窗、玻璃清洁卫生，餐厅名称、标志牌安装与摆放端庄，位置适当，设计美观，中英文对照字迹清楚。适当位置有候坐椅。高档餐厅、宴会厅门口有客人衣帽寄存处和休息室。进门处有屏风、盆栽盆景，设计美观，舒适。整个门前环境幽雅，赏心悦目，使客人有舒适感。

5.室内环境

室内环境与酒店等级规格相适应，装饰效果独具风格，能够体现酒店特点。整体布局协调美观，餐桌坐椅摆放整齐，各服务区域分区布置合理，花草盆景、字画条幅装饰相得益彰。用餐环境或会议室环境舒适典雅，气氛和谐宜人。

6.微小气候

空气清新、温度适宜。冬季温度不低于22℃，夏季温度不高于24℃，客流高峰时不超过26℃，相对湿度40%～60%。

四、人员个人卫生管理

（1）着装仪表：工作人员在工作时必须将工衣、工帽穿戴整齐。工作服除起着劳动保护的作用外，还应素雅，穿着大方。头发要保持清洁，发型和长度不得影响工作和卫生。女性工作人员不可以化妆和佩戴首饰；工作服要保持清洁卫生，勤洗勤换并做到专人专用。离开岗位应及时换下工作服。

（2）男工作人员严禁留长发、胡子、长指甲；女工作人员头发盘在工作帽内为宜，严禁留长指甲及涂指甲油。

（3）严禁工作人员上班时间掏耳朵、挖鼻孔、搔头发、抓痒或对着别人打喷嚏，严禁随地吐痰、乱抛垃圾。

（4）严禁在洗碗池、洗菜池内洗涤衣服、鞋袜或其他私人物品。

（5）所有工作人员在工作前必须先洗手再用消毒水浸泡双手两分钟，每次离开工作岗位从事非食品加工的工作后再回来制作食品前要洗手，同时用消毒水浸泡两分钟。

（6）所有工作人员在供餐时必须戴好口罩，需要用手接触食品及餐具时必须戴上一次性卫生手套。

（7）严禁工作人员在工作时间内抽烟、喝酒、吃零食或嬉笑打闹、吵架、打架、赌博等非工作所需的行为。

（8）从业人员持有效健康证明及卫生知识培训合格证明上岗。

（9）落实晨检制度，发现有发热、咳嗽、腹泻等症状及化脓性皮肤病者应立即暂停其工作。

能力迁移

1. 食品冷冻时的卫生管理

在食品冷冻柜中各种冷冻食品杂乱地堆放着，审核员问厨房主管："怎样保证这些食品不存放过长的时间？"主管："我们一般都知道哪些存放的时间比较久了，使用时先把它拿出来用了。"审核员看到靠最里面的几包生肉都冻在柜壁上了，只有靠柜门的几包肉是可活动的，便问："那几包冻在柜壁上的肉是什么时候放的？"主管支吾着："嗯……大概好久了吧。"

资料来源　佚名. 厨房案例［EB/OL］.［2021-03-22］. ttpf//: www.bjhotel.cn.

问题：请问该餐厅冷冻食品卫生管理存在什么问题？应如何纠正？

［分析提示］

存在着食品堆乱放问题，不定位挂牌，没有定期检查以免食品贮存时间过长。为了防止食品贮存过久，应将不同时间存入的食品分别包装好，并注明日期，这样可以有效避免发生食品贮存过久而变坏的问题。

2. 餐具消毒抽检不合格 同安两家餐饮店被查将罚款

因提供给消费者的"消毒餐饮具"经抽检不合格，厦门市同安两家餐饮店将面临最高5万元的罚款。2020年7月，同安区市场监督管理局组织开展了复用餐饮具专项监督抽检。行动中，市场监管执法人员与第三方检测机构的工作人员采取随机抽样的方式，对部分餐饮经营单位使用的餐盘、碗筷、勺子等餐饮具展开监督抽检。抽检62批次餐饮具，发现不合格2批次，不合格项目均为大肠菌群，不合格发现率为3.23%。检验不合格的2批次餐饮具分别为：位于同安区舜弘现代城的厦门市同安区哇圈汇餐饮店（咏蛙田鸡）的水果碟子；位于同安区新安路的厦门市同安区雅聚香餐厅（名磨坊）的沙拉碗。

"大肠菌群主要用于评价食品的洁净度。"执法人员表示，复用餐饮具中检出大肠菌群，一方面可能是餐饮具清洗、灭菌不彻底；另一方面可能是餐饮具在保洁过程中受到人员、工具等的污染，或者餐饮具存放的地方不干净，造成二次污染，这些都会导致复用餐饮具中大肠菌群超标。消费者如果使用了大肠菌群超标的餐饮具，则容易导致腹痛腹泻，还可能会引起肠道传染病或食物中毒。

资料来源　佚名. 餐具消毒抽检不合格　同安两家餐饮店被查将罚款 [EB/OL]. [2021-03-22]. http://www.mnw.cn/xiamen/news/2312954.html.

［分析提示］

每个餐饮企业都必须对照《餐饮服务食品安全操作规范》的规定以及"一刮、二洗、三冲、四消毒、五保洁"的清洗消毒流程进行分析，并采取相应措施确保餐具的卫生达标。

知 识掌握

△ 选择题

1.我国《食品安全法》规定主管全国餐饮业食品卫生监督管理工作的部门是（　　）。

A.国务院　　　　　　　　　　　　　　　B.国家质检总局

C.卫生部　　　　　　　　　　　　　　　D.农业农村部和食品药品管理监督总局

2.食品烹饪后至食用需要存放超过2小时的，应当在（　　）的条件下存放。

A.大于60℃或小于10℃　　　　　　　　B.大于60℃

C.小于10℃　　　　　　　　　　　　　　D.10℃～60℃

3.（　　）方法效果可靠，简便易行，是广大餐饮业最普遍推行的一种消毒方法。

A.煮沸消毒　　　B.紫外线消毒　　　C.化学消毒　　　D.自来水冲洗

△ 判断题

1.餐饮生产和服务人员在工作期间，严禁吃东西、抽烟或随地吐痰，也不应用手挖鼻孔、掏耳朵、剔牙，不准对着食品咳嗽、打喷嚏。　　　　　　　　　　　　　　　　　　　　　　　（　　）

2.紫外线消毒是厨房餐厅卫生管理中最有效的消毒方法。　　　　　　　　　　　　（　　）

3.餐具消毒过程可概括为"一洗、二刮、三冲、四保洁、五消毒"　　　　　　　　（　　）

4.因为酒精具有杀菌作用，因此酒具无须进行消毒。　　　　　　　　　　　　　　（　　）

5.餐具清洗消毒后必须用抹布擦拭干净后再存放。　　　　　　　　　　　　　　　（　　）

△ 简答题

1.我国食品安全法律体系主要由哪几部分构成？

2.GMP和HACCP的主要内容是什么？

3.《餐饮服务食品安全操作规范》的主要内容是什么？

4.配置凉菜的卫生要求有哪些？

5.如何搞好食品采购和贮存管理？

6.厨房卫生管理应主要抓好哪些环节？

7.如何搞好餐厅卫生管理？

8.宴会服务中主要有哪些卫生问题？

9.简述餐饮从业人员卫生要求和卫生管理。

10.餐具清洗消毒的注意事项有哪些？

□ 案例题

据媒体报道，2017年5月初，在某连锁火锅店，暗访记者在后厨的配料房、上菜房、水果房、洗碗间、洗杯间等各处均发现了老鼠的踪迹。有的老鼠会爬进装着食物的柜子里。在该火锅店暗访近两个月的时间里，该火锅店请除鼠公司清理过一次老鼠，但没过几天，又有老鼠出现。

此外，扫帚、簸箕、抹布与餐具一同清洗，用来清扫地面、墙壁和下水道的扫帚和簸箕，还会用来清理洗碗机和储物柜。清扫工作完成后，簸箕和抹布会被放入洗碗池内清洗，扫帚会被放在洗碗机传送带上面沥水。洗碗机内壁上被曝沾满了油渍和腐烂的食物残渣，洗碗机内的蓄水池满是黄色的污水。

同样，在太阳宫店也存在食品安全隐患。后堂下水管道堵塞，配料房的工作人员打开了下水管道的挡板，清理堵塞的垃圾杂物。他们所使用的清理工具正是供顾客吃火锅使用的漏勺，这些漏勺是从顾客刚食用过的火锅里拿出来的。配料房的工作人员还用漏勺剔除粘在挡板底部的垃圾杂物。这些漏勺使用完毕后，会被放入装餐具的锅中一起清洗。

针对此事，该火锅店随后公开发表致歉信，承认媒体披露的问题属实。致歉信中，该火锅店表示，这次火锅店门店出现老鼠，以及暴露出来的其他在卫生方面的清洁问题，让我们感到非常难过和痛心，我们已经布置在所有连锁火锅店进行整改，后续将发出整改方案。

讨论：你认为该次连锁火锅店事件暴露了什么问题？如何避免此类事情的发生？

实践训练

按要求做一次餐具的煮沸消毒，并写出操作过程。

（1）实训项目：餐具消毒。

（2）实训地点：校内烹饪实验室或家庭厨房。

（3）实训要求：按餐具消毒的温度和时间进行。

（4）实训内容：煮沸消毒。

（5）完成实训报告。

附录

附表一 食物营养成分表

类别	名称	食部 (%)	蛋白质 (g)	脂肪 (g)	糖类 (g)	热能 (kcal)	粗纤维 (g)	钙 (mg)	磷 (mg)	铁 (mg)	胡萝卜素 (mg)	硫胺素 (mg)	核黄素 (mg)	烟酸 (mg)	抗坏血酸 (mg)
粮食类	籼稻米	100	7.8	1.3	76.6	349	0.4	9	203	2.4	—	0.19	0.06	1.6	—
	粳米	100	6.8	1.3	76.8	346	0.3	8	164	2.3	—	0.22	0.06	1.5	—
	特粳米	100	6.7	0.7	77.9	345	0.2	10	120	1.3	—	0.13	0.05	1	—
	标准粉	100	9.9	1.8	74.6	354	0.6	38	268	4.2	—	0.46	0.06	2.5	—
	富强粉	100	9.4	1.4	75	350	0.4	25	162	2.6	—	0.24	0.07	2	—
	小米	100	9.7	3.5	72.8	362	0.6	29	240	4.7	0.19	0.59	0.12	1.6	—
	高粱米	100	8.4	2.7	75.6	360	0.6	7	180	4.1	0.01	0.26	0.09	1.5	—
	玉米面	100	8.4	4.3	70.2	353	1.5	34	367	3.5	0.13	0.31	0.1	2	—
	莜麦面	100	15	8.5	64.8	396	2.1	58	398	9.6	—	0.29	0.17	0.8	—
	甜薯	87	1.8	0.2	29.5	127	0.5	18	20	0.4	1.31	0.12	0.04	0.5	30
	甜薯干	100	3.9	0.8	80.3	344	1.4	128	—	—	—	0.28	0.12	0.8	—
豆及豆制品类	黄豆	100	36.5	18.4	35.3	412	4.8	367	571	11	0.4	0.79	0.25	2.1	—
	绿豆	100	22.7	1.2	56.8	329	4.1	111	363	5.6	0.12	0.53	0.11	2	—
	赤豆	100	21.7	0.8	60.7	339	4.6	76	386	4.5	—	0.43	0.16	2.1	—
	豇豆	100	22	2	55.5	328	4.1	100	456	7.6	0.05	0.35	0.11	2.4	—
	蚕豆	100	29.4	0.1	47.5	324	2.1	93	225	6.2	—	0.39	0.27	2.6	4
	黄豆芽	100	11.5	0.8	7.1	92	1	68	105	1.8	0.03	0.17	0.11	0.8	6
	绿豆芽	100	3.2	0.1	3.7	29	0.7	23	51	0.9	0.04	0.07	0.06	0.7	7
	蚕豆芽	80	13	0.8	19.6	138	0.6	109	382	8.2	0.03	0.17	0.14	2	—
	豆浆	100	4.4	1.8	1.5	40	—	25	45	2.5	—	0.03	0.01	0.1	—
	豆腐	100	7.4	3.5	2.7	72	0.1	277	87	—	2.1	0.03	0.33	0.2	—
	豆腐干	100	19.2	6.7	6.7	164	0.2	117	204	4.6	—	0.05	0.05	0.1	—
	油豆腐（泡）	100	39.6	37.7	11.8	545	—	191	574	9.4	—	0.06	0.04	0.2	—
	豆腐乳	100	14.6	5.7	5.8	133	0.6	167	200	12	—	0.04	0.16	0.5	—
	粉条	100	0.3	—	84.4	339	—	27	24	0.8	—	—	—	—	—
	粉皮（干）	100	0.6	0.2	87.5	354	0.1	—	—	—	—	—	—	—	—

类别	名称	食部(%)	蛋白质(g)	脂肪(g)	糖类(g)	热能(kcal)	粗纤维(g)	钙(mg)	磷(mg)	铁(mg)	胡萝卜素(mg)	硫胺素(mg)	核黄素(mg)	烟酸(mg)	抗坏血酸(mg)
豆及豆制品类	毛豆	42	13.6	5.7	7.1	134	2.1	100	219	6.4	0.28	0.33	6.1	1.7	25
	扁豆	93	2.8	0.2	5.4	35	1.4	116	63	1.5	0.32	0.05	0.07	0.7	13
	蚕豆	23	9	0.7	12.7	89	0.3	15	217	1.7	0.15	0.33	0.18	2.9	12
	四季豆	94	1.5	0.2	4.7	27	0.8	44	39	1.1	0.24	0.68	0.12	0.6	9
	豆角	95	2.4	0.2	4.7	30	1.4	5	63	1	0.89	0.09	0.08	1	10
根茎类	马铃薯	88	2.3	0.1	16.6	77	0.7	11	64	1.2	0.01	0.1	0.03	0.4	16
	芋头	70	2.2	0.1	19.5	80	0.6	19	51	0.6	0.02	0.06	0.03	0.07	4
	白萝卜	78	0.6	—	5.7	25	0.8	49	34	0.5	0.02	0.02	0.04	0.05	30
	小红萝卜	63	0.9	0.2	3.8	21	0.5	23	24	0.6	0.01	0.03	0.03	0.4	27
	青萝卜	94	1.1	0.1	6.6	32	0.6	58	27	0.4	0.32	0.03	0.03	0.3	31
	凉薯	91	1.4	0.2	11.9	55	0.9	29	28	1.6	—	0.03	0.02	0.5	2
	胡萝卜	89	0.1	0.3	7.6	35	0.7	32	30	0.6	3.62	0.02	0.05	0.3	13
	洋葱	79	1.8	—	8	39	1.1	40	50	1.8		0.03	0.02	0.2	8
	大葱	71	1	0.3	6	31	0.5	12	46	0.6	1.2	0.08	0.05	0.5	14
	姜	100	1.4	0.7	8.5	46	1.5	20	45	7	0.18	0.01	0.04	0.4	4
	茭白	45	1.5	0.7	4	23	0.6	4	43	0.3	0.02	0.04	0.05	0.6	2
	冬笋	39	4.1	0.1	5.7	40	0.8	22	56	0.1	0.08	0.08	0.08	0.6	1
	蒜头	29	4.4	0.2	23	111	0.7	5	44	0.4	—	0.24	0.03	0.9	3
	藕	85	1	0.1	19.8	85	0.7	19	51	0.5	0.02	0.11	0.04	0.4	25
茎叶薹花类	大白菜	68	1.1	0.2	2.1	15	0.4	61	37	0.5	0.01	0.02	0.04	0.3	20
	鸡毛菜	100	2	0.4	1.3	17	0.6	75	55	5	1.3	0.02	0.08	0.6	46
	塌菜	81	2.7	0.1	3	24	0.8	160	51	4.4	2.63	0.08	0.15	0.6	40
	油菜	96	1.1	0.3	1.9	15	0.5	108	30	1	1.7	0.02	0.11	0.6	40
	卷心菜	86	1.3	0.3	4	24	0.9	62	28	0.7	0.01	0.04	0.04	0.3	39
	菠菜	89	2.4	0.5	3.1	27	0.7	72	53	1.8	3.87	0.04	0.13	0.6	39
	韭菜	93	2.1	0.6	3.2	27	1.1	48	46	1.7	3.21	0.03	0.09	0.9	39
	芹菜	74	2.2	0.3	1.9	19	0.6	160	61	8.5	0.11	0.03	0.04	0.3	6
	雪里红	85	2.8	0.6	2.9	28	1	235	64	3.4	1.46	0.07	0.14	0.8	85
	空心菜	75	2.3	0.3	4.5	30	1	100	37	1.4	2.14	0.06	0.16	0.7	28
	苋菜	55	2.5	0.4	5	34	1.1	200	46	4.8	1.92	0.04	0.14	1.3	35
	莴苣	49	0.6	0.1	1.9	11	0.4	7	31	2	0.02	0.03	0.02	0.5	1
	花椰菜	53	2.4	0.4	3	25	0.8	18	53	0.7	0.08	0.06	0.08	0.8	88

类别	名称	食部 (%)	蛋白质 (g)	脂肪 (g)	糖类 (g)	热能 (kcal)	粗纤维 (g)	钙 (mg)	磷 (mg)	铁 (mg)	胡萝卜素 (mg)	硫胺素 (mg)	核黄素 (mg)	烟酸 (mg)	抗坏血酸 (mg)
瓜果类	西葫芦	73	0.7	—	2.4	12	0.7	22	6	0.2	0.01	0.02	0.02	0.3	1
	番茄	97	0.8	0.3	2.2	15	0.4	8	24	0.8	0.37	0.03	0.02	0.6	8
	茄子	96	2.3	0.2	3.1	23	0.8	22	31	0.4	0.04	0.03	0.04	0.5	3
	青椒	71	0.7	0.2	3.9	20	0.8	10	33	0.7	0.6	0.06	0.04	0.8	52
	柿子椒	86	0.9	0.2	3.8	21	0.8	11	27	0.7	0.36	0.04	0.04	0.7	89
	丝瓜	93	1.5	0.1	4.5	25	0.5	28	45	0.8	0.32	0.04	0.06	0.5	8
	冬瓜	76	0.4	—	2.4	11	0.4	19	12	0.3	0.01	0.01	0.02	0.3	16
	黄瓜	86	0.9	0.2	1.6	11	0.5	29	0.3	0.13	0.04	0.04	0.3	6
	南瓜	81	0.3	—	1.3	6	0.3	11	9	0.1	2.4	0.05	0.06	0.3	6
	西瓜	54	1.2	—	4.2	22	0.3	6	10	0.2	0.17	0.02	0.02	0.2	3
	甜瓜	72	0.7	—	2.3	12	0.3	20	8	0.3	0.28	0.02	0.02	0.4	7
咸菜类	榨菜	100	4.1	0.2	9.2	55	2.2	280	130	0.7	0.04	0.04	0.09	0.7	—
	腌萝卜	96	0.8	1.4	5.4	37	0.9	118	31	1.1	0.02	0.03	0.04	0.4	—
	腌芥菜头	100	4	—	23.5	110	1.7	351	123	5.4	—	0.03	0.15	1.4	—
	腌雪里红	96	2	0.1	3.3	22	1	250	31	3.1	1.55	0.04	0.11	0.5	—
	酱黄瓜	90	4.9	0.1	13.5	75	0.9	79	165	8.4	—	—	—	—	—
	酱小菜	100	4.7	1	16.5	95	2.8	57	96	14.1	—	—	—	—	—
鲜果干果类	橘	80	0.7	0.1	10	44	0.4	41	14	0.8	0.55	0.08	0.03	0.3	34
	苹果	81	0.4	0.5	13	58	1.2	11	9	0.3	0.08	0.01	0.01	0.1	—
	葡萄	87	0.4	0.6	8.2	40	2.6	4	7	0.8	0.04	0.05	0.01	0.2	4
	桃	73	0.8	0.1	10.7	47	0.4	8	20	1.2	0.06	0.01	0.02	0.7	6
	杏	90	1.2	—	11.1	49	1.9	26	24	0.8	1.79	0.02	0.03	0.6	7
	柿	70	0.7	0.1	10.8	47	3.1	10	19	0.2	0.15	0.01	0.02	0.3	11
	枣	91	1.2	0.2	23.2	99	1.6	14	23	0.5	0.01	0.06	0.04	0.6	540
	红果	69	0.7	0.2	22.1	93	2	68	20	2.1	0.82	0.02	0.05	0.4	89
	香蕉	56	1.2	0.6	19.5	88	0.9	9	31	0.6	0.25	0.02	0.05	0.7	6
	菠萝	53	0.4	0.3	9.3	42	0.4	18	28	0.5	0.08	0.08	0.02	0.2	24
	红枣（干）	85	3.3	0.4	72.8	308	3.1	61	55	0.6	0.01	0.06	0.15	1.2	12
	西瓜籽（炒）	40	31.8	39.1	19.1	556	1.8	237	751	8.3	0.18	0.03	0.14	2.7	—
	葵花籽（炒）	46	24.6	54.4	9.9	628	4.9	45	254	4.3	0.1	0.88	0.2	5.1	

222

类别	名称	食部 (%)	蛋白质 (g)	脂肪 (g)	糖类 (g)	热能 (kcal)	粗纤维 (g)	钙 (mg)	磷 (mg)	铁 (mg)	胡萝卜素 (mg)	硫胺素 (mg)	核黄素 (mg)	烟酸 (mg)	抗坏血酸 (mg)
菌藻类	蘑菇（鲜）	97	2.9	0.2	2.4	23	0.6	8	66	1.3	—	0.11	0.16	3.3	4
	香菇	72	13	1.8	54	284	7.8	124	415	25.3		0.07	1.13	18.9	
	海带	100	8.2	0.1	56.2	258	9.7	1 177	216	150	0.57	0.09	0.36	1.6	
	紫菜	100	28.2	0.2	48.5	309	4.8	343	457	33.2	1.23	0.44	2.07	5.1	1
油脂及调味品类	猪油（炼）	100	—	99	—	891	—	—	—	—	—		0.01	0.1	
	植物油	100	—	100	—	900					0.03		0.04	—	
	芝麻油	100	20	52.9	15	6.6	6.9	870	530	58	0.03	0.24	0.2	6.7	
	酱油	100	2	—	17.2	77	0.8	97	31	5	—	0.01	0.13	1.5	
	红糖	100	0.4		93.5	376	—	90		4			0.09	0.6	
	白糖	100	0.3		99	397	—	82	—	1.9					
	甜面酱	100	7.3	2.1	27.3	157	8.5	51	127	4.5	—	0.08	0.17	3.4	
	豆瓣酱	100	10.7	9	12.9	175	1.6	99	165	7.9		0.06	0.24	1.5	
	醋	100	—		0.9	4	—	65	135	1.1		0.03	0.05	0.7	
	精盐	100						62		1.6					
肉及禽类	肥瘦猪肉	100	9.5	59.8	0.9	580	—	6	101	1.4		0.53	0.12	4.2	
	咸肉	100	14.4	21.8	3.3	267	—	31	109	2.3	—		0.24	0.3	
	猪舌	96	16.5	12.7	1.8	188	—	20	118	2.4		0.08	0.23	3	
	猪心	78	19.1	6.3	—	133	—	45	102	2.5		0.34	0.52	5.7	
	猪肝	100	21.3	4.5	1.4	131		11	270	25	8 700	0.4	2.11	16.2	18
	猪肾	89	15.5	4.8	0.7	108	—	—	228	7.1	—	0.38	1.12	4.5	22
	猪肚	92	14.6	2.9	1.4	90		8	144	1.4		0.05	0.18	2.4	
	猪血	100	18.9	0.4	0.6	82	—	—	—	—		—	—	—	
	肥瘦牛肉	100	20.1	10.2	—	172	—	7	170	0.9	—	0.07	0.15	6	—
	牛肝	100	21.8	4.8	2.6	141	—	13	400	9	18 300	0.39	2.3	16.2	18
	肥瘦羊肉	100	11.1	28.8	0.8	307	—	11	129	2	—	0.07	0.31	4.8	
	羊肝	100	18.5	7.2	3.9	154	—	9	414	6.6	29 900	0.42	3.57	18.9	17
	鸡	34	21.5	2.5	0.7	111	—	11	190	1.5	—	0.03	0.09	8	
	鸡肝	100	18.2	3.4	1.9	111	—	21	260	8.2	50 900	0.38	1.63	10.4	7
	鸭	24	16.5	7.5	0.5	136	—	11	145	4.1	—	0.07	1.15	4.7	
	鹅	66	10.8	11.2	—	144	—	13	23	3.7	—	—	—	—	—
蛋类	鸡蛋	85	14.7	11.6	1.6	170	—	55	210	2.7	1 440	0.16	0.31	0.1	8
	鸭蛋	87	8.7	9.8	10.3	164	—	71	210	3.2	1 380	0.15	0.37	0.1	—

类别	名称	食部(%)	蛋白质(g)	脂肪(g)	糖类(g)	热能(kcal)	粗纤维(g)	钙(mg)	磷(mg)	铁(mg)	胡萝卜素(mg)	硫胺素(mg)	核黄素(mg)	烟酸(mg)	抗坏血酸(mg)
水产类	黄花鱼	57	17.6	0.8	—	78	—	33	135	1	—	0.01	0.1	0.8	—
	带鱼	72	18	7.4	—	139	—	24	160	1.1	—	0.01	0.09	1.9	—
	鲳鱼	64	15.6	6.6	0.2	123	—	19	240	0.3	—	—	0.13	2.7	—
	鲢鱼	46	15.3	0.9	—	69	—	36	187	0.6	—	0.02	0.15	2.7	—
	鲤鱼	62	17.3	5.1	—	115	—	25	175	1.6	—	—	0.1	1.3	—
	青鱼	68	19.5	5.2	—	125	—	25	171	0.8	—	0.13	0.12	1.7	—
	鲫鱼	40	13	1.1	0.1	62	—	95	242	0.5	—	—	0.06	2.3	—
	咸带鱼	68	24.4	11.5	0.2	202	—	132	113	1	—	0.01	0.18	1.6	—
	墨鱼	73	13	0.7	0.2	90	—	35	150	0.1	—	0.01	0.11	1.6	—
	河虾	26	17.5	0.6	—	76	—	221	23	0.1	—	0.02	0.08	1.9	—
	对虾	70	20.6	0.7	0.2	90	—	35	150	0.1	360	0.01	0.11	1.7	—
	虾米	100	47.6	0.5	—	195	—	880	695	6.7	—	0.03	0.06	4.1	—
	虾皮	100	39.3	3	8.6	219	—	2 000	1 005	5.5	—	0.03	0.07	2.5	—
	蛤蜊	20	10.8	1.6	4.6	76	—	—	—	—	—	0.03	0.15	1.7	—
乳及代乳品	人乳	100	1.5	3.7	6.9	67	—	34	15	0.1	250	0.01	0.04	0.1	—
	牛乳	100	3.3	4	5	69	—	120	93	0.2	140	0.04	0.13	0.2	—
	羊乳	100	3.8	4.1	4.3	69	—	140	106	0.1	80	0.05	0.13	0.3	—
	代乳品	100	17.1	10.2	62.9	412	0.7	653	338	4.8	0.2	0.47	0.76	1.4	—

* "—"表示空缺，大多是该项成分未经测定或无可靠数字。

附表二　　　　　　　　　　　**2013版中国居民膳食营养素参考摄入量速查表**
附表2-1　　　　　　　　　　　中国居民膳食能量需要量（EER）

人群	能量（MJ/d）						能量（kcal/d）					
	身体活动水平（轻）		身体活动水平（中）		身体活动水平（重）		身体活动水平（轻）		身体活动水平（中）		身体活动水平（重）	
	男	女	男	女	男	女	男	女	男	女	男	女
0岁~	—ª	—	0.38MJ/（kg·d）	0.38MJ/（kg·d）	—	—	—	—	90kcal/（kg·d）	90kcal/（kg·d）	—	—
0.5岁~	—	—	0.33MJ/（kg·d）	0.33MJ/（kg·d）	—	—	—	—	80kcal/（kg·d）	80kcal/（kg·d）	—	—
1岁~	—	—	3.77	3.35	—	—	—	—	900	800	—	—
2岁~	—	—	4.60	4.18	—	—	—	—	1 100	1 000	—	—
3岁~	—	—	5.23	5.02	—	—	—	—	1 250	1 200	—	—
4岁~	—	—	5.44	5.23	—	—	—	—	1 300	1 250	—	—
5岁~	—	—	5.86	5.44	—	—	—	—	1 400	1 300	—	—
6岁~	5.86	5.23	6.69	6.07	7.53	6.90	1 400	1 250	1 600	1 450	1 800	1 650
7岁~	6.28	5.65	7.11	6.49	7.95	7.32	1 500	1 350	1 700	1 550	1 900	1 750
8岁~	6.90	6.07	7.74	7.11	8.79	7.95	1 650	1 450	1 850	1 700	2 100	1 900
9岁~	7.32	6.49	8.37	7.53	9.41	8.37	1 750	1 550	1 800	1 800	2 250	2 000
10岁~	7.53	6.90	8.58	7.95	9.62	9.00	1 800	1 650	2 050	1 900	2 300	2 150
11岁~	8.58	7.53	9.83	8.58	10.88	9.62	2 050	1 800	2 350	2 050	2 600	2 300
14岁~	10.46	8.37	11.92	9.62	13.39	10.67	2 500	2 000	2 850	2 300	3 200	2 550
18岁~	9.41	7.53	10.88	8.79	12.55	10.04	2 250	1 800	2 600	2 100	3 000	2 400
50岁~	8.79	7.32	10.25	8.58	11.72	9.83	2 100	1 750	2 450	2 050	2 800	2 350
65岁~	8.58	7.11	9.83	8.16	—	—	2 050	1 700	2 350	1 950	—	—
80岁~	7.95	6.28	9.20	7.32	—	—	1 900	1 500	2 200	1 750	—	—
孕妇（早）	—	+0	—	+0ᵇ	—	+0	—	+0	—	+0	—	+0
孕妇（中）	—	+1.26	—	+1.26	—	+1.26	—	+300	—	+300	—	+300
孕妇（晚）	—	+1.88	—	+1.88	—	+1.88	—	+450	—	+450	—	+450
乳母	—	+2.09	—	+2.09	—	+2.09	—	+500	—	+500	—	+500

a. 未制定参考值者用"—"表示。

b. "+"表示在同龄人群参考值基础上额外增加量。

附表2-2 　　　　　　　　 **中国居民膳食蛋白质参考摄入量（DRIs）**

人群	EAR（g/d）		RNI（g/d）	
	男	女	男	女
0岁 ~	—ᵃ	—	9（AI）	9（AI）
0.5岁 ~	15	15	20	20
1岁 ~	20	20	25	25
2岁 ~	20	20	25	25
3岁 ~	25	25	30	30
4岁 ~	25	25	30	30
5岁 ~	25	25	30	30
6岁 ~	25	25	35	35
7岁 ~	30	30	40	40
8岁 ~	30	30	40	40
9岁 ~	40	40	45	45
10岁 ~	40	40	50	50
11岁 ~	50	45	60	55
14岁 ~	60	50	75	60
18岁 ~	60	50	65	55
50岁 ~	60	50	65	55
65岁 ~	60	50	65	55
80岁 ~	60	50	65	55
孕妇（早）	—	+0ᵇ	—	+0
孕妇（中）	—	+10	—	+15
孕妇（晚）	—	+25	—	+30
乳母	—	+20	—	+25

a. 未制定参考值者用"—"表示。

b. "+"表示在同龄人群参考值基础上额外增加量。

附表2-3　　　　　中国居民膳食碳水化合物、脂肪酸参考摄入量（DRIs）

人群	总碳水化合物（g/d）	亚油酸（%E[b]）	α-亚麻酸（%E）	EPA+DHA（g/d）
	EAR	AI	AI	AI
0岁～	60（AI）	7.3（0.15g[c]）	0.87	0.10[d]
0.5岁～	85（AI）	6.0	0.66	0.10[d]
1岁～	120	4.0	0.6	0.10[d]
4岁～	120	4.0	0.6	—
7岁～	120	4.0	0.6	—
11岁～	150	4.0	0.6	—
14岁～	150	4.0	0.6	—
18岁～	120	4.0	0.6	—
50岁～	120	4.0	0.6	—
65岁～	—[a]	4.0	0.6	—
80岁～	—	4.0	0.6	—
孕妇（早）	130	4.0	0.6	0.25（0.20[d]）
孕妇（中）	130	4.0	0.6	0.25（0.20[d]）
孕妇（晚）	130	4.0	0.6	0.25（0.20[d]）
乳母	160	4.0	0.6	0.25（0.20[d]）

a. 未制定参考值者用"—"表示。

b. %E为占能量的百分比。

c. 为花生四烯酸。

d. DHA。

注：我国2岁以上儿童及成人膳食来源于食品工业加工产生的反式脂肪酸的UL＜1%E。

附表2-4　　　　　　　中国居民膳食常量元素参考摄入量（DRIs）

人群	钙（mg/d）			磷（mg/d）			钾（mg/d）		钠（mg/d）		镁（mg/d）		氯（mg/d）
	EAR	RNI	UL	EAR	RNI	UL^c	AI	PI	AI	PI	EAR	RNI	AI
0岁~	—^{a}	200（AI）	1 000	—	100（AI）	—	350	—	170	—	—	20（AI）	260
0.5岁~	—	250（AI）	1 500	—	180（AI）	—	550	—	350	—	—	65（AI）	550
1岁~	500	600	1 500	250	300	—	900	—	700	—	110	140	1 100
4岁~	650	800	2 000	290	350	—	1 200	2 100	900	1 200	130	160	1 400
7岁~	800	1 000	2 000	400	470	—	1 500	2 800	1 200	1 500	180	220	1 900
11岁~	1 000	1 200	2 000	540	640	—	1 900	3 400	1 400	1 900	250	300	2 200
14岁~	800	1 000	2 000	590	710	—	2 200	3 900	1 600	2 200	270	320	2 500
18岁~	650	800	2 000	600	720	3 500	2 000	3 600	1 500	2 000	280	330	2 300
50岁~	800	1 000	2 000	600	720	3 500	2 000	3 600	1 400	1 900	280	330	2 200
65岁~	800	1 000	2 000	590	700	3 000	2 000	3 600	1 400	1 800	270	320	2 200
80岁~	800	1 000	2 000	560	670	3 000	2 000	3 600	1 300	1 700	260	310	2 000
孕妇（早）	+0^b	+0	2 000	+0	+0	3 500	+0	3 600	+0	2 000	+30	+40	+0
孕妇（中）	+160	+200	2 000	+0	+0	3 500	+0	3 600	+0	2 000	+30	+40	+0
孕妇（晚）	+160	+200	2 000	+0	+0	3 500	+0	3 600	+0	2 000	+30	+40	+0
乳母	+160	+200	2 000	+0	+0	3 500	+400	3 600	+0	2 000	+0	+0	+0

a. 未制定参考值者用"—"表示。

b. "+"表示在同龄人群参考值基础上额外增加量。

c. 有些营养素为制定可耐受最高摄入量，主要是因为研究资料不充分，并不代表过量摄入没有健康风险。

附表2-5　　　　　　　中国居民膳食微量元素参考摄入量（DRIs）

人群	铁 (mg/d)					碘 (µg/d)			锌 (mg/d)					硒 (µg/d)			铜 (mg/d)			氟 (mg/d)		铬 (µg/d)	锰 (mg/d)		钼 (µg/d)		
	EAR 男	EAR 女	RNI 男	RNI 女	ULᶜ	EAR	RNI	UL	EAR 男	EAR 女	RNI 男	RNI 女	UL	EAR	RNI	UL	EAR	RNI	UL	AI	UL	AI	AI	UL	EAR	RNI	UL
0岁~	—ᵃ		0.3 (AI)		—		85 (AI)	—			2.0 (AI)				15 (AI)	55		0.3 (AI)	—	0.01	—	0.2	0.01	-		2 (AI)	—
0.5岁~	7		10		—	—	115 (AI)	—	2.8		3.5			—	20 (AI)	80	—	0.3 (AI)	—	0.23	—	4.0	0.7	—		15 (AI)	—
1岁~	6		9		25	65	90	—	3.2		4.0		8	20	25	100	0.25	0.3	2	0.6	0.8	15	1.5	—	35	40	200
4岁~	7		10		30	65	90	200	4.6		5.5		12	25	3040	150	0.30	0.4	3	0.7	1.1	20	2.0	3.5	40	50	300
7岁~	10		13		35	65	90	300	5.9		7.0		19	30	55	200	0.40	0.5	4	1.0	1.7	25	3.0	5.0	55	65	450
11岁~	11	14	15	18	40	75	110	400	8.2	7.6	10.0	9.0	28	45	60	300	0.55	0.7	6	1.3	2.5	30	4.0	8.0	75	90	650
14岁~	12	14	16	18	40	85	120	500	9.7	6.9	11.5	8.5	35	50	60	350	0.60	0.8	7	1.5	3.1	35	4.5	10	85	100	800
18岁~	9	15	12	20	42	85	120	600	10.4	6.1	12.5	7.5	40	50	60	400	0.60	0.8	8	1.5	3.5	30	4.5	11	85	100	900
50岁~	9	9	12	12	42	85	120	600	10.4	6.1	12.5	7.5	40	50	60	400	0.60	0.8	8	1.5	3.5	30	4.5	11	85	100	900
65岁~	9	9	12	12	42	85	120	600	10.4	6.1	12.5	7.5	40	50	60	400	0.60	0.8	8	1.5	3.5	30	4.5	11	85	100	900
80岁~	9	9	12	12	42	85	120	600	10.4	6.1	12.5	7.5	40	50	60	400	0.60	0.8	8	1.5	3.5	30	4.5	11	85	100	900
孕妇 (早)	—	+0ᵇ	—	+0	42	+75	+110	600	—	+1.7	—	+2.0	40	+4	+5	400	+0.10	+0.1	8	+0	3.5	+1.0	+0.4	11	+7	+10	900
孕妇 (中)	—	+4	—	+4	42	+75	+110	600	—	+1.7	—	+2.0	40	+4	+5	400	+0.10	+0.1	8	+0	3.5	+4.0	+0.4	11	+7	+10	900
孕妇 (晚)	—	+7	—	+9	42	+75	+110	600	—	+1.7	—	+2.0	40	+4	+5	400	+0.10	+0.1	8	+0	3.5	+6.0	+0.4	11	+7	+10	900
乳母	—	+3	—	+4	42	+85	+120	600	—	+3.8	—	+4.5	40	+15	+18	400	+0.50	+0.6	8	+0	3.5	+7.0	+0.3	11	+3	+3	900

　a. 未制定参考值者用"—"表示。

　b. "+"表示在同龄人群参考值基础上额外增加量。

　c. 有些营养素为制定可耐受最高摄入量，主要是因为研究资料不充分，并不代表过量摄入没有健康风险。

附表2-6　　　　　　　中国居民膳食脂溶性维生素参考摄入量（DRIs）

人群	维生素 A（μgRAE/d）c				ULf	维生素 D（μg/d）			维生素 E（mgα-TE/d）d		维生素 K（μg/d）
	EAR		RNI			EAR	RNI	UL	AI	ULe	AI
	男	女	男	女							
0岁~	—a		300（AI）		600	—	10（AI）	20	3	—	2
0.5岁~	—		350（AI）		600	—	10（AI）	20	4	—	10
1岁~	320		310		700	8	10	20	6	150	30
4岁~	260		360		900	8	10	30	7	200	40
7岁~	360		500		1 500	8	10	45	9	350	50
11岁~	480	450	670	630	2 100	8	10	50	13	500	70
14岁~	590	450	820	630	2 700	8	10	50	14	600	75
18岁~	560	480	800	700	3 000	8	10	50	14	700	80
50岁~	560	480	800	700	3 000	8	10	50	14	700	80
65岁~	560	480	800	700	3 000	8	15	50	14	700	80
80岁~	560	480	800	700	3 000	8	15	50	14	700	80
孕妇（早）	—	+0b	—	+0	3 000	+0	+0	50	+0	700	+0
孕妇（中）	—	+50	—	+70	3 000	+0	+0	50	+0	700	+0
孕妇（晚）	—	+50	—	+70	3 000	+0	+0	50	+0	700	+0
乳母	—	+400	—	+600	3 000	+0	+0	50	+3	700	+5

a. 未制定参考值者用"—"表示。

b. "+"表示在同龄人群参考值基础上额外增加量。

c. 视黄醇活性当量（RAE，μg）=膳食或补充剂来源全反式视黄醇（μg）+1/2补充剂纯品全方式β-胡萝卜素（μg）+1/24其他膳食维生素A原类胡萝卜素（μg）。

d. α-生育酚当量（α-TE，mg），膳食中总α-TE 当量mg = 1×α-生育酚（mg）＋0.5β-生育酚（mg）＋0.1γ-生育酚（mg）＋0.02δ-生育酚（mg）＋0.3×α-三烯生育酚（mg）。

e. 有些营养素为制定可耐受最高摄入量，主要是因为研究资料不充分，并不代表过量摄入没有健康风险。

f. 不包括来自膳食维生素A原类胡萝卜素的RAE。

附表2-7　　　　　　　中国居民膳食水溶性维生素参考摄入量（DRIs）

人群	维生素B₁ (mg/d)				维生素B₂ (mg/d)				维生素B₆ (mg/d)			维生素B₁₂ (mg/d)		泛酸 (mg/d)	叶酸 (μgDFE/d)c			烟酸 (mgNE/d)e					烟酰胺 (mg/d)	胆碱 (mg/d)			生物素 (μg/d)	维生素C (mg/d)			
	EAR		RNI		EAR		RNI		EAR	RNI	UL	EAR	RNI	AI	EAR	RNI	UL[d]	EAR		RNI		UL	UL	AI		UL	AI	EAR	RNI	PI	UL
	男	女	男	女	男	女	男	女										男	女	男	女			男	女						
0岁~	—a	—	0.1(AI)	0.1(AI)	—	—	0.4(AI)	0.4(AI)	—	0.2(AI)	—	—	0.3(AI)	1.7	—	65(AI)	—	—	—	(AI)	(AI)	—	—	120	120	—	5	—	40(AI)	—	—
0.5岁~	—	—	0.3(AI)	0.3(AI)	—	—	0.5(AI)	0.5(AI)	—	0.4(AI)	—	—	0.6(AI)	1.9	—	100(AI)	—	—	—	(AI)	(AI)	—	—	150	150	—	9	—	40(AI)	—	—
1岁~	0.5	0.5	0.6	0.6	0.5	0.5	0.6	0.6	0.5	0.6	20	0.8	1.0	2.1	130	160	300	5	5	6	6	10	100	200	200	1000	17	35	40	—	400
4岁~	0.6	0.6	0.8	0.8	0.6	0.6	0.7	0.7	0.6	0.7	25	1.0	1.2	2.5	150	190	400	7	6	8	8	15	130	250	250	1000	20	40	50	—	600
7岁~	0.8	0.8	1.0	1.0	0.8	0.8	1.0	1.0	0.8	1.0	35	1.3	1.6	3.5	210	250	600	9	8	11	11	20	180	300	300	1500	25	55	65	—	1000
11岁~	1.1	1.0	1.3	1.1	1.1	0.9	1.3	1.1	1.1	1.3	45	1.8	2.1	4.5	290	350	800	11	10	14	12	25	240	400	400	2000	35	75	90	—	1400
14岁~	1.3	1.1	1.6	1.3	1.2	1.0	1.5	1.2	1.2	1.4	55	2.0	2.4	5.0	320	400	900	14	11	16	13	30	280	500	400	2500	40	85	100	200	1800
18岁~	1.2	1.0	1.4	1.2	1.2	1.0	1.4	1.2	1.2	1.4	60	2.0	2.4	5.0	320	400	1000	12	10	15	12	35	310	500	400	3000	40	85	100	200	2000
50岁~	1.2	1.0	1.4	1.2	1.2	1.0	1.4	1.2	1.3	1.6	60	2.0	2.4	5.0	320	400	1000	12	10	14	12	35	310	500	400	3000	40	85	100	200	2000
65岁~	1.2	1.0	1.4	1.2	1.2	1.0	1.4	1.2	1.3	1.6	60	2.0	2.4	5.0	320	400	1000	11	9	14	11	35	300	500	400	3000	40	85	100	200	2000
80岁~	1.2	1.0	1.4	1.2	1.2	1.0	1.4	1.2	1.3	1.6	60	2.0	2.4	5.0	320	400	1000	11	8	13	10	30	280	500	400	3000	40	85	100	200	2000
孕妇(早)	—	+0b	—	+0	—	+0	—	+0	+0.7	+0.8	60	+0.4	+0.5	+1.0	+200	+200	1000	—	—	—	—	35	310	+20	+20	3000	+0	+0	+0	200	2000
孕妇(中)	—	+0.1	—	+0.2	—	+0.1	—	+0.2	+0.7	+0.8	60	+0.4	+0.5	+1.0	+200	+200	1000	—	—	—	—	35	310	+20	+20	3000	+10	+10	+15	200	2000
孕妇(晚)	—	+0.2	—	+0.3	—	+0.2	—	+0.3	+0.7	+0.8	60	+0.4	+0.5	+1.0	+200	+200	1000	—	—	—	—	35	310	+20	+20	3000	+10	+10	+15	200	2000
乳母	—	+0.2	—	+0.3	—	+0.2	—	+0.3	+0.2	+0.3	60	+0.6	+0.8	+2.0	+130	+150	1000	—	+2	—	+3	35	310	+120	+120	3000	+10	+40	+50	200	2000

a. 未制定参考值者用"—"表示。

b. "+"表示在同龄人群参考值基础上额外增加量。

c. 膳食叶酸当量（DFE，μg）=天然食物来源叶酸（μg）+1.7×合成叶酸（μg）。

d. 指合成叶酸摄入量上限，不包括天然食物来源的叶酸量，单位为μg。

e. 烟酸当量（NE，mg）=烟酸（mg）+1/60色氨酸（mg）。

f. 有些营养素未制定可耐受最高摄入量，主要是因为研究资料不充分，并不代表过量摄入没有健康风险。

附表2-8　　　　　　　　中国居民膳食宏量营养素可接受范围（AMDR）

人群	总碳水化合物（%/E[a]）	添加糖（%/E）	总脂肪（%/E）	饱和脂肪酸 U-AMDR（%/E）	n-6多不饱和脂肪酸（%/E）	n-3多不饱和脂肪酸（%/E）	EPA+DHA（g/d）
0岁～	—[b]	—	48（AI）	—	—	—	—
0.5岁～	—	—	40（AI）	—	—	—	—
1岁～	50～65	—	35（AI）	—	—	—	—
4岁～	50～65	＜10	20～30	＜8	—	—	—
7岁～	50～65	＜10	20～30	＜8	—	—	—
11岁～	50～65	＜10	20～30	＜8	—	—	—
14岁～	50～65	＜10	20～30	＜8	—	—	—
18岁～	50～65	＜10	20～30	＜10	2.5～9.0	0.5～2.0	0.5～2.0
50岁～	50～65	＜10	20～30	＜10	2.5～9.0	0.5～2.0	0.5～2.0
65岁～	50～65	＜10	20～30	＜10	2.5～9.0	0.5～2.0	0.5～2.0
80岁～	50～65	＜10	20～30	＜10	2.5～9.0	0.5～2.0	0.5～2.0
孕妇（早）	50～65	＜10	20～30	＜10	2.5～9.0	0.5～2.0	—
孕妇（中）	50～65	＜10	20～30	＜10	2.5～9.0	0.5～2.0	—
孕妇（晚）	50～65	＜10	20～30	＜10	2.5～9.0	0.5～2.0	—
乳母	50～65	＜10	20～30	＜10	2.5～9.0	0.5～2.0	—

a.%/E为占能量的百分比。

b.未制定参考值者用"—"表示。

附表2-9　　　　　　　　　　中国居民膳食水适宜摄入量（AI）

人群	饮水量ᵃ（L/d）		总摄入量ᵇ（L/d）	
	男	女	男	女
0岁～	—ᵈ		0.7ᶜ	
0.5岁～	—		0.9	
1岁～	—		1.3	
4岁～	0.8		1.6	
7岁～	1.0		1.8	
11岁～	1.3	1.1	2.3	2.0
14岁～	1.4	1.2	2.5	2.2
18岁～	1.7	1.5	3.0	2.7
50岁～	1.7	1.5	3.0	2.7
65岁～	1.7	1.5	3.0	2.7
80岁～	1.7	1.5	3.0	2.7
孕妇（早）	—	+0.2ᵉ	—	+0.3
孕妇（中）	—	+0.2	—	+0.3
孕妇（晚）	—	+0.2	—	+0.3
乳母	—	+0.6	—	+1.1

a. 温和气候条件下轻身体活动水平。如果在高温或进行中等以上身体活动时，应适当增加水摄入量。

b. 总摄入量包括食物中的水以及饮水中的水。

c. 来自乳母。

d. 未制定参考值者用"—"表示。

e. "+"表示在同龄人群参考值基础上额外增加量。

附表2-10　中国成人其他膳食成分特定建议值（SPL）和可耐受最高摄入量（UL）

其他膳食成分	SPL	UL
膳食纤维（g/d）	25（AI）	—
植物甾醇（g/d）	0.9	2.4
植物甾醇酯（g/d）	1.5	3.9
番茄红素（mg/d）	18	70
叶黄素（mg/d）	10	40
原花青素（mg/d）	—	800
大豆异黄酮ᵇ（mg/d）	55	1 200
花色苷（mg/d）	50	—
氨基葡萄糖（mg/d）	1 000	—
硫酸或盐酸氨基葡萄糖（mg/d）	1 500	—
姜黄素（mg/d）	—	720

a. 未制定参考值者用"—"表示。

b. 指绝经后妇女。

主要参考文献

[1] 周旺. 烹饪营养学［M］. 北京：中国轻工业出版社，2016.

[2] 范志红. 食物营养与配餐［M］. 北京：中国农业大学出版社，2010.

[3] 熊敏. 餐饮食品安全［M］. 南京：东南大学出版社，2019.

[4] 刘爱月. 食品营养与卫生实训［M］. 大连：大连理工大学出版社，2009.

[5] 彭景. 烹饪营养学［M］. 北京：中国纺织出版社，2008.

[6] 张泽生. 食品营养学［M］. 北京：中国轻工业出版社，2020.

[7] 莫慧平. 食品卫生与安全管理［M］. 北京：中国轻工业出版社，2018.

[8] 林玉桓. 餐饮食品安全与控制［M］. 北京：中国质检出版社，2017.

[9] 李京东，倪雪朋. 烹饪营养与卫生［M］. 北京：中国轻工业出版社，2014.

[10] 田克勤. 烹饪营养与卫生［M］. 4版. 大连：东北财经大学出版社，2010.

[11] 孙长颢. 营养与食品卫生学［M］. 7版. 北京：人民卫生出版社，2012.

[12] 赵建民，梁慧. 中国烹饪概论［M］. 北京：中国轻工业出版社，2014.

[13] 中国营养学会. 中国居民膳食营养素参考摄入量速查手册（2013版）［M］. 北京：中国标准出版社，2014.

[14] 中国营养学会. 中国居民膳食（2016）［M］. 北京：人民卫生出版社，2016.

[15] 杨月欣. 中国食物成分表标准版（2018）［M］. 北京：北京大学医学出版社，2018.